U0641692

夏斌 秦莉 蔡霞 主编

夏斌医案医话

全国百佳图书出版单位
中国中医药出版社
·北京·

图书在版编目(CIP)数据

夏斌医案医话／夏斌，秦莉，蔡霞主编. －－北京：
中国中医药出版社，2025.6
ISBN 978-7-5132-9461-4

Ⅰ．R249.7

中国国家版本馆 CIP 数据核字第 2025DT4921 号

中国中医药出版社出版

北京经济技术开发区科创十三街 31 号院二区 8 号楼
邮政编码　100176
传真　010 - 64405721
北京联兴盛业印刷股份有限公司印刷
开本 880×1230　1/32　印张 11　字数 256 千字
2025 年 6 月第 1 版　2025 年 6 月第 1 次印刷
书号　ISBN 978-7-5132-9461-4

定价　49.00 元
网址　www. cptcm. com

服 务 热 线　010 - 64405510
购 书 热 线　010 - 89535836
维 权 打 假　010 - 64405753

微信服务号　zgzyycbs
微商城网址　https：∥kdt. im/LIdUGr
官 方 微 博　http：∥e. weibo. com/cptcm
天猫旗舰店网址　https：∥zgzyycbs. tmall. com

　　夏斌，原名夏先正，男，汉族，1945 年 6 月生，重庆潼南崇龛镇冉家坝人。第六批全国老中医药专家学术经验继承工作指导老师，2022 年全国名老中医药专家传承工作室建设项目专家，重庆市名中医，合川区中医院主任中医师。曾任中华中医药学会重庆分会仲景学说专业委员会委员，《中国医学研究与临床》杂志特邀编委。

　　1961 年起，夏斌侍诊于祖父夏明清及父亲夏鸿熙案侧，耳濡目染，尽得其传。同年，夏斌开始系统通读高等医药院校中医教材。1964 年，夏斌执业临证，求医者日增。他博览群书，涉猎古今，自修西医，以求中西汇通。1979 年，夏斌参加全国中医药人员选拔考核，被四川省卫生厅录用为中医师。1981 年，夏斌在重庆医学院进修。1983 年，夏斌执教于合川县卫生学校中医师理论提高班，主讲《金匮要略》。1988 年，夏斌晋升为主治中医师；1990 年，他通过高等教育自学考试获得中医专业专科学历；1993 年，晋升为副主任中医师；1997 年，毕业于成都中医药大学中医学专升本专业；2005 年，晋升为主任中医师。

　　夏斌从医 59 年，通晓中医四大经典著作，熟悉中医内、妇、儿科各种疾病的诊治，擅长诊治中医内科疑难杂症，对痰饮、肺胀、胸痹、心悸等病的诊治有独到之处。他对某些呼吸系统疾病、心脑血管疾病、妇科杂病有深入细致的理论及临床研究。

　　1992 年 10 月，夏斌撰有专著《雅俗医学》；2012 年 5 月，撰有专著《夏斌医论集》，由学术继承人朱明刚、唐明春、张安富等主编；2021 年 11 月，撰有专著《夏斌临证指导医案医话》。他合编《中医群星医论》《中国青年中医药优秀论文荟萃》《中医百家新论》《重庆名医证治心悟》等 4 部书籍；参编《中医长寿学研究》《中医精华浅说》《中国当代中医效方集粹》《叶天士临证指南医案发挥》《自学中医阶梯》《重庆名医名方》等 6 部书籍。在《中医杂志》《新中医》《实用中西医结合杂志》等国家级、省级 48 种医学刊物发表学术论文 130 余篇。其中，2 篇论文参加国际医药学术研讨会，6 篇论文参加全国中医药学术研讨会。《临证指南医案·崩漏发微》《金匮要略·湿病证治探赜》2 篇论文获国际优秀学术论文奖；《戴北山之四和论》《铃子左金疏肝散治疗慢性胃炎》等 8 篇论文获全国中医药优秀学术论文奖；《急性鼻窦炎证治》《梅核参常滚痰汤治梅核气》等多篇论文被《中国医学文摘》《中国药学文摘》摘录；《香味人参蛤蚧散调治咳喘》《浅谈心房颤动的诊治》等 10 余篇论文被《中西医结合杂志》《国医论坛》等刊物引用；《五志宜人总是情》《神及神的药养》等数十篇论文被《中国中医药报》及互联网等媒体转载。

夏斌立足中医理论体系，积极将国内外医学新进展融合于临床实践，着力提升疾病诊疗水平与治疗效果。从有记载的 1980 年至今，他已接诊门诊患者 50 万余人次，诊治住院患者 2500 余例次，会诊住院危重疾病 10000 余诊次。无医疗差错事故发生，无医疗纠纷及群众投诉。

在治学方面，夏斌主张习医业医者应力求广闻博采，强记重要经典，成为全科人才，精通一域。在诊断方面，他指出须用中医传统诊法结合西医检查手段，以问诊为主，舌诊为辅，以关键症为纲，以必然症为目，先辨病，后辨证。在治法方面，他提出疑难杂症以攻痰逐瘀为先；危急重症用扶正祛邪，中西医结合救治；其余病证，效法戴北山之"和"，侧重协调，以平为期。

在临床科研方面，夏斌既重视古方筛选，又锐意创新验方。他对外感咳嗽临床分型，倡议增列寒热错杂证；对恶性肿瘤疾病，提出"相反相畏，可以治癌"；对神经系统疾病，指出"无痰不昏迷，无痰不成瘫"。其循经辨证治疗鼻渊、香味人参蛤蚧散调治咳喘、铃子左金疏肝散治疗心胃诸痛、桂枝芍药知母汤合止痉散治疗坐骨神经痛、加味地黄汤治疗腰肌劳损、楂曲胃苓汤合口服补液盐治疗小儿腹泻等理论研究和临床实践均卓有成效。

夏斌在中医专业预防、医疗、教学、科研等方面模范履行岗位职责。2000年10月，被合川市人事局、卫生局授予"合川市卫生系统先进个人"称号；2005年6月，被合川市人民政府授予"合川市名中医"称号；2005年10月，被重庆市人事局、卫生局授予"重庆市名中医"称号。2014年9月，由朱明刚主任中医师申报的《夏斌学术思想研究》项目通过验收。其事迹被《合川日报》《重庆日报》等媒体报道，并载入《世界名人录》等二十余种辞书。目前，夏斌正致力于国家中医药师承教育、全国名老中医药专家传承工作室项目建设及中医内科疑难杂症的临床研究。

国家中医药管理局关于"2022年全国名老中医药专家传承工作室建设项目专家名单"公布后，重庆市合川区中医院遵照文件要求，随即建立了夏斌全国名老中医药专家传承工作室。自此，夏斌老师与这批全国名老中医药专家一道，肩负着传承学术经验、培养高级中医药人才的光荣任务。

《夏斌医案医话》编委会

2025年4月

编写说明

　　本书主要由夏斌全国名老中医药专家传承工作室团队成员集体编写。书中收集的医案医话，大多精选自2022年以来夏斌老师在中医临床的传承指导和教学案例。因本书内容以传承学术思想、研究临证医案为主，故取书名为《夏斌医案医话》。兹就本书编写体例做如下说明：

　　一、本书在诊断疾病方面，所有医案均包含西医诊断与中医辨病。在辨别证候时，采用病因病机整体归纳的综合辨证方法。

　　二、本书在治法取用方面，以疾病当前的主要证候为对象确立治法。在方剂选择时，优先考虑临床常用且疗效确切的中药方剂。在具体用药方面，尽可能选取常用药，一般病证的药物控制在9至11味之间，以避免处方庞大繁杂，减少药物相互作用可能引发的不良反应。

　　三、本书标题力求简练。凡以某方治疗某病者，多为该方随证加减，或该方与他方组合治疗某种疾病。

　　四、本书共分五章：第一章为内科疾病，第二章为外科疾病，第三章为妇科疾病，第四章为儿科疾病，第五章为医论医话。

　　五、本书主要介绍内科疾病相关内容。为方便读者检索，内科疾病按照外感疾病（包括个别传染病）、呼吸系统疾病、循环系统疾病、血液系统疾病、神经系统疾病、消化系统疾病、泌尿生殖系统疾病、内分泌系统疾病、运动系统疾病、头及耳鼻咽喉疾病等顺序进行编辑。

六、本书由集体设计，分工执笔。为体现不同作者的思维方式及写作风格，某些方剂的介绍可能会出现重复。

七、本书医案涵盖内、外、妇、儿科约 50 种疾病。针对相关病证所撰写的文章，均经夏斌老师反复修改后，采用"（某某/撰文）"的方式署名编辑。书中内容充分体现了夏斌老师的学术思想，欢迎读者阅读和收藏。

鉴于某些中西医学理论目前仍存在争议，个别临床实践尚处于探索和提高阶段，加之编者学识水平有限，且编写时间仓促，书中不当之处在所难免，敬请读者提出宝贵意见，以便再版时修订提高。

《夏斌医案医话》编委会

2025 年 4 月

目录

第一章 内科疾病

第一节 外感疾病

一、感冒

【医案】

莫某，男，64 岁，农民。既往有过敏性鼻炎、鼻窦炎、脑梗死、高血压病史，血压最高达 180/100mmHg，规范服用氯沙坦钾片、苯磺酸左氨氯地平片降压药。因"头昏眼胀，咳嗽喷嚏 4 天"于 2024 年 4 月 13 日就诊。

4 天前，患者受凉后出现头昏眼胀，鼻塞流涕，频频喷嚏，咳嗽喉痒，经西医治疗症状不减。

初诊：头昏眼胀，鼻塞喷嚏，流涕清稀，咳嗽喉痒，痰稠量少，腰膝酸痛，大便如常，小便调匀。舌质红，苔白黄，脉沉缓。

体格检查：血压 120/70mmHg，双肺呼吸音粗，心率 78 次/分，律齐，腹软，双下肢无水肿。舌质红，苔白黄，脉沉缓。

辅助检查：血常规显示白细胞计数 7.88×10^9/L，嗜酸性细胞数目 1.80×10^9/L，中性粒细胞比例 49.8%，嗜酸细胞比例 22.8%，红细胞数目 5.09×10^{12}/L，血红蛋白 151g/L，血小板 153×10^9/L。心电图示窦性心律，肢导联低电压趋势；CT 颅脑平扫未见异常。

西医诊断：病毒性感冒；原发性高血压病 3 级（极高危）。

中医辨病：感冒。

辨证：肺脾气虚，风寒外袭，邪郁化热。

1

治法：益气解表，清泄郁热，宣肺止咳。

方药：玉屏风散合银翘散、苍耳子散加减。

处方：金银花15g，连翘15g，炒牛蒡子10g，桔梗10g，黄芪15g，白术15g，防风10g，白芷10g，苍耳子10g，辛夷10g，黄芩10g。

上方7剂，1日1剂，以水煎煮，金银花后下，取汁600mL，分早、中、晚3次温服。嘱患者饮食清淡，不宜肥甘厚腻、辛辣刺激之物。7剂药毕，感冒痊愈。

【按】

感冒又称伤风，是感受触冒风邪或时行疫毒，导致肺卫失和的外感疾病，以鼻塞、流涕、喷嚏、头痛、恶寒发热、全身不适等为主要临床表现。早在《黄帝内经》（简称《内经》）就有外感风邪引起感冒的论述。如《素问·骨空论》记载："风者百病之始也……风从外入，令人振寒，汗出头痛，身重恶寒。"感冒之名载于南宋杨士瀛《仁斋直指方·诸风》，该书"伤风方论"记载了参苏饮："治感冒风邪，发热头痛，咳嗽声重，涕唾稠黏。"元代朱丹溪《丹溪心法·中寒附录》有言："伤风属肺者多，宜辛温或辛凉之剂散之。"朱震亨强调感冒病位属肺，还根据辨证所得，分别列出了辛温、辛凉两大治疗法则。清代李用粹《证治汇补·伤风》曾说："有平昔元气虚弱，表疏腠松，略有不慎即显风症者，此表里两因之虚证也。"李用粹认为虚人感冒乃本虚标实，主张扶正祛邪治疗。清代林珮琴《类证治裁·伤风》还说："时行感冒，寒热往来，伤风无汗，参苏饮、人参败毒散、神术散。"林佩琴率先提出"时行感冒"之名，其治疗方药后世较少采用。时行感冒是感受时行疫毒引起的感冒，具有突然发病，迅速蔓延，发热较高，病情较重的特点。此后诸医治疗时行感冒，即宗叶天士"在卫汗之可也"，多用银翘散、桑菊饮之类化裁。

本例患者64岁，既往有过敏性鼻炎、鼻窦炎、高血压、缺血性卒中病史，可知其人早已存在正气虚弱，卫表不固，腠理疏松，易感外邪的病理基础。《素问·评热病论》说："邪之所凑，其气必虚。"《素问·太阴阳明论》说："伤于风者，上先受之。"外邪从口鼻、皮毛入侵，肺卫首当其冲。今风寒束表，清阳不展，脉络失和，故头昏眼胀，腰膝酸痛。肺为华盖，其位最高，开窍于鼻，司呼吸，主皮毛，风寒上受，肺气不宣，故鼻塞喷嚏，流涕清稀，咳嗽喉痒。风寒外袭，邪郁化热，灼津成痰，故痰稠量少。舌质红，苔白黄，脉沉缓，皆为肺脾气虚，风寒外袭，邪郁化热之象。

玉屏风散载于《丹溪心法》，该方原为表虚自汗、易感风邪而设，有益气固表、扶正祛邪的功效。银翘散载于《温病条辨》，该方原为温病初起而设，是治疗风热感冒的代表方剂，有辛凉透表、清热解毒的功效。苍耳子散载于《重订严氏济生方》，该方原为鼻渊而设，有祛风散寒、通利窍鼻的功效。

本例感冒病因病机可以概括为肺脾气虚，风寒外袭，邪郁化热。证属本虚标实，治疗需要标本兼治，补虚泻实，故夏斌老师选用玉屏风散合银翘散、苍耳子散加减治疗。方中金银花、连翘辛凉透表，清热解毒；桔梗宣肺祛痰；牛蒡子发散风热；辛夷、苍耳子宣通鼻窍；白芷祛风散寒；黄芪益气固表；白术健脾益气；防风祛风御邪；黄芩清泄郁热。11味药物相互配合，共奏益气解表、通利鼻窍、清泄郁热、宣肺止咳之功。本例感冒的诊治，辨证准确，药病相符，故获桴鼓之效。

（郭俊宏/撰文）

二、头痛

【医案】

杨某，女，56岁，农民。既往有慢性胃炎史。因"反复头昏、头痛1年"于2022年9月6日就诊。

患者1年前无明显诱因出现头昏、头痛；3天前受凉后头昏、头痛复发，伴咽喉不适。

初诊：头昏、头痛，咽喉不适，口苦口干，渴喜饮水，入睡困难，夜卧多梦，饮食尚可，大便秘结，或一日一次，或间日一行，小便调匀。舌暗红，苔薄白微黄，脉沉缓。

体格检查：血压115/72mmHg，双肺呼吸音弱，心率71次/分，律齐，腹软，双下肢无水肿。

西医诊断：急性上呼吸道感染；神经性头痛。

中医辨病：头痛。

辨证：风寒外袭，邪郁化热，痰浊中阻，上扰清空。

治法：辛凉透表，清热解毒，健脾运湿，化痰息风。

方药：银翘散合防风汤、半夏白术天麻汤加减。

处方：山银花15g，连翘15g，法半夏10g，麸炒白术15g，天麻10g，藁本10g，葛根15g，醋延胡索10g，炒蔓荆子10g，防风10g，白芍30g。

上方3剂，1日1剂，以水煎煮，金银花后下，取汁600mL，分早、中、晚3次温服。嘱咐患者饮食清淡，不宜肥甘厚腻、辛

辣刺激之物，注意防寒保暖，生活规律，劳逸结合，保持良好
心态。

二诊：头昏已止，头痛、咽喉不适减轻，但仍有口苦口干，
渴喜饮水，入睡困难，夜卧多梦，饮食尚可，大便秘结，或一日
一次，或间日一行，小便调匀。舌暗红，苔薄白微黄，脉沉缓。

方药：银翘散合半夏白术天麻汤加减。

处方：山银花 15g，连翘 15g，炒牛蒡子 10g，法半夏 10g，
麸炒白术 15g，天麻 10g，炒蔓荆子 10g，白芷 10g，葛根 15g，醋
延胡索 10g，白芍 30g。

上方 5 剂，1 日 1 剂，煎法、服法同前。饮食宜忌、生活调
摄同前。5 剂药毕，诸症悉除。

【按】

头痛是临床常见的自觉症状，可以单独出现，也可以出现于
多种急慢性病证之中。头痛多因起居不慎，坐卧当风，感受外
邪，上犯颠顶，阻抑清阳；或内伤杂病，气血逆乱，瘀阻经络，
脑失所养引发。早在《内经》就有关于头痛的论述，如《素问·
五脏生成》记载："是以头痛颠疾，下虚上实。"《伤寒论》在太
阳病、阳明病、少阳病、厥阴病中，都有关于头痛的论述。《东
垣十书》把头痛分为外感头痛与内伤头痛两大类，在《内经》
《伤寒论》的基础上，补充了太阴头痛和少阴头痛。《丹溪心法·
头痛》指出，头痛还有痰厥头痛和气滞头痛，并在该篇附录中强
调："头痛需用川芎，如不愈，各加引经药。太阳川芎，阳明白
芷，少阳柴胡，太阴苍术，少阴细辛，厥阴吴茱萸。"引经药的
运用，使头痛的治疗更具针对性，提高了头痛病的好转率和治愈
率。《冷庐医话·头痛》曾说："头痛属太阳者，自脑后上至颠

顶，其病连项；属阳明者，上连目珠，痛在额前；属少阳者，上至两角，痛在头角。以太阳经行身之后，阳明经行身之前，少阳经行身之侧。厥阴之脉，会于颠顶，故头痛在颠顶。"该书根据六经循行走向来区别头痛病变所在，在临床辨证上，具有提纲挈领的指导意义。

本例患者女性，56 岁，农民，既往有慢性胃炎病史，头昏、头痛反复发作 1 年。脾为生痰之源，"无痰不作眩"，可知患者素体脾胃虚弱，痰湿壅盛。今起居不慎，复感风寒之邪，郁而化热，灼津为痰，新旧痰浊上犯颠顶，清阳之气失于展布，气血不畅，络道被阻，故症见头昏头痛。热为阳邪，其性炎上，热壅咽喉，故咽喉不适，口苦口干。邪热不除，伤及津液，故渴喜饮水，大便秘结，或一日一次，或数日一行。患者原本脾胃虚弱，痰湿壅盛，今新旧痰浊与热互结，内扰心神，故入睡困难，夜卧多梦。舌暗红，苔薄白微黄，脉沉缓，皆为风寒外袭，邪郁化热，痰浊中阻，上扰清空之象。

银翘散载于《温病条辨》，原为温病初起而设，由金银花、连翘、桔梗、薄荷、竹叶、荆芥穗、淡豆豉、牛蒡子、甘草组成，具有辛凉透表、清热解毒之功。半夏白术天麻汤载于《医学心悟》，原为风痰眩晕、痰浊头痛而设，由半夏、白术、天麻、茯苓、橘红、甘草组成，具有化痰息风、健脾祛湿之功。《脾胃论》卷下有言："足太阴痰厥头痛，非半夏不能疗；眼黑头晕，风虚内作，非天麻不能除。"防风汤载于《症因脉治》卷一，原为外感风寒、发热恶风、有汗之证而设，由防风、荆芥、葛根组成，具有疏风散寒之功。

本例患者 3 天前受凉，头痛加重，并且头痛重于头昏，故辨病为"头痛"可以成立。其有别于常见头痛者，是先有外感风寒，而后引发痰浊头痛。正如《景岳全书·头痛》所说："其有久病者，则或发或愈，或以表虚者，微感则发。"证候可以概括为风寒外袭，邪郁化热，痰浊中阻，上扰清空。治疗既需祛风散邪，又需补虚泻实，寒热并用，表里同治。故夏斌老师初诊选用银翘散合防风汤、半夏白术天麻汤加减。方中金银花疏散风热；连翘清热解毒；法半夏燥湿化痰；白术健脾益气；天麻平肝息风；藁本疏风散寒；葛根解表升清；蔓荆子清利头目；防风祛风解表。考虑本例头昏头痛已反复发作1年，久病入络，故佐延胡索活血行气；伍白芍养血敛阴。11味药相互配合，共奏辛凉透表、清热解毒、健脾运湿、化痰息风之功。

二诊时，患者头昏已止，头痛、咽喉不适减轻，其余症状同前，舌暗红，苔薄白微黄，脉沉缓。由于初诊辨证准确，药病相符，故头昏头痛疗效明显。因外邪尚未尽除，痰浊头痛等证亦须续治，故二诊于初诊处方去茯苓、防风，加白芷以发散风寒、通窍止痛；增牛蒡子发散风热、滑肠通便。

（郭俊宏/撰文）

三、疫病

【医案1】

彭某，男，52岁，工人。既往有高血压病史，血压最高达170/100mmHg。因"反复畏寒恶冷，头昏身痛1周"于2022年12月26日就诊。

1周前，患者新型冠状病毒感染后出现畏寒恶冷，头昏身痛，偶有咳嗽，体温波动在 37.3～38.0℃之间。血常规检查无异常，新型冠状病毒核酸阳性，DR 胸片提示双肺纹理增粗。外院诊断为新型冠状病毒感染。

初诊：头昏神倦，畏寒恶冷，周身酸痛，口苦咽干，渴喜饮水，偶有咳嗽，痰色黑且量少，饮食尚可，二便调匀。舌暗红，苔白黄相间，脉沉弦。

体格检查：体温 37.5℃，血压 133/92mmHg，咽红，双肺呼吸音粗，心率 85 次/分，律齐，腹软，双下肢无水肿。

西医诊断：新型冠状病毒感染（轻型）；原发性高血压病 2 级（中危）。

中医辨病：感冒兼疫。

辨证：风寒夹疫，痰饮内停，邪从热化，肺失宣降。

治法：解肌清热，避秽祛浊，肃肺止咳，化痰息风。

方药：柴葛解肌汤合半夏白术天麻汤加减。

处方：柴胡 10g，葛根 15g，黄芩 10g，石膏 30g，板蓝根 15g，佩兰 10g，羌活 10g，白芷 10g，法半夏 10g，麸炒白术 15g，天麻 10g。

上方 3 剂，1 日 1 剂，以水煎煮。石膏先煎，佩兰后下，取汁 600mL，分早、中、晚 3 次温服。嘱患者防寒保暖，避免再次着凉。饮食清淡而富于营养。

二诊：畏寒恶冷消除，头昏神倦及周身酸痛已止，口苦咽干与渴喜饮水明显减轻，偶有咳嗽，饮食如常，二便调匀。舌暗红，苔薄黄，脉沉弦。

处方：金银花 15g，连翘 15g，牛蒡子 10g，桔梗 10g，荆芥 10g，淡豆豉 10g，芦根 15g，板蓝根 15g，黄芩 10g，生甘草 3g。

上方 3 剂，1 日 1 剂，以水煎煮。荆芥后下，取汁 600mL，分早、中、晚 3 次温服。生活调理、饮食宜忌同前。3 剂中药服毕，感冒兼疫痊愈。

【按】

新型冠状病毒感染是由新型冠状病毒引起的呼吸道传染病。新型冠状病毒具有强烈的传染性，从口鼻而入，病势凶险，易伤津耗气，属于中医"瘟疫""温热病"范畴。正如《瘟疫论》所言："疫者，感天地之疠气……此气之来，无论老少强弱，触之者即病，邪从口鼻而入。"

本例患者，男性，52 岁，工人，既往有高血压病史。就诊时正值全世界、全国新型冠状病毒感染流行高峰期，可知患者平素阳盛，已有新型冠状病毒潜伏体内。今风寒外袭，触动伏疫，于是发为感冒兼疫之病。正如吴又可在《瘟疫论》中说："疫邪伏而未发，因感冒风寒，触动疫邪，相继而发也。既有感冒之因由，复有风寒之脉证。先投发散，一汗而解。一二日续得头疼身痛，潮热烦渴，不恶寒，此风寒去，疫邪发也，以疫法治之。"

患者因风寒外袭，触动潜伏于体内的疫毒，风寒、疫毒束表，与卫气相争，故畏寒恶冷，头昏神倦，周身酸痛。疫疠之邪发病迅速，传染性强；风寒外袭肌表，素体阳盛者其邪即从热化。风寒化热，疫毒炽盛，津液受伤，故口苦咽干，渴喜饮水。风寒之邪化热，夹疫毒入里犯肺，灼津为痰，痰浊阻肺，肺失清肃，故偶有咳嗽，痰色黑且量少。舌暗红，苔白黄相间，脉沉弦，皆为风寒夹疫，痰饮内停，邪从热化，肺失宣降之征象。

本例感冒兼疫，头昏症状较为突出。风寒外袭，夹疫毒上扰清空可以引发头昏；痰饮、风寒化热，肝阳偏亢，风痰上扰清空也可以引发头昏。故初诊之治，取疏风散寒、清泄郁热的柴葛解肌汤，合燥湿化痰、平肝息风的半夏白术天麻汤加减。方中柴胡、葛根解肌清热，羌活、白芷散寒除湿，黄芩、石膏清泄郁热，板蓝根清热解毒，佩兰芳香祛浊，半夏燥湿化痰，白术健脾胜湿，天麻平肝息风。11 味药物相互配合，共奏解肌清热、避秽祛浊、肃肺止咳、化痰息风之功。

二诊时，患者畏寒恶冷消除，头昏神倦及周身酸痛已止，口苦咽干与渴喜饮水明显减轻，偶有咳嗽，饮食如常，二便调匀。舌暗红，苔薄黄，脉沉弦。《温病条辨·上焦篇》说："太阴风温、温热、温疫、冬温，初起恶风寒者，桂枝汤主之；但热不恶寒而渴者，辛凉平剂银翘散主之。"该篇还说："太阴温病，恶风寒，服桂枝汤已，恶寒解，余病不解者，银翘散主之。"

瘟疫又称温疫。银翘散原为温热病、温疫初起之证而设。本例感冒兼疫，初诊服中药 3 剂病势大减，故二诊选用银翘散加减治疗。方中银花、连翘疏散风热，辟秽解毒；荆芥、淡豆豉解表逐邪；桔梗宣肺祛痰；牛蒡子利咽散结；芦根清热生津；黄芩清热燥湿；板蓝根清热解毒；生甘草解毒和药。10 味药物相互配伍，以辛凉透邪清热为主，芳香避秽解毒为辅，稍佐辛温开皮毛而逐邪，共奏清热解毒、芳香辟秽、宣降肺气、化痰止咳之功。因其辨证准确，论治恰当，所以二诊患者 3 剂中药服毕，感冒兼疫即获痊愈。

（夏斌/撰文）

【医案 2】

黄某，男，57 岁，退休干部。既往有慢性咽炎、慢性鼻窦炎、慢性胃炎病史。因"头痛身楚，口鼻、咽喉干燥 1 周"于2022 年 12 月 26 日就诊。

1 周前，患者受凉后出现畏寒恶风，头昏头痛，周身疼痛，偶有咳嗽，体温波动在 37.3 ~ 38.0℃之间。血常规检查无异常，新型冠状病毒核酸检测阳性，DR 胸片提示双肺纹理增粗。外院诊断为新型冠状病毒感染。

初诊：畏寒发热，神倦肢软，头痛身楚，口鼻、咽喉干燥，不欲饮水，咳嗽痰少，脘痞纳差，大便黏腻，一日二至三次，小便色黄。舌淡红，苔白黄略腻，脉沉弦。

体格检查：体温 37.5℃，血压 134/90mmHg，双肺呼吸音粗，心率 85 次/分，律齐，腹软，双下肢无水肿。

西医诊断：新型冠状病毒感染（轻型）。

中医辨病：疫病。

辨证：湿疫外袭，兼受风寒，邪郁化热。

治法：解表散寒，避秽化浊，清泄郁热。

方药：九味羌活汤加减。

处方：羌活 10g，防风 10g，细辛 3g，白芷 10g，板蓝根 15g，川芎 10g，黄芩 10g，生地黄 15g，苍术 10g，藿香 10g，佩兰 10g。

上方 3 剂，1 日 1 剂，以水煎煮。藿香、佩兰后下，取汁600mL，分早、中、晚 3 次温服。嘱患者防寒保暖，避免再次着凉，饮食清淡，易于消化。

二诊：畏寒发热已除，头痛身楚好转，口鼻、咽喉干燥减轻，但仍神倦肢软，咳嗽痰稠，脘痞纳差，大便黏腻，一日两至三次，小便色。舌淡红，苔白黄，脉沉弦。

体格检查：体温 37.0℃，血压 134/86mmHg，双肺呼吸音粗，心率 76 次/分，律齐，腹软，双下肢无水肿。

西医诊断、中医辨病同前。

辨证：风寒湿毒，邪郁化热，肺失宣降，胃肠不和。

治法：辛凉宣泄，避秽化浊，调畅气机，清肺和胃。

方药：麻黄杏仁甘草石膏汤合二母散、藿朴夏苓汤加减。

处方：麻黄 10g，杏仁 10g，石膏 30g，法半夏 10g，茯苓 15g，藿香 10g，厚朴 10g，建曲 15g，知母 10g，浙贝母 10g，炙甘草 3g。

上方 3 剂，1 日 1 剂，以水煎煮。石膏先煎，藿香后下，取汁 600mL，分早、中、晚 3 次温服。嘱患者继续防寒保暖，饮食清淡，易于消化。3 剂药毕，诸症悉除。

【按】

瘟疫，是流行性急性传染病的统称。瘟疫之病，多因人体正气虚弱，抗病能力低下时，由"乖戾之气"乘机侵袭人体所致。本病相当于西医学各种致病性微生物或病原体引起的急性传染性疾病。

"乖戾之气"，又称疫疠之气、疠气、戾气、毒气、异气、杂气，指具有强烈传染性的病邪。戾气种类繁多，每一种特异的戾气，均可引发相应的瘟疫病证。由于患者体质各异，所感疫气种类、性质、数量有别，故疫病发生后，临床表现亦存在差异。

《广瘟疫论》中论及瘟疫之兼夹证。瘟疫兼他邪，即为瘟疫兼证；瘟疫夹内病，即为瘟疫夹证。瘟疫之兼证，有兼寒、兼风、兼暑、兼疟、兼痢五种。治疗时，需分清主次，急者先治，缓者后治。瘟疫之夹证，有夹痰水、夹食、夹郁、夹脾虚、夹肾虚、夹亡血、夹蓄血、夹哮喘、夹心胃痛、夹疝气十种。夹证属实者，宜先治夹证，后治瘟毒，清其夹邪，瘟毒方能透发。夹证属虚者，则以治瘟为主，养正为辅，先除瘟邪，正气始得恢复。

本例疫病，乃风寒湿疫与正气相争，卫阳为邪气阻遏所致。故初起畏寒发热，神倦肢软，头身疼痛。风寒湿疫，邪从化热，热伤津液，津不上承，故口鼻、咽喉干燥。风寒湿疫尚未尽数化热，伤津不重，故渴不欲饮。风寒湿疫郁而化热，气机壅滞，肺失宣降，故咳嗽痰少或痰稠。脾胃受邪，气机不畅，胃失和降，故脘痞纳差，大便黏腻，一日两至三次。湿热下注，熏蒸膀胱，故小便色黄。舌淡红，苔白黄略腻，脉沉弦，均为湿疫外袭，兼受风寒，气机壅滞，邪郁化热之象。

本例疫病初诊时，病机偏重风寒湿疫束表，卫阳为邪气阻遏。《广瘟疫论》有云："时疫初起，肩臂痛酸者，手太阳经脉受邪也。解表则痛自已。"又云："故治周身酸痛，疏其表大法也……解表诸方，人参败毒散、九味羌活汤、六神通解散、大羌活汤。"故初诊选用九味羌活汤加减。方中羌活发散风寒；防风、苍术发汗祛湿；细辛、白芷散寒除湿；板蓝根清热解毒；川芎行气活血；黄芩、生地黄分别泄气分、血分之热；藿香、佩兰芳香化浊。诸药合用，共奏解表散寒、避秽化浊、清泄郁热之功。

二诊时，病机偏重邪犯肺胃，气机壅滞。其证既有肺失清肃之口鼻、咽喉干燥，咳嗽痰稠等上焦症状，又有湿热蕴结之脘痞纳差，大便黏腻，日下数次等中焦症状。《广瘟疫论》论及和法时，对疫热兼寒邪者，主张寒热并用，即"寒热并用之谓和"。对表证兼里证者，主张表里双解，即"表里双解之谓和"。故二诊选用麻黄杏仁甘草石膏汤合二母散、藿朴夏苓汤加减，寒热并用，表里同治。方中麻黄、石膏清宣肺热，杏仁宣降肺气，知母、浙贝母清热豁痰，茯苓健脾渗湿，藿香健胃化湿，半夏、厚朴行气除痞，建曲解表消食，炙甘草益气和中。诸药配合，共奏辛凉宣泄、避秽化浊、调畅气机、清肺和胃之功。由于辨证准确，治法合理，用药恰当，故患者服药6剂后，疫病即获痊愈。

（夏斌/撰文）

【医案3】

张某，女，44岁，小学教师。既往体质较差，易感外邪，有混合痔病史。因"头昏乏力，干咳无痰5天"于2023年8月15日就诊。

患者5天前从青海旅游返回合川后，出现恶寒身热、头昏乏力、喷嚏流涕、咳嗽喉痒、下肢酸楚等症状。检测新型冠状病毒抗原阳性，经治疗后，畏寒身热及喷嚏流涕症状消除，但其余症状未见缓解。昨日复查新型冠状病毒抗原，结果仍为阳性。其夫随患者旅游，同时发病，症状相似，新型冠状病毒抗原检测结果也为阳性。

初诊：患者头昏乏力，活动汗出，语声重浊，干咳无痰，下肢酸楚，易感外邪，饮食尚可，大便后出血，小便正常。舌尖边红，苔薄黄，脉细。

体格检查：血压110/82mmHg，双肺呼吸音粗，心率84次/分，律齐，腹软，双下肢无水肿。

西医诊断：新型冠状病毒感染（轻型）。

中医辨病：疫病。

辨证：风寒兼疫，外袭机体，肺失肃降，邪郁化热。

治法：辛凉透表，清热解毒，辟秽化浊，肃肺止咳。

方药：银翘散合小陷胸汤、防风汤加减。

处方：金银花 15g，连翘 15g，炒牛蒡子 10g，桔梗 10g，酒黄连 6g，法半夏 10g，瓜蒌皮 10g，防风 10g，槐花 15g，佩兰 10g，生甘草 3g。

上方 2 剂，1 日 1 剂，以水煎煮。金银花、佩兰后下，取汁 600mL，分早、中、晚 3 次温服。嘱患者注意休息，饮食清淡，避免辛辣燥火之物。

2023 年 8 月 17 日二诊：患者头昏乏力减轻，语声重浊好转，大便出血已止。但仍活动汗出，咳嗽痰黄，下肢酸楚，易感外邪，饮食尚可，小便正常。舌尖边红，苔薄黄少津，脉细。

辨证：肺脾气虚，疫毒渐衰，痰热互结，肺失清肃。

治法：益气祛邪，清热解毒，肃肺散结，化痰止咳。

方药：银翘散合小陷胸汤、加味玉屏风散加减。

处方：金银花 15g，连翘 15g，炒牛蒡子 10g，桔梗 10g，酒黄连 6g，法半夏 10g，瓜蒌皮 10g，防风 10g，黄芪 15g，麸炒白术 15g，麦冬 15g。

上方 3 剂，1 日 1 剂，煎法、服法同前。生活调理、饮食宜忌同前。

2023 年 8 月 21 日三诊：患者头昏乏力及咳嗽咳痰明显减轻，活动汗出与下肢酸楚好转，语声重浊已止。但新增胸闷气短，易感外邪，饮食不化，大便细软，一日一次，小便正常。舌尖边红，苔薄黄，脉细。

西医诊断、中医辨病、辨证同前。

治法：清热解毒，化痰止咳，理气和胃，补益肺脾。

方药：银翘散合玉屏风散加减。

处方：金银花 15g，连翘 15g，炒牛蒡子 10g，桔梗 10g，法半夏 10g，瓜蒌皮 10g，防风 10g，丹参 15g，黄芪 18g，麸炒白术 15g，建曲 15g。

上方 3 剂，1 日 1 剂，煎法、服法同前。生活调理、饮食宜忌同前。3 剂药毕，诸症悉除。一周后复查新型冠状病毒抗原，结果为阴性。

【按】

新型冠状病毒感染属于中医"疫病"范畴。《素问·刺法论》曰："五疫之至，皆相染易，无问大小，病状相似。"《素问·六元正纪大论》云："厉大至，民善暴死。"疫疠之气除具有极强的传染性、致病性，以及较高的病死率外，还具有风、寒、湿、燥、火的特性，可通过皮毛肌腠及口鼻进入人体。正如《疫证治例》所说："风寒暑湿燥火六气失时，是谓六沴。沴气之作……中其毒者，率由口鼻入，稽留气道，蕴蓄躯壳，病发为疫，证类伤寒。"亦如《伤寒论》记载："血弱气尽，腠理开，邪气因入。"

疫病之成，有因感受疫疠之气而发病者；有因感冒风寒而触动疫邪发病者；有因感受风寒兼疫毒，寒疫同化而发病者。所以《治疫全书》有言："既感疫气，又伤风寒，或暴感风寒兼染疫气者，寒疫二邪一时同化。"《广瘟疫论》还说："疫邪伏而未发，因感冒风寒，触动疫邪，相继而发也。"

本例疫病患者，素体虚弱，易感外邪。此次旅游青海，先是感受风寒，兼染疫毒，诸邪外袭机体，寒疫同化，邪犯肺卫，郁而化热；尔后邪气入里，壅遏于肺，肺失清肃，气机不畅，表里同病。肺为娇脏，主皮毛，司呼吸，与喉相连，开窍于鼻。今寒疫同化，邪毒犯表，郁而化热，阻于肌腠，卫表不和，故恶寒身热、活动汗出。疫毒上扰清窍，故头昏乏力。疫毒夹湿犯表趋下，络脉失和，故下肢酸楚。疫毒犯肺，肺失清肃，故干咳无痰或咳嗽痰黄。风寒疫毒之邪上犯清窍，肺窍不利，故喷嚏流涕、语声重浊。卫气虚弱，腠理不密，故易感外邪。肺与大肠相表里，疫毒犯肺，病及大肠痔核，故便血。舌尖边红、苔薄黄、脉细，皆为风寒兼疫毒、邪郁化热之征。

　　银翘散出自《温病条辨》，原为温病初起而设，功善辛凉透表、清热解毒。《温病条辨·上焦篇》说："太阴风温、温热、温疫、冬温，初起恶风寒者，桂枝汤主之；但恶热、不恶寒而渴者，辛凉平剂银翘散主之。"银翘散既能治疗温病初起病证，又能治疗温疫初起病证。现代广泛用于治疗多种急性发热性疾病，如流行性感冒、急性扁桃体炎、肺炎等属于卫分风热证候者[1]。小陷胸汤载于《伤寒论》，原为伤寒表证误下、邪热内陷的小结胸病而设，有清热化痰、宽胸散结之功。现代常用于治疗急慢性胃炎、胸膜炎、胸膜粘连、急性支气管炎、肋间神经痛、心绞痛等证属痰热互结者[2]。防风汤出自《症因脉治》卷一，原为外感风寒、发热恶风、有汗之证而设，有祛风解表、退热升清的功效。

　　由于本例病机主要在于风寒兼疫毒外袭机体、寒疫同化、肺失肃降、邪郁化热、表里同病，证属本虚标实、以标实为主。虽邪郁化热，但少许风寒仍未尽数化热，故首诊予银翘散合小陷胸汤、防风汤加减治疗。初诊方用金银花、连翘芳香辟秽，清热解毒；牛蒡子疏风散热，清利头目；桔梗开宣肺气，祛痰利咽；瓜蒌清热涤痰，宽胸散结；半夏燥湿化痰，降逆顺气；黄连苦寒泻火，直折邪热；防风辛甘微温，祛风胜湿；槐花味苦微寒，凉血止血；佩兰芳香化湿，辟秽和中；甘草益气补中，调和诸药。11 味药物合用，共奏辛凉透表、清热解毒、辟秽化浊、肃肺止咳之功。

二诊时，患者头昏乏力减轻，语声重浊好转，大便出血已止，仍活动汗出，咳嗽痰黄，下肢酸楚，易感外邪。舌尖边红，苔薄黄少津，脉细。此时病机证候主要为肺脾气虚，疫毒渐衰，痰热互结，肺失清肃。病处虚实相兼，治宜攻补兼施。

玉屏风散出处其说不一，近人以《丹溪心法》载者较为常用。玉屏风散原为治疗卫气虚弱，腠理空疏，营阴不守，津液外泄，表虚自汗，易感风邪之症而设。此方具有益气祛邪、固表止汗之功。《新编药物学》在玉屏风散中加入麦冬，即成加味玉屏风散。加味玉屏风散较玉屏风散药性更趋平和，无论患者体质、证情偏寒偏热，皆可随证遣用。现代药理研究表明，玉屏风散及加味玉屏风散具有免疫调节、激素水平调节、体温调节，以及抗光老化、抗氧化等作用[3]。故二诊于初诊处方去槐花、佩兰、甘草，加黄芪、白术、麦冬，与初诊方中防风构成加味玉屏风散。其余药物不变。11味药物配伍，共奏益气祛邪、清热解毒、肃肺散结、化痰止咳之功。

三诊时，患者诸症悉减，新增胸闷气短，饮食不易消化。舌尖边红，苔薄黄，脉细。其证疫毒祛除大半，肺脾气虚明显。考虑新增胸闷气短为肝郁痰阻，气血阻滞所致；饮食不易消化乃肝气乘脾，胃失腐熟造成。治疗宜攻补兼施，寓补于攻。攻以治肺经风热，痰阻胸中为主；补以补益肺脾，开胃和中为主。故于二诊处方去黄连、麦冬，加丹参活血化瘀；增建曲理气和中；其余药物不变，照旧施用。11味药物相互配合，共奏清热解毒、化痰止咳、理气和胃、补益肺脾之功。

总结：根据新型冠状病毒致病特点及临床表现，中医学目前倾向于区分新型冠状病毒感染为"寒湿疫""温热疫"。夏斌老师认为，新型冠状病毒 EG.5 变异株中医证型以风寒兼疫，邪郁化热居多。病因病机为风寒兼疫外袭机体，寒疫同化，痰瘀互结，邪郁化热。初期疫毒袭表，兼风兼寒，暑夏兼湿，邪郁化热迅速。尔后入里犯肺，肺失清肃，或成表里同病之证。轻型新型冠状病毒感染，病邪多在肺卫，与风热外感证候类似。辨证以"虚实寒热"四字为大纲，治疗以早期诊断、注重祛邪、谨守病机、随证治之为原则。其中补法的运用，不必囿于《温疫论》"大忌参芪白术"之说。处方用药，总宜"方从法出"，以"有是病，用是药"为临床论治依据。

【参考文献】

［1］金永鹞，李泽世，辛相如，等. 银翘散临床应用进展［J］. 中国民间疗法，2022，30（23）：116 – 121.

［2］侯宝松，李星红，刘霞，等. 小陷胸汤治疗痰热瘀阻型冠心病心绞痛临床研究［J］. 河南中医，2018，38（2）：201 – 205.

［3］李红念，梅全喜，戴卫波，等. 玉屏风散的临床应用与药理作用研究进展［J］. 广州中医药大学学报，2016，33（2）：284 – 287.

（陈正阳/撰文）

第二节　呼吸系统疾病

一、咳嗽

【医案 1】

罗某，女，30岁，教师。既往有剖宫产史，现已妊娠3个月。因"头昏鼻塞，咳嗽痰稠2天"于2018年2月6日就诊。

患者2天前受凉后出现头昏咳嗽，因早孕在身，不敢轻易服药，自觉症状加重，唯恐累及胎儿，始就医诊治。

初诊：畏寒恶冷，神倦嗜睡，头昏鼻塞，喷嚏流涕，眼不欲睁，气短心悸，咳嗽阵作，痰白黏稠，量多易唾，餐后欲吐，大便如常，小便调匀。舌淡红，苔薄少，脉细数。

体格检查：血压110/80mmHg，形体偏胖，双肺呼吸音粗，未闻及哮鸣音及湿啰音。心率100次/分，律齐，无杂音。上腹软，下腹部稍隆起。双下肢无水肿。

西医诊断：急性上呼吸道感染；早孕。

中医辨病：咳嗽；妊娠。

辨证：风寒外袭，邪郁化热，肺失清肃。

治法：疏风散寒，清热化痰，宣肺止咳。

方药：桑菊饮合二母散加减。

处方：桑叶10g，菊花15g，桔梗10g，连翘15g，黄芩10g，白术15g，砂仁3g，防风10g，知母10g，浙贝母10g，生甘草3g。

上方2剂，1日1剂，以水煎煮，桑叶、菊花、砂仁后下，取汁 600mL，分早、中、晚 3 次温服。

一周后其母因感冒就医，言及患者服中药 2 剂，咳嗽痊愈。

【按】

夏斌老师治疗外感咳嗽经验丰富，有独到之处。对风热犯肺、肺失清肃咳嗽证；风寒外束、肺热内郁咳嗽证；风寒袭肺、邪郁化热咳嗽证，大多运用桑菊饮随证加减治之，疗效十分满意。

桑菊饮主治外感风热，邪犯肺卫，肺失清肃的咳嗽证。其方原为太阴风温而设，因所选药物皆轻清宣透之品，给药分量不重，解表散热作用较弱，故习称辛凉轻剂。吴鞠通《温病条辨》有两条原文论述桑菊饮。一者见于《温病条辨·上焦篇》第 6 条："太阴风温，但咳，身热不甚，微渴者，辛凉轻剂，桑菊饮主之。"再者见于《温病条辨·上焦篇》第 55 条："感燥而咳者，桑菊饮主之。"

外邪袭表，多从口鼻而入，病初邪气必在肺卫。患者外感风寒，邪郁化热，致使肺气受伤，宣降失常，气机上逆，所以发为咳嗽。此种咳嗽与太阴风温的"风温袭肺，肺失清肃"病机有相似之处，因此本例风寒化热、肺失清肃的外感咳嗽证，也选用桑菊饮主治。

盖风寒外束，卫阳被遏，肺窍不利，故畏寒恶冷，头昏鼻塞，喷嚏流涕；风寒化热，内袭于肺，肺失清肃，故咳嗽阵作，气短心悸，痰白黏稠，量多易唾；贼邪内扰，胃失和降，夹冲气上逆，故餐后呕吐；早孕在身，邪犯肺卫，气虚失煦，故神倦嗜睡，眼不欲睁；舌淡红，苔少，脉细数，皆为妊娠感邪，风寒化热，内袭于肺，肺失清肃之象。

初诊方中桑叶疏散风热，清透肺络；菊花祛风散邪，清热解毒；连翘疏风透热，清泄上焦；桔梗开宣肺气，止咳祛痰；生甘草润肺止咳，调和诸药。《温病条辨》桑菊饮原方以桑叶、菊花疏风清热为君，以杏仁肃降肺气为臣。夏斌老师考虑到患者对妊娠服药向来心存疑虑，并且杏仁苦温有小毒，《中药学》标明婴儿慎用，现代药理研究证实杏仁服用过量可致呼吸麻痹。患者虽非婴儿，但腹中有胎，就医曾嘱勿施有毒药物，为消除患者服药有损胎元的思想负担，故弃杏仁不用。鉴于桑菊饮当病重药轻难获速效，故初诊方中再施知母、浙贝母清热化痰，加黄芩清泄肺热，伍白术健脾运湿，配砂仁和胃止吐，遣防风祛未尽之风寒。初诊处方即由上述 11 味中药组成。

患者形体偏胖，属痰湿体质。伴有神倦、气短、心悸、脉象细数等气虚之征，似可健脾益肺以断生痰之源，但夏斌老师认为表证初起，应以祛邪为主，本例妊娠外感咳嗽，为调适患者心理，已予白术健脾补气，顾护胎元，不宜过早过多投补，以免"闭门留寇"。还考虑到患者早孕，祛邪过猛容易伤及胎元，故选方用药均较平和。

肺为清虚之脏，居上焦胸腔。吴鞠通三焦辨证治疗大法说："治上焦如羽，非轻不举。"夏斌老师治疗本例妊娠外感咳嗽，正好符合吴氏辨证论治思想。所选方剂药性轻清，且为临床常用而疗效普遍认可。诸药配合，有疏风散寒、清热化痰、宣肺止咳之效。纵观全方，虽然用药简单、平和，但组方精当、巧妙，药物取舍增减恰如其分，所以能够收到良好疗效。

（蔡霞/撰文）

【医案 2】

谭某，女，29 岁，工人。既往有过敏性鼻炎、变异性咳嗽病史。因"反复咳嗽喉痒 2 个月"于 2023 年 10 月 30 日就诊。

患者 2 个月前受凉后出现鼻痒目痒、阵发喷嚏、咽痒咳嗽、涕痰量少，症状反复发作。

初诊：鼻痒目痒，咳嗽喉痒，时有胸闷，涕痰黏稠，色白量少，饮食尚可，二便调匀。舌质红，苔薄白黄，脉沉缓。

体格检查：血压 123/87mmHg，双肺呼吸音粗，心率 90 次/分，律齐，腹软，双下肢无水肿。

西医诊断：变异性咳嗽；过敏性鼻炎。

中医辨病：咳嗽；鼻鼽。

辨证：卫气虚弱，风寒外袭，邪郁化热，肺失宣肃。

治法：益气解表，清泄郁热，宽胸化痰，宣肺止咳。

方药：小陷胸汤合二母散、玉屏风散加减。

处方：酒黄连 6g，法半夏 9g，瓜蒌皮 9g，知母 9g，浙贝母 9g，桔梗 9g，葶苈子 9g，黄芪 12g，防风 9g，麸炒白术 12g，姜厚朴 9g。

上方 3 剂，1 日 1 剂，以水煎煮，取汁 600mL，分早、中、晚 3 次温服。嘱患者注意保暖，避免受凉。饮食宜清淡而富营养，忌食生姜、辣椒、芹菜、海产品等刺激、诱使发病之物。

二诊：鼻痒目痒加重，咽痒咳嗽明显，时觉胸闷，涕痰黏稠、色白量多，饮食尚可，二便自调。舌质红，苔薄白黄，脉沉缓。

辨证：外感风寒，上犯清道，邪郁化热，肺失宣降。

治法：疏风散寒，清泄郁热，宣肺敛肺，化痰止咳。

方药：小陷胸汤合二母散、防风汤加减。

处方：酒黄连6g，法半夏10g，瓜蒌皮10g，知母10g，浙贝母10g，桔梗10g，白前10g，苦杏仁10g，防风10g，款冬花15g，五味子6g。

上方3剂，1日1剂，煎法、服法同前。生活调理、饮食宜忌同前。

三诊：鼻痒目痒减轻，咽痒咳嗽缓解，胸闷已止，涕痰黏稠、色白量少，饮食尚可，二便调。舌质红，苔薄白黄，脉沉缓。

续予二诊处方3剂，1日1剂，煎法、服法同前。生活调理、饮食宜忌同前。

四诊：鼻痒目痒明显减轻，咽痒咳嗽显著改善，咳痰量少，饮食如常，二便调。舌质红，苔薄白黄，脉沉缓。

治法：清热化痰，宽胸散结，健脾养肺，补益肾气。

方药：小陷胸汤合二母散、玉屏风散加减。

处方：酒黄连3g，法半夏10g，瓜蒌10g，知母10g，浙贝母10g，苦杏仁10g，桔梗10g，姜厚朴10g，黄芪15g，防风10g，麸炒白术15g。

上方7剂，1日1剂，煎法、服法同前。生活调理、饮食宜忌同前。

五诊：鼻痒目痒已止，咽痒咳嗽消除，偶有咳痰，饮食如常，二便调。舌质红，苔薄黄，脉沉缓。

治法：燥湿化痰，清泄郁热，健脾益气，调补肺肾。

方药：小陷胸汤合二母散、二陈汤、加味玉屏风散加减。

处方：酒黄连3g，法半夏10g，瓜蒌10g，知母10g，浙贝母

10g，苦杏仁 10g，茯苓 15g，黄芪 15g，防风 10g，麸炒白术 15g，麦冬 15g。

上方 7 剂，1 日 1 剂，煎法、服法同前。生活调理、饮食宜忌同前。并嘱患者适当参加体育锻炼，增强机体免疫力。

【按】

变异性咳嗽，又称咳嗽变异性哮喘、咳嗽型哮喘。多由过敏性体质患者接触过敏原所致。发病机理与气道变应性炎症和气道高反应性相关。咳嗽是早期的唯一症状，主要为长期顽固性干咳，常在吸入刺激性气味、冷空气、接触变应原、运动或上呼吸道感染后诱发。

变异性咳嗽属于中医咳嗽、肺胀、痰饮、哮病范畴。变异性咳嗽虚实相兼，本虚标实。本虚责之于禀赋不足，或禀赋不耐，肺脾气虚；标实一为接触各种过敏原，二为容易感受外邪。正如《时方妙用·哮证》所说："哮喘之病，寒邪伏于肺俞，痰窠结于肺膜，内外相应，一遇风、寒、暑、湿、燥、火六气之伤即发。伤酒伤食亦发，动怒动气亦发，劳役房劳亦发。"

变异性咳嗽的中医治疗，早期咳嗽缠绵，一般按照咳嗽病辨证论治；后期哮喘明显，明代医家张介宾的诊疗经验值得借鉴。《景岳全书·喘促》记载："喘有夙根，遇寒即发，或遇劳即发者，亦名哮喘。未发时以扶正气为主，既发时以攻邪为主。扶正气须辨阴阳，阴虚者补其阴，阳虚者补其阳。攻邪气者，或于温补中宜量加消散。此等证候，当惓惓以元气为念，必使元气渐充，庶可望其渐愈。若攻之太过，未有不致日甚而危者。"

本例患者既往有过敏性鼻炎、咳嗽变异性哮喘病史，可知其禀赋不耐，肺气素虚，卫表不固，易感外邪。今风寒袭肺，肺气

壅遏，宣降失司，故见咳嗽咽痒。肺开窍于鼻，在液为涕；肝开
窍于目，白睛属肺，鼻眼同源。风寒上犯，肺窍不利，故见鼻塞
喷嚏、鼻痒目痒。患者屡感风寒，邪郁化热，炼津成痰，寒热错
杂，肺失宣肃，故见涕痰黏稠、色白量少。痰热互结，肺气郁
滞，故时觉胸闷。舌质红，苔薄白微黄，脉沉缓，此皆卫气不
足、风寒化热、肺失宣降之征。

　　变异性咳嗽以慢性咳嗽为特征，是一种特殊类型的哮喘。本
例病程已逾2个月，患者以"鼻痒目痒，咳嗽喉痒"为主诉就
医，中医辨病为咳嗽、鼻鼽，此诊断应该成立。从发病过程、现
病史症状、舌脉综合分析，初诊证属卫气虚弱，风寒外袭，邪郁
化热，肺失宣肃。治疗应予益气解表，清泄郁热，宽胸化痰，宣
肺止咳。所以夏斌老师方选小陷胸汤合二母散、玉屏风散加减。
方中瓜蒌化痰宽胸，黄连泻热降火，半夏燥湿化痰，知母清热泻
火，浙贝母化痰止咳，葶苈子泻肺降逆，桔梗开宣肺气，厚朴下
气消痰，黄芪益气固表，白术补气健脾，防风祛风解表。11味药
物相互配合，构成攻补兼施，寓补于攻之剂。

　　二诊时，患者鼻痒目痒及咳嗽喉痒加重，涕痰黏稠，色白量
多，其余症状不变，舌质红，苔薄白黄，脉沉缓。考虑加重之症
系服药期间又感风寒所致，辨证为外感风寒，上犯清道，邪郁化
热，肺失宣降。故于初诊处方去葶苈子、厚朴、黄芪、白术，加
辛苦微温之白前降气消痰止咳；增味辛性温之款冬花下气化痰止
咳；伍味苦微温之杏仁宣肺降气止咳。咳嗽日久，宣散过多，恐
耗伤肺气，故又遣酸甘性温之五味子益气敛肺止咳，其余药物照
旧施用。11味药物相互配合，共奏疏风散寒、清泄郁热、宣肺敛
肺、化痰止咳之功。

三诊时，患者鼻痒目痒及咳嗽喉痒减轻，时有胸闷已止，涕痰黏稠，色白量少，舌质红，苔薄白黄，脉沉缓。因思药已对证，效不更方，故继续予二诊处方3剂，煎法、服法、饮食宜忌同前。

四诊时，患者鼻痒目痒及咳嗽喉痒明显好转，咳痰量少，舌质红，苔薄白黄，脉沉缓。此时病邪已去十之八九，而变异性咳嗽与肺之宣降、脾之运化、肾之纳气关系密切。治宜攻补兼施，阻止病情发展，故于三诊处方去白前、款冬花、五味子，加黄芪、白术与防风构成玉屏风散，增厚朴下气消痰，其余药物照旧施用。11味药物相互配合，共奏清热化痰、宽胸散结、健脾养肺、补益肾气之功。

五诊时，患者鼻痒目痒及咳嗽喉痒已止，偶有咳痰，舌质红，苔薄黄，脉沉缓。此时变异性咳嗽基本治愈，宜增大扶正药物比例，故于四诊处方去厚朴、桔梗，加麦冬与玉屏风散构成加味玉屏风散以润肺益胃，提高免疫功能；增茯苓健脾运湿，防止痰浊内生；其余药物照旧施用。诸药相合，攻补兼施，共奏燥湿化痰、清泄郁热、健脾益气、调补肺肾之功。

（秦春花/撰文）

【医案3】

唐某，男，74岁，退休工人。既往有前列腺增生、高血压病史，血压最高达190/110mmHg。因"反复咳嗽咳痰1年，发现肺结节2个月"于2022年8月2日就诊。

1年前，患者受凉后出现咳嗽咳痰，症状反复发作。2个月前体检发现"肺结节"，未就医治疗。

初诊：形体肥胖，活动汗出，偶有咳嗽，咽喉痰滞，咳唾易出，饮食如常，二便调匀。舌暗红，苔黄，脉沉弦。

体格检查：血压135/77mmHg，双肺呼吸音弱，心率74次/分，律齐，腹软，双下肢无水肿。

辅助检查：2022年6月20日胸部CT示双肺多发磨玻璃结节，双侧胸膜增厚。甲状腺彩超示甲状腺右侧囊实性结节。颈部血管彩超示左侧颈动脉少许粥样斑块形成。

西医诊断：肺结节；慢性支气管炎；原发性高血压病3级（极高危）。

中医辨病：咳嗽。

辨证：痰瘀互结，郁久化热。

治法：健脾益肺，燥湿化痰，清热解毒，活血散结。

方药：小陷胸汤合葶苈大枣泻肺汤、玉屏风散加减。

处方：黄连3g，法半夏10g，瓜蒌10g，葶苈子10g，黄芪15g，白术15g，防风10g，白花蛇舌草30g，猫爪草15g，天葵子10g，半枝莲15g。

上方7剂，1日1剂，以水煎煮，取汁600mL，分早、中、晚3次温服。嘱咐患者饮食清淡，不宜肥甘厚味、辛辣刺激之物。

2022年8月16日二诊：活动汗出，偶有咳嗽，咽喉痰滞，咳唾易出，饮食如常，大便稀软，小便频数。舌暗红，苔黄，脉沉弦。

处方：瓜蒌10g，葶苈子10g，猫爪草15g，郁金10g，防风10g，天葵子10g，半枝莲15g，法半夏10g，黄芪15g，白术15g，白花蛇舌草30g。

上方 7 剂，1 日 1 剂，煎法、服法同前。饮食宜忌同前。

2022 年 8 月 23 日三诊：患者病史同前，二便如常。舌暗红，苔薄黄，脉沉弦。

处方：瓜蒌 10g，葶苈子 10g，猫爪草 15g，莪术 10g，防风 6g，天葵子 10g，半枝莲 15g，法半夏 10g，黄芪 15g，白术 15g，白花蛇舌草 30g。

上方 7 剂，1 日 1 剂，煎法、服法同前。饮食宜忌同前。

自四诊起，以三诊处方为基础，或用郁金易莪术；或用灵芝易半夏；或去瓜蒌、葶苈子，加知母、浙贝母，连续治疗 72 天。2022 年 10 月 14 日，患者复查，胸部 CT 提示肺结节略缩小。

【按】

肺结节是肺脏病变在影像学上的一种表现。通俗地讲，肺结节就是肺脏里面出现了以肿块为特征的病理改变。肺结节属中医学咳嗽、痰饮、痰结、肺积等范畴。肺结节的形成，与痰、气、瘀、毒密切相关。正如《杂病源流犀烛》所说："邪积胸中，阻塞气道，气不得通，为痰，为食，为血，皆邪正相搏，邪既胜，正不得制之，遂结成形而有块。"

本例肺结节患者为老年男性，形体肥胖，既往有前列腺增生、高血压病史，可知患者属于痰湿体质。今痰浊阻肺，肺失宣降，故偶有咳嗽，咽喉痰滞，咳唾易出。咳嗽日久，耗伤肺气，痰湿充斥肌肤，表虚腠理不密，故形体肥胖，活动汗出。痰浊阻肺，气血运行不畅，瘀血由此而生，痰瘀搏结，郁久化热，热盛成毒，痰、气、瘀、毒相互交集，郁阻于肺，形成肿块，故 CT 检查肺内发现结节。《丹溪心法》说："痰之一物，随气升降，无处不到。"痰气瘀毒郁阻颈部甲状腺，故彩超发现甲状腺结节；

痰气瘀毒郁阻颈内血脉，故彩超发现颈内动脉有粥样斑块形成；痰气瘀毒郁阻小腹前列腺，故彩超发现小腹有前列腺增生。舌暗红，苔黄，脉沉弦，均为痰瘀互结，郁久化热之征。

本例肺结节证属痰热为主，瘀血为辅，肺脾气虚贯穿始终，故初诊选用小陷胸汤合葶苈大枣泻肺汤、玉屏风散加减治疗。方中黄连、半夏、瓜蒌清热化痰，宽胸散结；葶苈子泻肺开闭；黄芪、白术、防风益气固表；白花蛇舌草清热解毒；半枝莲散瘀利湿；猫爪草化痰散结；天葵子解毒消肿。11 味药物相互配合，共奏健脾益肺、燥湿化痰、清热解毒、活血散结之功。

二诊时患者主症不变，舌暗红，苔黄，脉沉弦。因思癥积之病，其有形肿块，成因复杂，治疗不易，数剂中药自是难以为功，故仍以初诊处方去黄连，加郁金增强活血理气之力。三诊以莪术易郁金，取其破血散结作用较郁金为优。从四诊起，均以三诊处方为基础，或用郁金易莪术；或用灵芝易半夏；或去瓜蒌、葶苈子，加知母、浙贝母，着重治痰、治气、治瘀、治毒，自始至终补益肺脾，增强机体免疫力，故 72 天后胸部 CT 复查肺结节缩小。

（秦春花/撰文）

二、哮病

【医案】

李某，男，42 岁，汽车司机。既往无特殊病史。因"反复咳嗽气喘 2 年，复发 2 天"于 2019 年 9 月 2 日就诊。

2 年前，患者无明显诱因出现活动汗出，神倦肢软，咳嗽气短。某医院经血气分析、肺功能检查等诊断为"支气管炎、支气管哮喘"，给予间断西医治疗，但症状反复发作。2 天前，因受凉后再次出现活动多汗，神倦肢软，咳嗽气短，自服三九感冒颗粒后病情未缓解。

初诊：神倦肢软，活动汗出，咳嗽声嘶，胸闷气短，痰白泡沫，夹杂少量稠痰，夜寐欠安，饮食如常，大便稀软，一日一次，小便色黄。舌质红，苔薄黄，脉沉弦。

体格检查：血压 110/70mmHg，双肺呼吸音弱，深吸气时少许干鸣，心率 78 次/分，律齐，腹软，双下肢无水肿。

西医诊断：慢性支气管炎急性发作；支气管哮喘（缓解期）。

中医辨病：咳嗽；哮病（缓解期）。

辨证：肺脾气虚，痰饮留伏，邪郁化热，瘀血内停。

治则：清热化痰，宽胸散结，降气平喘，活血通脉。

方药：二陈汤合小陷胸汤、葶苈大枣泻肺汤加减。

处方：茯苓 15g，半夏 10g，陈皮 10g，黄连 6g，瓜蒌 10g，葶苈子 10g，苦杏仁 10g，厚朴 10g，苏子 10g，白果 10g，丹参 15g。

上方 5 剂，1 日 1 剂，以水煎煮，取汁 600mL，分早、中、晚 3 次温服。

二诊：咳嗽声嘶已愈，胸闷气短好转，但仍活动汗出，神倦肢软，痰白泡沫，夹杂稠痰，夜寐欠安，饮食如常，大便稀软，一日一次，小便色黄。舌质红，苔薄黄，脉沉弦。

治法：清热化痰，宽胸散结，补益肺脾，活血通脉。

方药：小陷胸汤合葶苈大枣泻肺汤、生脉散加减。

处方：黄连 6g，法半夏 10g，瓜蒌 10g，葶苈子 10g，太子参

31

15g，麦冬 15g，五味子 6g，苦杏仁 10g，厚朴 10g，苏子 10g，丹参 15g。

上方 7 剂，1 日 1 剂，煎法、服法同前。

三诊：咳嗽已止，胸闷消除，但仍活动汗出，神倦肢软，晨起口苦，痰白泡沫，夹杂稠痰，夜寐欠安，饮食如常，大便成形，一日一次，小便色黄。舌质红，苔少，脉沉弦。

中医辨病：哮病（缓解期）。

辨证：肺肾不足，气阴两虚，痰饮化热。

治法：益气清肺，补肾纳气，止咳定喘。

方药：人参蛤蚧散合生脉散、玉屏风散加减。

处方：太子参 15g，麦冬 15g，五味子 6g，黄芪 15g，白术 15g，防风 10g，茯苓 15g，浙贝 10g，知母 10g，苦杏仁 10g，桑白皮 15g。

上方 10 剂，1 日 1 剂，以水煎煮，取汁 600mL，分早、中、晚 3 次温服。蛤蚧粉患者已自备，嘱每次 1g，每日 3 次，加入药汤服用。

四诊：诸症减轻，舌质红，苔少，脉沉弦。

体格检查：血压 110/70mmHg，双肺呼吸音弱，心率 78 次/分，律齐，腹软，双下肢无水肿。

处方：人参 10g，麦冬 15g，五味子 6g，黄芪 30g，白术 15g，防风 10g，茯苓 15g，浙贝 10g，知母 10g，蛤蚧 3g，桑白皮 15g。

上方 7 剂，1 日 1 剂，以水煎煮，取汁 600mL，蛤蚧烘干研粉，溶于药汤，分早、中、晚 3 次温服。

从五诊起，均以四诊处方为基础，人参用量增至 15g。或去五味子加灵芝 15g，或去桑白皮加葶苈子 10g，或去茯苓加胡桃粉

10g，持续医疗 2 个月余，患者咳喘胸闷大有好转，不易感冒，形同常人。

【按】

支气管哮喘是一种发作性痰鸣、气喘疾病，属于中医学哮病范畴。由宿痰伏肺，遇诱因感触引发，痰阻气道，肺失清肃，气道挛急所致。正如《证治汇补》所言："因内有壅塞之气，外有非时之感，膈有胶固之痰，三者相合，闭拒气道，搏击有声，发为哮病。"本病属邪实正虚，发作期邪实，治疗以攻邪为主；缓解期多表现为肺、脾、肾三脏虚损，治疗重在补肺、健脾、益肾。对于病深日久，发作时正虚邪实者，又当虚实兼顾，攻补两施。

本例患者咳嗽气喘反复发作，可知其肺、脾、肾三脏已虚。诊前外感风寒，虽咳嗽胸闷气短，但无喉中哮鸣、呼吸困难等症，应属外感咳嗽、哮病缓解期。盖因肺虚不能布散津液，脾虚不能运化精微，津液凝聚成痰，伏藏于肺，成为夙根，郁久化热，导致长期咳嗽咳痰；痰阻气道，肺气壅塞，气津失布，血行不利，痰阻血瘀，最终形成哮病。

今风寒外袭，肺失宣降，故咳嗽声嘶；肺脾气虚，风邪外袭，表卫不固，故活动汗出，神倦肢软；风邪外袭，引触宿痰，痰阻气道，气滞血瘀，故胸闷气短；风寒外袭，肺失宣降，水饮内停，故痰白泡沫；外邪犯表，肺失清肃，痰饮化热，故夹杂稠痰；痰热内扰，胃气不和，故夜寐欠安；郁热在内，熏蒸膀胱，故小便色黄。舌质红，苔薄黄，脉沉弦，皆为风寒外袭、邪郁化热之征。

本例是新旧同病，新病为外感咳嗽，旧病为哮病缓解期。根据急则治其标、缓则治其本，新病先治、旧病后治的原则，故夏斌老师首诊选用二陈汤合小陷胸汤、葶苈大枣泻肺汤加减。方中茯苓健脾渗湿，半夏化痰降逆，陈皮理气化痰，瓜蒌化痰宽胸，黄连清热泻火，葶苈子泻肺平喘，紫苏子疏表降气，白果敛肺定喘，杏仁宣肺止咳，厚朴燥湿化痰，丹参活血祛瘀。11味药物合用，共奏清热化痰、宽胸散结、降气平喘、活血通脉之功。

二诊时，患者咳嗽声嘶已愈，胸闷气短好转，但仍神疲肢软、动则汗出、痰白泡沫夹杂稠痰、舌质红苔少。考虑为肺肾气阴两虚，热自内生之象。故用小陷胸汤合葶苈大枣泻肺汤、生脉散加减。于首诊处方去茯苓、陈皮、白果；选用太子参清补脾肺，益气养阴；麦冬养阴清肺，化痰止咳；五味子敛肺滋肾，益气生津。其余药物同首诊处方，诸药配合，共奏滋养肺肾、清热化痰、宽胸散结、活血通脉之功。

三诊时，患者口苦、痰稠、夜寐欠安、小便色黄、舌红少苔、脉沉弦，为痰热内郁日久，耗灼肺肾之阴，导致痰热互结、气阴两虚。故予生脉散合二母散、玉屏风散加减，益气清肺、补肾纳气、止咳定喘。

四诊时，患者诸症减轻，法当着重治本。故予人参蛤蚧散合生脉散、玉屏风散加减。药取人参大补元气，蛤蚧补益肺肾，麦冬补肺生津，五味子滋养肺肾，黄芪益气补肾，知母滋阴清热，贝母润肺化痰，茯苓健脾渗湿，白术益气健脾，杏仁宣肺利气，桑白皮清泻肺热，防风解表御邪。11味药物配合，共奏健脾益肾、清热化痰、滋阴养肺、纳气平喘之功。并自此以后，皆用四诊处方随证出入，持续康复治疗。

哮病易于反复发作，迁延难愈。临床治疗应遵循"未发时扶正为主，已发时攻邪为主"的原则，而祛除宿疾宿痰、扶正固本则为预防哮病发作的首务。与此同时，患者还需保持良好情绪，戒除烟酒，避免接触粉尘、刺激性气体及其他过敏原，坚持锻炼，增强体质，预防感冒，以利哮病迅速康复。

（秦莉／撰文）

三、喘证

【医案】

黄某，男，72岁，退休工人。既往有嗜好烟酒史、腹股沟疝病史、结肠癌手术史、长期呼吸机治疗史。因"反复咳嗽咳痰，气喘心悸12年"，于2022年6月6日就诊。

12年前，患者受凉后出现咳嗽咳痰症状，渐渐出现胸闷气喘、呼吸不畅、活动则心悸的情况。外院曾诊断为慢性阻塞性肺疾病。

初诊：咳嗽喉痒，胸闷气喘，呼吸困难，动则心悸，痰黄痰白，黏稠量少，食欲不振，睡眠多梦，疲乏无力，四肢关节疼痛，易感外邪，大便稀软，小便短赤。舌暗淡，苔薄黄少津，脉沉弦。

体格检查：双肺呼吸音减低，左下肺闻及少量细湿啰音，心率90次／分，律齐，腹软，双下肢无水肿。

西医诊断：慢性阻塞性肺疾病。

中医辨病：喘证。

辨证：风寒外袭，痰热互结，肺肾两虚，瘀阻心脉。

治法：解表散邪，清热化痰，益气养阴，活血通脉。

方药：小陷胸汤合生脉散、酸枣仁汤、葶苈大枣泻肺汤加减。

处方：酒黄连 6g，法半夏 10g，瓜蒌皮 10g，炒葶苈子 10g，太子参 15g，麦冬 15g，五味子 6g，炒酸枣仁 15g，盐知母 10g，酒川芎 10g，防风 10g。

上方 3 剂，1 日 1 剂，以水煎煮，取汁 600mL，分早、中、晚 3 次温服。

2022 年 6 月 9 日二诊：患者咳嗽喉痒及胸闷气喘稍有减轻，四肢关节疼痛好转，但仍呼吸困难，动则心悸，痰色黄白，黏稠且量少，疲乏无力，食欲不振，睡眠多梦，大便不实，小便短黄。舌暗淡，苔薄黄少津，脉沉弦。

方药：小陷胸汤合酸枣仁汤、葶苈大枣泻肺汤加减。

处方：酒黄连 6g，法半夏 10g，瓜蒌皮 10g，炒葶苈子 10g，酸枣仁 15g，盐知母 10g，酒川芎 10g，茯苓 15g，麦冬 15g，百合 15g，防风 10g。

上方 5 剂，1 日 1 剂，煎法、服法同前。

2022 年 6 月 14 日三诊：患者咳嗽喉痒及胸闷气喘明显好转，呼吸欠畅，饮食增加，四肢关节疼痛已止，但仍疲乏无力，动则心悸，痰色黄白，黏稠且量少，睡眠多梦，大便成形，小便短少。舌暗淡，苔薄黄，脉沉弦。

体格检查：双肺呼吸音减低，心率 80 次/分，律齐，腹软，双下肢无水肿。

予二诊处方去茯苓，加白果仁 10g。取药 6 剂，煎法、服法同前。

若再诊时表邪已解，拟用小陷胸汤合人参蛤蚧散加减以清热化痰，宽胸散结，补肺益肾，止咳定喘。

【按】

喘证是以呼吸困难，甚至张口抬肩，鼻翼扇动，不能平卧为主要临床表现的一种病证，严重者可致喘脱，危及患者生命。

喘证病因复杂，外邪侵袭、饮食不当、情志失调、劳欲所伤、久病体虚等均可引起肺失宣降，肺气上逆，或肾元不固，气失摄纳而发为喘证。喘证既是一种独立的疾病，又可以出现于多种急、慢性病的过程中。肺为气之主，肾为气之根，喘证的病位主要在肺和肾。肝主疏泄，调畅气机；脾主运化，水谷精气与呼吸之气相合即为宗气；心主血脉，气非血不和，血非气不行。吸入之气与肝、肾相关，呼出之气与心、肺相关，喘证与肝、脾、心也有关联。

喘证的病理性质分虚实两端。虚喘多为禀赋薄弱、久病体虚、精气不足、气阴亏耗，导致肺肾出纳失常而发为喘证。实喘常因外邪、痰浊、肝郁气逆、邪壅肺气，导致肺的宣降不利而发为喘证。

本例喘证患者为老年男性，既往嗜好烟酒，有腹股沟疝病史、结肠癌手术史、长期呼吸机治疗史。咳嗽经年，耗伤肺气，肺病及肾，早已存在肺肾两虚的病理基础。今肺肾两虚，复感外邪，肺失宣降，聚湿为痰，痰浊阻肺，肺气壅塞，气不归元，肾失摄纳，血行不利，心脉瘀阻，故出现咳嗽喉痒，胸闷气喘，呼吸困难，动则心悸等症状。外邪束表，脉络失和，故四肢关节疼痛。痰浊内蕴，郁而化热，痰热互结，扰动心神，故睡眠多梦。肺肾阴虚，邪热伤津，故痰黄黏稠量少，小便短赤。肺脾气虚，表邪未尽，故兼有白痰，易感外邪。脾失健运，胃失腐熟，中气不足，故疲乏无力，食欲不振，大便稀软。舌暗淡，苔薄黄少津，脉沉弦，皆为痰热互结，耗气伤津之象。

本例喘证，本虚标实，标本同病，虚实相兼，病情复杂。病机可以概括为外感风寒，邪郁化热，痰热互结，肺肾两虚，瘀阻心脉。故夏斌老师初诊予小陷胸汤合生脉散、酸枣仁汤、葶苈大枣泻肺汤加减治疗。方中黄连清热泻火，半夏降逆化痰，瓜蒌宽胸散结，葶苈子泻肺平喘，太子参补气生津，麦冬养阴润肺，五味子敛肺滋肾，知母清热滋阴，川芎行气活血，酸枣仁养心安神，防风祛风解表。11味药物相互配合，共奏解表散邪、清热化痰、益气养阴、活血通脉之功。

二诊时，患者咳嗽喉痒及胸闷气喘稍有减轻，四肢关节疼痛好转，小便短黄，余症同前。舌暗淡，苔薄黄少津，脉沉弦。考虑气阴两伤有所改善，治疗原则不变，方药宜作调整。故于初诊处方去太子参、五味子，加百合润肺养心；增茯苓健脾益气。

三诊时，患者咳嗽喉痒及胸闷气喘明显好转，呼吸困难减轻，饮食增加，四肢关节疼痛已止，余症同前。舌暗淡，苔薄黄少津，脉沉弦，查左下肺细湿啰音消除。故三诊关注肺肾，着重治喘，予二诊处方去茯苓，改用白果仁以加强敛肺定喘之力。

若再诊时患者表邪尽去，喘证转为临床缓解期，拟用小陷胸汤合人参蛤蚧散加减以清热化痰、宽胸散结、补肺益肾、止咳定喘。

（秦莉/撰文）

四、肺胀

【医案】

吴某，男，80岁，农民。既往有右侧腹股沟疝手术史、慢性胃炎、颈椎间盘突出、脑动脉供血不足、慢性阻塞性肺疾病、冠状动脉粥样硬化性心脏病等病史。因"反复咳嗽咽痛，气短心悸1个月"于2022年7月5日就诊。

1个月前，患者受凉后出现咳嗽咽痛，气短心悸，经当地卫生院住院治疗多日，病情未见好转。

初诊：气短心悸，活动尤甚，咳嗽咽痛，痰白黏稠，量多难以咳出，睡眠易醒，饮食尚可，大便或干或稀，小便调匀。舌暗红，苔薄白微黄，脉沉迟。

体格检查：血压120/60mmHg，双肺呼吸音弱，心率55次/分，律齐，腹软，双下肢无水肿。

辅助检查：血常规示白细胞计数 $4.98 \times 10^9/L$，中性粒细胞比例51.60%，嗜酸细胞比例20.10%，红细胞数 $4.0 \times 10^{12}/L$，血红蛋白123g/L，血小板 $237 \times 10^9/L$。血糖6.1mmol/L；胸部DR正侧位片报告示慢性支气管炎、肺气肿、主动脉迂曲、硬化；心电图提示T波改变，窦性心动过缓（55次/分），左室高电压。

西医诊断：慢性阻塞性肺疾病急性期；冠状动脉粥样硬化性心脏病，窦性心动过缓。

中医辨病：肺胀；胸痹。

辨证：风寒外袭，痰饮化热，肺失清肃，心脉瘀阻。

治法：疏风散寒，清热化痰，宽胸散结，活血通脉。

方药：小陷胸汤合酸枣仁汤加减。

处方：瓜蒌皮10g，法半夏10g，黄连3g，葶苈子10g，苦杏仁10g，防风10g，酸枣仁15g，川芎10g，茯苓15g，知母10g，炙甘草3g。

上方5剂，1日1剂，以水煎煮，取汁600mL，分早、中、晚 3 次温服。

二诊：气短心悸减轻，咳嗽咽痛好转，痰白黏稠，量多难以咳出，睡眠易醒，饮食尚可，大便或干或稀，小便调匀。舌暗红，苔薄白微黄，脉沉迟。

治法：清热化痰，宽胸散结，活血祛瘀，养心通脉。

方药：小陷胸汤合酸枣仁汤加减。

处方：瓜蒌皮 10g，黄连 3g，法半夏 10g，苦杏仁 10g，桔梗 10g，葶苈子 10g，知母 10g，茯苓 15g，川芎 10g，酸枣仁 15g，防风 10g。

上方 7 剂，1 日 1 剂，煎法、服法同前。

三诊：气短心悸减轻，咳嗽咽痛好转，睡眠易醒改善，饮食如常，二便调匀，舌暗红，苔薄白微黄，脉沉迟。

体格检查：血压 120/60mmHg，双肺呼吸音弱，心率 55 次/分，律齐，腹软，双下肢无水肿。

续投二诊处方 5 剂以巩固疗效。

【按】

肺主气，开窍于鼻，外合皮毛，主表卫外。故外邪从口鼻、皮毛入侵，多首先犯肺，导致肺气宣降不利，其气上逆而为咳为喘。肺为气之主，肾为气之根。肺伤及肾，肾气衰惫，摄纳无权，则气短不续，动则益甚。心主血脉，肺主治节而朝百脉。心虚则血液推动无力，肺虚则难以辅助心脏运行血脉。血行淤涩，循环不利，血瘀心肺，致使肺气更加壅塞，心脏失却血液濡养。于是气短心悸，活动时耗气耗血增多，故活动时气短心悸更甚。

本例为老年男性患者，既往有多种慢性疾病史，可知其平素脏腑俱虚，卫外不固，反复感受外邪，致使虚弱之体更虚，原有之病益甚。最终造成痰饮留伏，瘀血内停，痰瘀互结，肺气壅塞，心脉瘀阻的肺胀和胸痹[1]。

本例患者感受外邪后，以气短心悸、活动尤甚、咳嗽咽痛、痰白黏稠为主诉就医。可见当前主病为肺胀，兼病为胸痹。肺胀的成因是肺疾久病不愈，肺气虚损导致肺气壅塞。痰浊、瘀血既是肺胀虚损的病理产物，又是肺胀形成的主要致病因素。肺胀病机演变过程中，始终存在本虚与标实两个方面。本虚导致标实，标实加重本虚。本虚与标实换位作祟是肺胀病机的主要特点。因此，夏斌老师认为肺胀应从虚、实、痰、瘀论治。痰饮瘀血相互搏结是本病的基本病机，扶正固本、祛痰平喘、活血化瘀是本病的基本治法。

小陷胸汤具有清热化痰、宽胸散结之功，原治伤寒表证误下后邪热内陷与痰浊结于心下的小结胸病。正如《伤寒论·辨太阳病脉证并治》所说："小结胸病，正在心下，按之则痛，脉浮滑者，小陷胸汤主之。"酸枣仁汤则有清热除烦、养血安神之功，原用于治疗虚劳虚烦不得眠之症。正如《金匮要略·血痹虚劳病脉证并治第六》所言："虚劳虚烦不得眠，酸枣仁汤主之。"

本例肺胀偏重痰饮化热、痰热互结；胸痹则偏重痰瘀互结、血不养心。故夏斌老师选用小陷胸汤合酸枣仁汤加味治疗。方中瓜蒌清热涤痰，半夏燥湿化痰，黄连苦寒泻火，知母滋阴泻火，茯苓健脾宁心，川芎活血祛瘀，酸枣仁补心安神，苦杏仁止咳降气，葶苈子泻肺平喘，防风祛风解表，炙甘草补中和药。11味药物配伍，共奏疏风散寒、清热化痰、宽胸散结、活血通脉之功。

二诊时病情减轻，药既生效，无须更方。故仍以初诊处方为基础，去甘草，增加桔梗以宣肺利咽。三诊时诸症悉减，于是续用二诊处方以巩固疗效。

【参考文献】

[1] 肖阳，张艳，张铭鸿. 中医药治疗不稳定型心绞痛研究进展
[J]. 辽宁中医药大学学报，2017，19（2）：222-224.

（蔡霞/撰文）

五、痰饮

痰饮是体内水液输布运化失常，停积于某些部位的一类疾病。狭义的痰饮，根据水饮停积的部位，分痰饮、悬饮、溢饮、支饮。在四类痰饮中，长期留而不去者又称留饮，伏而时发者又称伏饮，水饮之轻微者又称微饮。部分痰饮与怪病、难病、久病有内在联系，诊断与治疗绝非易事。夏斌老师擅长诊治痰饮病，兹介绍近期医案1则以飨读者。

【医案】

李某，女，36岁，工人。既往性格内向，有心脏射频消融手术史。因"反复背部寒冷，活动汗出2年"于2022年12月6日就诊。

2年前，患者无明显诱因出现背部寒冷，活动汗出，症状反复发作。

初诊：背部、腰骶畏寒，活动汗出，皮肤瘙痒，精神不倦，饮食如常，二便调。舌暗红，苔白微黄，脉沉缓。

体格检查：血压116/76mmHg，双肺呼吸音清晰，心率77次/分，律齐，腹软，双下肢无水肿。

西医诊断：自主神经功能紊乱；皮肤瘙痒症。

中医辨病：痰饮；风瘙痒。

辨证：肺脾气虚，痰饮内停，风夹湿热，郁于肌肤。

治法：健脾益肺，温化痰饮，祛风养血，清热除湿。

方药：苓桂术甘汤合二陈汤、玉屏风散加减。

处方：茯苓 15g，法半夏 10g，陈皮 10g，麸炒白术 15g，防风 10g，连翘 15g，桂枝 6g，黄芪 15g，白芍 15g，炒僵蚕 10g，炙甘草 3g。

上方 5 剂，1 日 1 剂，以水煎煮，取汁 600mL，分早、中、晚 3 次温服。

二诊：背部、腰骶寒冷好转，活动汗出减少，皮肤偶有瘙痒，饮食如常，二便调匀，舌暗红，苔白微黄，脉沉缓。

处方：茯苓 15g，法半夏 10g，黄芪 15g，防风 10g，麸炒白术 15g，桂枝 6g，白芍 15g，连翘 15g，炒僵蚕 10g，郁金 10g，炙甘草 3g。

上方 5 剂，1 日 1 剂，煎法、服法同前。

【按】

"背寒冷"，即患者自觉背部发冷。作为症状表现的"背寒冷"，除《金匮要略》一书外，其他古医籍也多有记载。例如《伤寒论》有"背恶寒"，《河间六书》有"背怯冷"。《泰定养生主论》曾说："痰证古今未详……或脊上一条如线之寒起者。"《丹溪心法·痰》曾说："背心一片常如冰冷，皆痰饮所致。"

痰饮与背寒冷的关系，《金匮要略·痰饮咳嗽病脉证并治第十二》说："夫心下有留饮，其人背寒冷如掌大。"寒痰冷饮停留胃中，上凌胸膈，阻遏胸中阳气布展，导致背失温煦，患者往往会出现背部寒冷症状。留饮的形成，主要责之于脾胃。脾胃为仓廪之官，职司水谷纳运。脾胃纳运失常，水谷精微、津液不能正常输布，变生痰饮，即可长期停留于心下胃脘。

本例患者青年女性，病程 2 年。禀赋薄弱，久病体虚，肺虚宣降失常，脾虚运化失司，水津不布，变生痰饮，长期停留于心下，致令胸中阳气不展，背部、腰骶失于温煦，故背部、腰骶寒冷。患者原本阳气亏虚，活动耗气增多，致使肺气虚损更甚，卫表不固，玄府开阖失司，营阴不能内守，津液外泄，故活动汗出。肺脾气虚，风夹湿热，侵袭血脉，郁于肌表，故皮肤瘙痒。舌暗红，苔白微黄，脉沉缓，皆为肺脾气虚，痰饮内停之象。

痰饮为本虚标实之病，虚主要在肺、脾、肾，实主要在痰、饮、水、湿。由于饮为阴邪，遇寒则凝，得温则行。温药具有振奋阳气，开发腠理，通行水道的作用。故痰饮的治疗，总以温阳化饮为原则。正如《金匮要略·痰饮咳嗽病脉证并治第十二》所说："病痰饮者，当以温药和之。""心下有痰饮，胸胁支满，目眩，苓桂术甘汤主之。"

苓桂术甘汤是张仲景创立的著名方剂之一，原为中阳不足、饮停心下而设。由茯苓、桂枝、白术、甘草组成。方中茯苓健脾渗湿，祛痰化饮；桂枝温阳化气，平冲降逆；白术健脾燥湿；甘草益气和中。四药配合，具有温化痰饮、健脾利湿之功。其方温而不热，利而不峻，针对脾胃虚弱、痰饮内停立法，是治疗痰饮的主方，也是"温药和之"的具体运用。

二陈汤出自《太平惠民和剂局方》，原为痰湿之证而设，由半夏、橘红、茯苓、炙甘草组成。方中半夏燥湿化痰；橘红行气消痰；茯苓健脾渗湿；炙甘草和中调药。全方具有燥湿化痰、理气和中之功。二陈汤是治痰的基础方，正如《医方集解》所说：

"治痰通用二陈。"

玉屏风散载于《丹溪心法》，原为表虚自汗，易感风邪而设，由黄芪、防风、白术组成。方中黄芪益气固表；白术健脾益气；防风祛风御风。三药相互配合，具有益气祛邪、固表止汗之功。玉屏风散是治疗表虚自汗，易感风邪，调节免疫力的常用方剂。

本例患者以"背寒冷"为主诉就医，第一诊断辨病为痰饮，因此以痰饮为治疗重点，初诊选用苓桂术甘汤合二陈汤、玉屏风散加减。方中茯苓健脾渗湿；桂枝温阳化气；白术健脾燥湿；半夏燥湿化痰；陈皮理气化痰；黄芪益气固表；防风祛风御风；白芍养血敛阴；僵蚕祛风止痒；连翘疏散风热；炙甘草补中和药。11味药物相互配合，共奏健脾益肺、温化痰饮、祛风养血、清热除湿之功。

二诊时，患者背部、腰骶寒冷好转，活动汗出减少，皮肤偶有瘙痒，舌暗红，苔白微黄，脉沉缓。考虑患者性格内向，既往有心脏射频消融手术史，诊见舌质暗红，唯恐气郁不舒，血瘀加重，故于初诊处方去陈皮，加郁金以行气解郁，活血清心。

痰饮是临床常见病、多发病。"背寒冷"可视为痰饮特有的症状表现。痰饮长期留积心下，阻碍胸中阳气输布，导致背部失于温煦，此乃"背寒冷"的病变机理。饮为阴邪，遇寒则凝，得温则行。温药具有振奋阳气，开发腠理，通行水道的作用。故痰饮的治疗，总以温阳化饮为原则。运用苓桂术甘汤合二陈汤、玉屏风散随证加减，主治中阳不足，饮停心下的痰饮病，或但见"背寒冷"而无其他症状者，多能获取显著疗效。苓桂术甘汤、二陈汤、玉屏风散联合运用，在痰饮病的治疗和调理方面，有攻补兼施、相得益彰之妙。

（陈正阳/撰文）

第三节 循环系统疾病

一、胸痹

【医案1】

秦某，男，52岁，工人。既往有胸外伤、右上肢骨折、冠状动脉粥样硬化性心脏病史，否认高血压病史。因"反复左胸、右胁腹时发隐痛3年"于2022年6月6日就诊。

患者3年前无明显诱因出现左胸、右胁腹时发隐痛，伴头晕神倦，口苦口干，间断就医治疗，症状反复发作。

初诊：头晕嗜睡，神倦肢软，口苦口干，渴喜饮水，左胸、右胁腹时发隐痛，大便如常，小便调匀。舌偏暗，苔薄黄，脉沉缓。

体格检查：血压120/96mmHg，双肺呼吸音清晰。心率72次/分，律齐，未闻及病理性杂音，腹软，墨菲征（-），双下肢无水肿。

西医诊断：冠状动脉粥样硬化性心脏病；脑动脉供血不足；慢性胃炎。

中医辨病：胸痹（痰热互结，心脉瘀阻）；眩晕（痰瘀阻窍，脑失所养）；胃痛（脾胃虚弱，肝气横逆）。

治法：清热化痰，宽胸散结，健脾平肝，活血通脉。

方药：六君子汤合丹参饮、小陷胸汤、半夏白术天麻汤加减。

处方：党参15g，茯苓15g，白术15g，法半夏10g，陈皮10g，天麻10g，丹参15g，檀香3g，砂仁6g，黄连6g，瓜蒌皮 10g。

上方 3 剂，1 日 1 剂，以水煎煮，檀香、砂仁后下，取汁600mL，分早、中、晚 3 次温服。

二诊：口干口苦及左胸、右胁腹时发隐痛好转，仍头晕欲睡，神倦肢软，咽喉疼痛。舌偏暗，苔薄黄，脉沉缓。

处方：党参 15g，茯苓 15g，白术 15g，法半夏 10g，陈皮10g，天麻 10g，丹参 15g，檀香 3g，砂仁 6g，白芍 30g，白花蛇舌草 30g。

上方 5 剂，1 日 1 剂，煎法、服法同前。

三诊：头晕嗜睡及神倦肢软明显好转，口苦口干、咽喉疼痛、左胸、右胁腹时发隐痛减轻，心烦不眠。舌偏暗，苔薄黄，脉沉缓。

体格检查：血压 120/86mmHg，双肺呼吸音清晰。心率 72 次/分，律齐，未闻及病理性杂音，腹软，墨菲征（－），双下肢无水肿。

治法：平肝潜阳，化痰息风，清热除烦，养血通脉。

方药：半夏白术天麻汤合丹参饮、酸枣仁汤加减。

处方：茯苓 15g，法半夏 10g，白术 15g，天麻 10g，川芎10g，丹参 15g，檀香 3g，砂仁 6g，知母 10g，酸枣仁 15g，白花蛇舌草 15g。

上方 3 剂，1 日 1 剂，煎法、服法同前。药后诸症明显好转，复诊拟续予三诊处方加减巩固疗效。

【按】

本例主病诊断为胸痹，发病与心脾关系密切。心居胸中，主血，主神明，在体合脉，心为脾之母。脾主运化，为气血生化之源，在体合肉，脾与胃相表里。今脾胃虚弱，运化失司，聚湿生痰，痰阻经络，气滞血瘀，邪郁化热，痰热瘀血互结，痹阻心脉，故左胸时发隐痛。脾主肌肉四肢，脾失健运，气血生成减少，不能营养四肢百骸，故神倦肢软。痰瘀交阻，脑络痹塞，气血不能上荣，脑失所养，故头晕嗜睡。邪热内灼，伤津耗液，故口苦口干，渴喜饮水。"见肝之病，知肝传脾"，土虚木乘，肝气犯胃，故右胁腹时发隐痛。舌偏暗，苔薄黄，脉沉缓，皆为痰热互结，气滞血瘀之象。

丹参饮出自《时方歌括》，由丹参、檀香、砂仁组成，有活血化瘀、行气止痛之功，临床广泛运用于气滞血瘀的心痛、胃痛、胁腹诸痛等病症。举凡痛证，初痛气结在经，久痛血滞于络，气滞血瘀，交结于中，不通则痛。丹参饮重用味苦微寒之丹参活血化瘀，轻用辛香性温之砂仁、檀香行气通滞，药仅三味，其性平和，为治疗血瘀气滞、心腹诸痛之良方。

现代药理研究证实，丹参饮能扩张冠状动脉，增加冠脉流量；降低血脂，对实验性动脉粥样硬化病变有显著缓解作用；还能改善局部血液循环，减少炎症渗出，促进炎症吸收。夏斌老师常用丹参饮配合小陷胸汤加减治疗胸痹、胃痛；配合四逆散加减治疗胁痛；配合定经汤加减治疗经期小腹、少腹疼痛等，疗效显著。

本例胸痹，先有脾胃虚弱，然后痰浊、瘀血、邪热、气机阻滞等致病因素次第形成，最终发展为本虚标实的胸痹。治疗应当祛邪扶正，攻补兼施，故夏斌老师初诊选用六君子汤合丹参饮、小陷胸汤、半夏白术天麻汤治疗。方中党参、茯苓、白术健脾益气，陈皮理气健脾，法半夏燥湿化痰，天麻平肝息风，丹参活血祛瘀，檀香行气利膈，砂仁理气宽中，黄连清热泻火，瓜蒌皮化痰宽胸。11味药物相互配合，共奏清热化痰、宽胸散结、健脾平肝、活血通脉之功。

二诊时，患者口干口苦及左胸、右胁腹时发隐痛好转，仍头晕嗜睡，神倦肢软，新增咽喉疼痛。舌偏暗，苔薄黄，脉沉缓。此乃痰瘀互结，邪郁化热，胃火上炎，肝阳偏亢之征。故于初诊处方去黄连、瓜蒌，加白花蛇舌草清热解毒，散结消肿；增白芍养血柔肝，敛阴潜阳。

三诊时，患者头晕嗜睡及神倦肢软大有好转，口苦口干、咽喉疼痛、左胸、右胁腹时发隐痛明显减轻，新增心烦不眠。舌偏暗，苔薄黄，脉沉缓。考虑新增之心烦不眠，乃痰热内扰，心神失养所致。疾病仍以胸痹为主，眩晕为次，故方用半夏白术天麻汤加减以平肝潜阳，化痰息风；配丹参饮以行气宽胸，活血通脉；伍酸枣仁汤清热除烦，养心安神。

丹参饮临床运用以心悸气短，胸闷胸痛，舌暗或有瘀斑，脉沉弦或结代为辨证要点。诸如心绞痛、肝炎、胃炎、胆囊炎、肋间神经痛、妇人痛经等病症，凡证属气滞血瘀者，皆可以之随证加减治疗。

（秦莉/撰文）

【医案2】

秦某，男，75岁，退休工人。既往有2型糖尿病史。因"反复胸闷气短13年，咳嗽喉痒6个月"于2023年6月13日就诊。

患者13年前无明显诱因出现胸闷气短，外院诊断为"冠状动脉粥样硬化性心脏病"，行冠脉内支架植入及心脏起搏器植入术后，胸闷气短好转。6个月前感染新冠病毒后出现反复咳嗽喉痒，胸闷气短加重。

初诊：咳嗽喉痒，咳即胸痛，胸闷气短，活动心悸，睡眠短浅，饮食减少，腹中响鸣，大便稀软，一日三至四次，小便调匀。舌暗红，边齿痕，苔白黄微腻，脉沉弦。

体格检查：血压 103/60mmHg，双肺呼吸音粗，心率 60 次/分，律齐，腹软，双下肢无水肿。

西医诊断：支气管炎；冠状动脉粥样硬化性心脏病，冠状动脉内支架植入状态，心脏起搏器植入状态；2 型糖尿病。

中医辨病：咳嗽；胸痹。

辨证：风寒外袭，痰饮化热，肺失宣降，心脉瘀阻。

治法：疏风散寒，清泄郁热，化痰消瘀，调和胃肠。

方药：二陈汤合二母散、平胃散、酸枣仁汤加减。

处方：茯苓 15g，法半夏 10g，陈皮 10g，知母 10g，浙贝母 10g，葶苈子 10g，姜厚朴 10g，麸炒苍术 10g，酸枣仁 15g，酒丹参 10g，建曲 15g。

上方 3 剂，1 日 1 剂，以水煎煮，取汁 600mL，分早、中、晚 3 次温服。嘱患者注意休息，勿再着凉，饮食不宜过咸、过于油腻。

二诊（6 月 17 日）：咳嗽喉痒减轻，仍胸闷气短，活动心悸，睡眠短浅，饮食减少，腹中响鸣，大便稀软，一日三至四次，小便调匀。舌暗红，边有齿痕，苔白黄微腻，脉沉弦。

处方：茯苓 15g，法半夏 10g，陈皮 10g，知母 10g，浙贝母 10g，葶苈子 10g，姜厚朴 10g，麸炒苍术 10g，酸枣仁 15g，酒丹参 10g，桔梗 10g。

上方 3 剂，1 日 1 剂，用法同前。生活调理、饮食宜忌同前。

三诊（6 月 21 日）：咳嗽喉痒减轻，睡眠稍有改善，仍胸闷气短，活动心悸，饮食减少，腹中响鸣，大便稀软，一日两至三次，小便调匀。舌暗红，边有齿痕，苔白黄微腻，脉沉弦。

处方：茯苓 15g，法半夏 10g，陈皮 10g，知母 10g，浙贝母 10g，姜厚朴 10g，麸炒苍术 10g，酸枣仁 15g，酒丹参 15g，建曲 15g，桔梗 10g。

上方 3 剂，1 日 1 剂，用法同前。生活调理、饮食宜忌同前。

四诊（6 月 27 日）：咳嗽喉痒、胸闷气短、活动心悸均明显减轻，睡眠短浅好转，饮食增进，仍腹中响鸣，大便基本成形，一日一至两次，小便调匀。舌暗红，边齿痕，苔白黄，脉沉弦。

处方：茯苓 15g，法半夏 10g，陈皮 10g，知母 10g，浙贝母 10g，姜厚朴 10g，酸枣仁 15g，酒丹参 15g，桔梗 10g，苦杏仁 10g，防风 6g。

上方 3 剂，1 日 1 剂，用法同前。生活调理、饮食宜忌同前。

【按】

胸痹是以膻中或左胸出现发作性憋闷、疼痛为主要表现的一种病证。正如《医宗金鉴·订正金匮要略注》所说："胸痹之病，轻者即今之胸满，重者即今之胸痛也。"胸痹轻者，仅感胸部沉闷，呼吸欠畅；胸痹重者，突发膻中或左胸剧烈疼痛，常伴心悸气短，呼吸不畅，甚则喘息咳唾，惊恐不安，面色苍白，冷汗淋漓，脉结代或脉促，患者有生命危险。如《灵枢·厥病》记载："真心痛，手足青至节，心痛甚，旦发夕死，夕发旦死。"胸痹多因劳累、饱餐、寒冷及情绪激动诱发，亦可无明显诱因在安静中发病。

胸痹的形成与年老体虚、饮食不节、情志内伤、劳逸失调、寒邪外侵等因素有关。病位在心，涉及肝、脾、肾。主要病机为心脉痹阻、心脉挛急，证候特点是本虚标实。胸痹发作期以标实为主，痰瘀互结证多见；缓解期以阴阳气血亏虚为主，阳气亏虚证多见。治疗以急则治其标，缓则治其本为原则。标实者为急，应酌情治以辛温通阳、宣痹散寒、活血化瘀、泄浊通络、豁痰开结；本虚者为缓，应酌情治以益气养阴、补虚温阳、滋阴益肾、养心安神。

本例患者13年前因年老体弱，正气亏损，痰瘀互结，阻塞心脉，最终发为胸痹，故行冠状动脉支架植入及心脏起搏器植入术。6个月前复因风寒夹疫毒外侵，内袭于肺，肺失宣降，变生痰饮，导致新老痰饮交集，气血不畅更甚，痰瘀互结，郁而化热，诱发并加重胸痹病情。故症见反复咳嗽喉痒，咳即胸痛，胸闷气短，活动心悸。痰饮内停中焦，水饮走于肠间，故症见腹中响鸣有声。脾胃虚弱，运化失司，故症见饮食减少，大便稀软，一日三至四次。痰饮化热，内扰心神，故症见夜卧不安，睡眠短浅。舌暗红，边有齿痕，苔白黄微腻，脉沉弦，均为脾胃虚弱、痰饮化热、心脉瘀阻之象。

本例胸痹患者为发作期，主要病因病机可以概括为风寒夹疫毒外袭，痰瘀互结，肺失宣降，心脉瘀阻。就诊时咳嗽喉痒症状轻微，胸闷气短心悸症状明显。病位在心、肺、脾胃，以心脏为主。病性属本虚标实，以标实为主。因此，夏斌老师初诊方选二陈汤合二母散、平胃散、酸枣仁汤加减治疗。方中茯苓健脾渗湿，健脾以杜绝生痰之源，渗湿以助化痰之力；法半夏燥湿化痰；陈皮理气化痰；知母养阴清热；浙贝母化痰止咳；葶苈子泻肺平喘；厚朴燥湿下气；苍术健脾除湿；建曲解表消食；酸枣仁补肝血、敛心神；丹参活血祛瘀。考虑到冠脉内支架植入及心脏起搏器植入后，需要长期服用阿司匹林、他汀类抗血小板凝集、降脂固斑西药,尤恐通脉太过,有碍血液循环,故丹参仅用 10g。11 味药相互配合,有疏风散寒、清泄郁热、化痰消瘀、调和胃肠之功。

二诊时,患者咳嗽、喉痒减轻,余症及舌脉同前。考虑本病与痰关系密切,故于初诊方去建曲,加桔梗宣肺化痰。三诊时,咳嗽、喉痒减轻,睡眠稍改善,大便减至日 2~3 次,余症及舌脉同前。因思脾胃健运则脏腑得养,且患者无出血倾向,故于二诊方去葶苈子,加建曲解表消食;丹参增至常用量 15g。四诊时,咳嗽、喉痒、胸闷气短、活动后心悸均明显减轻,睡眠转浅为安,纳谷增进,仍腹中肠鸣,易感外邪,大便基本成形,日 1~2 次。舌暗红、边有齿痕,苔白黄微腻,脉沉弦。考虑痰饮内停,外邪引动胸痹复发,苔白黄未完全化热,故于三诊方去苍术、建曲,加防风祛风除湿;增苦杏仁宣降肺气。治胸痹标证之时,注重寒热调和,及时辛散外邪,有助于疾病向愈。

(张攀/撰文)

【医案 3】

彭某,女,48 岁,教师。既往无特殊病史。因"反复左胸、左背疼痛 1 个月"于 2024 年 1 月 25 日就诊。

患者 1 个月前无明显诱因出现左胸、左背疼痛,外院诊断为"冠心病",西医给予阿托伐他汀钙片、富马酸比索洛尔片、尼可地尔治疗,左胸背疼痛稍有好转。

初诊:左胸、左背疼痛,嗜睡多寐,噩梦纷纭,饮食如常,二便调。月经适来,已行三日,平素月经如期,色黯量少,夹有血块,经行四至七日,经来小腹坠胀。舌暗红,偏胖,苔薄白微黄，脉沉缓。

体格检查：血压 127/89mmHg，双肺呼吸音粗，心率 71 次/分，律齐，腹软，双下肢无水肿。

辅助检查：2023 年 12 月 29 日，冠脉 CTA（CT 血管造影术）检查示：冠状动脉右侧优势型；左前降支近段管壁非钙化斑块，管腔轻微狭窄；中段局部走行于心肌内，心肌桥厚度约 0.12cm，壁冠状动脉长度约 1.63cm；未见斑块及明显狭窄。

西医诊断：冠状动脉粥样硬化性心脏病，不稳定性心绞痛；冠状动脉肌桥。

中医辨病：胸痹。

辨证：肝郁脾虚，气血不畅，痰瘀互结，心脉痹阻。

治法：健脾化痰，宽胸散结，益气行气，活血通脉。

方药：瓜蒌薤白半夏汤合丹参饮、四君子汤加减。

处方：瓜蒌皮 10g，薤白 10g，法半夏 10g，酒丹参 15g，砂仁 6g（后下），麸炒枳实 10g，白芍 15g，党参 15g，茯苓 12g，白术 12g，炙甘草 3g。

上方 3 剂，1 日 1 剂，以水煎煮，砂仁后下，取汁 600mL，分早、中、晚 3 次温服。嘱患者调整心理状态，保持乐观情绪，饮食清淡而富于营养，不宜过咸、过甜、过于油腻等助湿碍脾之物。

二诊：全身窜痛，左胸、左背疼痛，心烦易怒，嗜睡多寐，噩梦纷纭，饮食如常，二便调。经净二日，平素月经如期，色黯量少，夹有血块，经行四至七日，经来小腹坠胀。舌暗红，苔薄白微黄，脉沉缓。

体格检查：血压 124/84mmHg，双肺呼吸音粗，心率 62 次/分，律齐，腹软，双下肢无水肿。

辨证：痰饮内停，郁而化热，痰瘀互结，痹阻心脉。

治法：通阳散结，清泄郁热，化痰宽胸，活血祛瘀。

方药：瓜蒌薤白半夏汤合小陷胸汤、枳实薤白桂枝汤、丹参饮加减。

处方：瓜蒌皮 10g，薤白 10g，法半夏 10g，酒丹参 15g，砂仁 6g（后下），檀香 3g，麸炒枳实 10g，白芍 15g，桂枝 6g，酒黄连 3g，炙甘草 3g。

上方 3 剂，1 日 1 剂，煎法、服法同前。生活调理、饮食宜忌同前。

三诊：左胸、左背疼痛明显减轻，全身窜痛、心烦易怒、嗜睡多寐、噩梦纷纭均大有好转，饮食如常，二便调匀。舌暗红，苔薄白黄，脉沉缓。

应患者要求，取二诊处 7 剂，用法同前。生活调理、饮食宜忌同前。7 剂药毕，左侧胸背疼痛消除，其余诸症明显好转。

【按】

胸痹是以胸部闷痛，甚则胸痛彻背，喘息不得卧为主症的疾病。轻者仅感胸闷，呼吸欠畅；重者则发胸痛，严重者心痛彻背，背痛彻心。真心痛是胸痹进一步发展的危重证候，其特点为剧烈而持久的胸骨后疼痛，伴心悸肢冷、喘促汗出、面色苍白、唇甲青紫等症状，大多危及生命。正如《灵枢·厥论》所说："真心痛，手足清至节，心痛甚，旦发夕死，夕发旦死。"

胸痹的相关论述早在《内经》中就有所记载。《金匮要略》正式提出胸痹病名。关于其病因病机及临床表现，《灵枢·五邪》

记载："邪在心，则病心痛。"《素问·脏气法时论》有言："心病者，胸中痛，胁支满，胁下痛，膺背肩胛间痛，两臂内痛。"《金匮要略·胸痹心痛短气病脉证治》指出："阳微阴弦，即胸痹而痛。""胸痹之病，喘息咳唾，胸背痛，短气，寸口脉沉而迟，关上小紧数。""胸痹不得卧，心痛彻背。"

关于胸痹的治疗，《灵枢·五味》有"心病宜食薤"的记载。《金匮要略·胸痹心痛短气病脉证治》创立瓜蒌薤白半夏汤、枳实薤白桂枝汤等方，以通阳宣痹为主，豁痰逐饮为辅，率先对胸痹进行辨证论治。东汉以降，历代医家对胸痹均有论述。例如，明代王肯堂《证治准绳》用失笑散及大剂桃仁、红花、降香等治疗瘀血心痛；清代陈修园《时方歌括》以丹参饮治心腹诸痛；清代王清任《医林改错》用血府逐瘀汤治胸痹心痛等方药，至今沿用不衰。

本例患者胸痹，情志失调，气郁化火，灼津成痰，阻滞气机，内生瘀血，痰瘀交阻，胸阳不振，心脉痹阻，发为胸痹，故左胸、左背疼痛。肝郁脾虚，水津不化，凝聚成痰，痰湿内扰，蒙蔽清阳，故嗜睡多寐，噩梦纷纭。痰、气、瘀血阻于冲任，血不畅行，胞宫失养，故月经色黯，经量减少，夹有血块。肝郁脾虚，气滞气陷，故经来小腹坠胀。舌暗红，偏胖，苔薄白微黄，脉沉缓，皆为肝郁脾虚、气血不畅、痰瘀互结、心脉痹阻之征。

瓜蒌薤白半夏汤主治痰饮壅盛、瘀阻心脉的胸痹证，有通阳散结、豁痰下气之效。四君子汤主治脾胃气虚证，有大补元气、健脾养胃之效。丹参饮主治心胃诸痛，有活血祛瘀、行气止痛之效。本例胸痹，虚实相兼，病机为肝郁脾虚、气血不畅、痰瘀互结、心脉痹阻。时值患者月经来潮，气血下泄，机体相对虚弱，故初诊方选瓜蒌薤白半夏汤合丹参饮、四君子汤加减治疗。方中瓜蒌皮化痰散结，利气宽胸；薤白通阳散结，行气导滞；法半夏燥湿化痰，开胸散结；酒丹参活血祛瘀，行气止痛；砂仁行气温中，化湿醒脾；枳实破气消积，化痰通痞；白芍养血柔肝，缓急止痛；党参补中益气，生津养血；白术和中益气，健运脾胃；茯苓利水渗湿，健脾宁心；炙甘草补脾益气，调和诸药。11 味药物相互配伍，共奏健脾化痰、宽胸散结、益气行气、活血通脉之功。

二诊时，患者左侧胸背疼痛如故，仍嗜睡多寐、噩梦纷纭，更见全身窜痛、心烦易怒，舌暗红，苔薄白微黄，脉沉缓。此时患者月经已净 2 日，其证痰饮内停、郁而化热、痰瘀互结、痹阻心脉，故予瓜蒌薤白半夏汤合小陷胸汤、枳实薤白桂枝汤、丹参饮化裁治疗。方用瓜蒌皮清热化痰，薤白通阳散结，法半夏燥湿化痰，酒丹参活血祛瘀，砂仁行气温中，枳实破气消积，白芍养血止痛，檀香行气宽中，桂枝温通经脉，黄连清泄郁热，炙甘草益气和药。11 味药物相互配伍，共奏通阳散结、清泄郁热、化痰宽胸、活血祛瘀之功。

三诊时，左侧胸背疼痛明显减轻，全身窜痛、心烦易怒、嗜睡多寐、噩梦纷纭等症均大有好转，舌暗红，苔薄白微黄，脉沉缓。因辨证准确，药证相符，疗效十分明显，故应患者要求，仍取二诊处方 7 剂，用法同前，生活调理、饮食宜忌同前。7 剂中药服毕，左侧胸背疼痛消除，其余诸症明显好转。

（郭俊宏/撰文）

二、心悸

【医案】

鲍某，男，43 岁，公司职员。既往无特殊，否认高血压病史。因"反复心中动悸，睡眠易醒 3 年"于 2024 年 3 月 26 日就诊。

患者 3 年前无明显诱因出现心中动悸，脉律不齐，外院诊断为"心房纤颤"，予富马酸比索洛尔、氯吡格雷等药及射频消融手术治疗，症状未减，入夜心中动悸明显。

初诊：活动汗出，咽喉痰滞，心中动悸，入夜明显，睡眠易醒，饮食如常，大便微结，一日一至二次，小便调匀。舌瘀红，苔薄少乏津，脉弦而代。

体格检查：血压 125/95mmHg，双肺呼吸音粗，心率 90 次/分，心律绝对不齐，腹软，双下肢无水肿。

西医诊断：心律失常，持续心房纤颤。

中医辨病：心悸。

辨证：阴血不足，神失所养，痰热互结，心脉瘀阻。

治法：益气化痰，宽胸散结，滋阴养血，补心安神。

方药：天王补心丹合瓜蒌薤白半夏汤加减。

处方：党参 15g，玄参 15g，酒丹参 15g，麦冬 15g，酸枣仁 15g，五味子 6g，茯苓 15g，珍珠母 30g（先煎），瓜蒌皮 10g，薤白 10g，法半夏 10g。

上方 3 剂，1 日 1 剂，以水煎煮，珍珠母先煎，取汁 600mL，分早、中、晚 3 次温服。嘱患者注意休息，避免熬夜，饮食不宜过咸、过于油腻之物。

二诊：咽喉痰滞减轻，睡眠易醒好转，活动汗出，心中动悸，入夜明显，饮食如常，大便微结，一日一至二次，小便调匀。舌瘀红，苔薄少，脉弦而代。

体格检查：血压 134/98mmHg，双肺呼吸音粗，心率 94 次/分，心律绝对不齐，腹软，双下肢无水肿。

辨证：肝血不足，神失所养，痰热上扰，心脉瘀阻。

治法：健脾益气，清化痰热，养血祛瘀，补心安神

方药：酸枣仁汤合半夏白术天麻汤加减。

处方：知母 10g，茯苓 15g，炒酸枣仁 18g，法半夏 10g，麸炒白术 15g，天麻 10g，煅牡蛎 30g（先煎），瓜蒌皮 10g，白芍 15g，酒丹参 15g，炙甘草 3g。

上方 5 剂，1 日 1 剂，煅牡蛎先煎，取汁 600mL，分早、中、晚 3 次温服。生活调理、饮食宜忌同前。

三诊：活动汗出、咽喉痰滞、心中动悸、睡眠易醒均大有好转，饮食如常，大便成形，一日一至二次，小便调匀。舌瘀红，苔薄黄，脉弦。

体格检查：血压 134/90mmHg，双肺呼吸音粗，心率 73 次/分，心律齐，腹软，双下肢无水肿。

处方：知母 10g，茯苓 15g，炒酸枣仁 18g，法半夏 10g，麸炒白术 15g，天麻 10g，珍珠母 30g（先煎），瓜蒌皮 10g，白芍 15g，酒丹参 15g，炙甘草 3g。

患者要求取二诊处方续服，因珍珠母镇心安神之力优于牡蛎，故于二诊处方去煅牡蛎，加珍珠母 30g，取药 7 剂，用法同前。生活调理、饮食宜忌同前。7 剂药毕，心房纤颤消除，睡眠正常，活动汗出及咽喉痰滞明显好转。

【按】

心悸包括惊悸和怔忡，是患者自觉心中悸动，惊惕不安，甚则不能自主的一种病证。《伤寒杂病论》正式提出"悸"与"惊悸"病名。《红炉点雪·惊悸怔忡健忘》指出："惊者，心卒动而不宁也；悸者，心跳动而怕惊也；动悸者，心中躁动不安，惕惕然如人将捕之也。"心悸多呈发作性，也可呈慢性持续性，常伴胸闷、气短、失眠、健忘、眩晕、耳鸣等症。

心悸的发生，多因体质虚弱、饮食劳倦、七情所伤、感受外邪及服药不当等，致令气血阴阳受损，心失所养，心脉不畅，心神不宁；或痰、饮、火、瘀阻滞心脉，扰乱心神而成。临床常按心虚胆怯、心血不足、阴虚火旺、心阳不振、水饮凌心、心血瘀阻六种类型辨证论治。病性虚实有别，虚者为气血阴阳亏损，心失所养；实者多为血脉瘀滞、痰浊痹阻、气血运行不畅。病位主要在心，发病与肝、脾、肾三脏功能失调有密切关系。

心悸的治疗，以虚则补之，实则泻之为原则。虚证当根据病情，给予补气、养血、滋阴、温阳；实证当根据病情，给予祛痰、化饮、清火、行瘀。本病虚证居多，亦有因虚致实，虚实夹杂者，虚实的主次、缓急各有不同，处方用药应彼此兼顾。

本例心悸患者，禀赋薄弱，肾精不足，情志失调，肝气郁结。盖肾精不足，精不化血，阴血亏虚，心失所养；加之情志不调，肝气乘脾，脾虚生痰，痰郁化热，扰动心神，心悸之病即成。今肾精不足，阴血亏虚，不能上济于心，心火独盛，扰动心神，故心中动悸，入夜尤甚，睡眠易醒。脾虚生痰，痰气交阻，故咽喉痰滞。阴血亏虚，阳气偏亢，活动阳气逼津外泄，故活动汗出。阴虚内热，肠燥津伤，故大便微结。舌瘀红，苔薄少，脉弦而代，皆为阴血不足，痰瘀互结之征。

　　本例心悸病情虚实夹杂，主要病机可概括为阴血不足，痰瘀互结，因此初诊方选天王补心丹合瓜蒌薤白半夏汤加减治疗。方中党参补中益气，茯苓健脾安神，玄参清热凉血，麦冬养阴清热，丹参活血清心，酸枣仁补心安神，五味子生津敛汗，珍珠母重镇安神，瓜蒌皮化痰散结，法半夏燥湿化痰，再佐辛开苦降的薤白行气宽胸。11 味药相互配合，共奏益气化痰、宽胸散结、滋阴养血、补心安神之功。

　　二诊时，患者咽喉痰滞减轻，睡眠易醒好转，仍活动汗出，心中动悸，入夜尤甚。舌瘀红，苔薄黄，脉弦而代。体检血压增高，心律绝对不齐。证属肝血不足，神失所养，痰热上扰，心脉瘀阻，故改用酸枣仁汤合半夏白术天麻汤加减治疗。方中知母滋阴清热，茯苓健脾安神，炒酸枣仁养血安神，酒丹参活血祛瘀，法半夏燥湿化痰，麸炒白术健脾益气，瓜蒌皮化痰宽胸，天麻平抑肝阳，煅牡蛎潜阳敛汗，白芍养血柔肝，炙甘草益气调中。11 味药物相互配合，共奏健脾益气、清化痰热、养血祛瘀、补心安神之功。

　　三诊时，患者活动汗出、咽喉痰滞、心中动悸、睡眠易醒均大有好转，饮食如常，大便成形，一日一至二次，小便调匀。舌瘀红，苔薄黄，脉弦。复查血压 134/90mmHg，心率 73 次/分，心律齐。由于疗效甚好，患者要求取二诊处方续服，因珍珠母镇心安神之力较牡蛎更胜一筹，故于二诊处方去煅牡蛎，加珍珠母30g，取药 7 剂，煎法服法同前。7 剂药毕，心房纤颤消除，睡眠正常，活动汗出及咽喉痰滞明显好转。

（张攀/撰文）

第四节　血液系统疾病

再生障碍性贫血

【医案】

刘某，男，55 岁，退休工人。既往无特殊病史。因"反复心悸怔忡，下肢乏力 6 个月"于 2024 年 1 月 4 日就诊。

患者 6 个月前无明显诱因出现心悸怔忡，下肢浮肿，行走乏力，某医院经血常规、骨髓涂片、骨髓活检诊断为"再生障碍性贫血"，西医予输血、糖皮质激素、他克莫司等治疗，症状反复发作。

初诊：面色少华，心悸怔忡，下肢浮肿，行走乏力，睡眠易醒，饮食尚可，大便稀软，或如清水，一日二至三次，夜尿频多。舌质淡，苔白微黄，脉沉数。

体格检查：血压 102/61mmHg，贫血貌，双肺呼吸音粗，心率 116 次/分，律齐，腹软，肝脾触诊不满意，双下肢水肿（ + － ）。

辅助检查：血常规白细胞计数 4.78×10^9/L，红细胞数 2.02×10^{12}/L，血红蛋白 59g/L，血小板 254×10^9/L。

西医诊断：再生障碍性贫血。

中医辨病：虚劳。

辨证：脾肾劳损，气血亏虚。

治法：健脾运湿，温中散寒，补肾填精，益气养血。

方药：理中汤合大补元煎、玉屏风散加减。

处方：人参片 12g，生地黄 9g，山萸肉 9g，山药 15g，盐杜仲 12g，黄芪 15g，麸炒白术 12g，防风 6g，干姜 9g，当归 9g，炙甘草 3g。

上方 7 剂，1 日 1 剂，以水煎煮，取汁 600mL，分早、中、晚 3 次温服。嘱患者注意保暖，慎防感冒。饮食清淡而富于营养，不宜过咸、过甜、过于油腻等助湿碍脾之物，忌食萝卜，以免影响人参疗效。

二诊：面色少华稍有好转，下肢浮肿消退，心悸怔忡、行走乏力减轻，睡眠易醒，饮食尚可，大便稀软，一日两至三次，夜尿频多。舌质淡，苔薄白黄，脉沉数。

体格检查：血压 104/60mmHg，贫血貌，双肺呼吸音粗，心率 106 次/分，律齐，腹软，肝脾触诊不满意，双下肢无水肿。

辅助检查：血常规示白细胞计数 5.85×10^9/L，红细胞计数 2.04×10^{12}/L，血红蛋白 59g/L，血小板计数 291×10^9/L。

处方：人参片 12g，生地黄 12g，山萸肉 9g，山药 15g，盐杜仲 12g，黄芪 15g，麸炒白术 12g，防风 9g，干姜 9g，当归 12g，炒酸枣仁 15g。

上方 7 剂，1 日 1 剂，用法同前。生活调理、饮食宜忌同前。

三诊：面色少华好转，下肢浮肿消退，心悸怔忡、行走乏力明显减轻，晨起口苦，咳嗽痰白，睡眠易醒，饮食尚可，大便稀软，一日二至三次，夜尿频多。舌质淡，苔薄黄，脉沉数。

体格检查：血压 100/60mmHg，贫血貌，双肺呼吸音粗，心率 108 次/分，律齐，腹软，肝脾触诊不满意，双下肢无水肿。

辅助检查：血常规白细胞计数 5.43×10^9/L，红细胞数目 2.18×10^{12}/L，血红蛋白 72g/L，血小板 266×10^9/L。

处方：人参片 12g，生地黄 12g，山萸肉 9g，山药 15g，黄芪

15g，麸炒白术 12g，防风 9g，干姜 9g，炒酸枣仁 15g，盐知母 9g，浙贝母 9g。

上方 7 剂，1 日 1 剂，用法同前。生活调理、饮食宜忌同前。

【按】

再生障碍性贫血，简称再障，是一种由不同病因和机制引起的骨髓造血功能衰竭症。主要表现为骨髓造血功能低下、全血细胞减少的贫血、出血、感染综合征[1]。再生障碍性贫血是涉及血液与免疫系统的难治性疾病，国内报道发病率为 7.4/10^6，其中慢性再生障碍性贫血占 80% 以上。慢性再生障碍性贫血发病慢，病程较长，部分患者会转变为输血依赖的重型再生障碍性贫血，治疗过程中极易发生出血及感染，病情凶险[2]，临床多采用免疫抑制治疗，复发率高，预后较差，多数患者需坚持规律输血。

再生障碍性贫血属于中医学"虚劳"范畴。虚劳是多种病因导致脏腑功能衰退，气血阴阳亏损的多种慢性病证的总称。虚劳又称虚损，具有劳损广泛、慢性虚弱、久病不复、以两脏或多脏劳伤、气血阴阳中两种或多种因素虚损证候出现的特点[3]。虚劳病证门类繁多，病机复杂，或因虚致病，病变日久成劳；或因病致虚，久虚不复成劳。正如《医宗金鉴·虚劳总括》所说："虚者，阴阳、荣卫、气血、精神、骨髓、津液不足是也；损者，外而皮、脉、肉、筋骨，内而肺、心、脾、肝、肾消损是也。成劳者，谓虚损日久，留连不愈，而成五劳、七伤、六极也。"虚劳的病理性质主要为气、血、阴、阳虚损，病变脏腑主要涉及五脏，尤以脾肾两脏更易受损，因脾为后天之本，气血生化之源；肾为先天之本，五脏阴阳之根。虚劳的论治，以"虚则补之"为治疗原则，对虚中夹实，或兼感外邪者，应补中有泻，扶正祛邪。

本例再生障碍性贫血，系骨髓造血功能衰竭、免疫功能低下导致全血细胞减少，且以红细胞及血红蛋白减少突出，西医反复输血对症支持治疗，病情仍缠绵难愈，于是寻求中医诊治。盖脾主运化升清，为气血生化之源，主肌肉及四肢；肾藏精，主骨髓，精血互生，髓能化血。今脾气劳伤，肾精耗损，气血亏虚，四肢百骸失养，故面色少华，行走乏力。气血亏虚，心脉不充，神失所养，故心悸怔忡，睡眠易醒。脾肾两损，水谷不化，寒湿下注，故下肢浮肿，大便稀软，或如清水，一日二至三次。肾气不固，膀胱失约，故夜尿频多。舌质淡，苔白微黄，脉沉数，皆为脾肾两损，气血亏虚之象。

本例再生障碍性贫血，虚实夹杂，本虚标实，病机主要在于中焦虚寒，脾失健运，肾精耗损，气血亏虚。治疗当以健脾运湿，温中散寒，补肾填精，益气养血，故初诊方选理中汤合大补元煎、玉屏风散加减治疗。方中人参大补元气，健脾补肾；生地黄填精补血；杜仲、山萸肉温养肾气；山药、白术健脾祛湿；黄芪补诸虚不足；防风祛风固表；干姜温中散寒；当归补血活血；炙甘草益气调中。11味药相互配伍，共奏健脾运湿、温中散寒、益气养血、补肾填精之功。

二诊时，患者面色少华稍有好转，下肢浮肿消退，心悸怔忡及行走乏力减轻，仍睡眠易醒，饮食尚可，大便稀软，一日两至三次，夜尿频多。舌质淡，苔薄白微黄，脉沉数。复查血常规白细胞计数 $5.85 \times 10^9/L$，红细胞数目 $2.04 \times 10^{12}/L$，血红蛋白 59g/L，血小板 $291 \times 10^9/L$。因思药既取效，血常规与初诊大致相同，遂于初诊处方去炙甘草，加酸枣仁养血安神，增加地黄、当归用量补血养心，增加防风用量祛邪固表，其余药物照旧施用，取药7剂，用法同前。

三诊时，患者面色少华好转，下肢浮肿未再出现，心悸怔忡及行走乏力明显减轻，舌质淡，苔薄黄，脉沉数。复查血常规白细胞计数 5.43×10^9/L，红细胞数目 2.18×10^{12}/L，血红蛋白72g/L，血小板 266×10^9/L。考虑新增晨起口苦，咳嗽痰白，乃外感风邪，郁而化热，肺失宣降所致。由于感邪较轻，症状不重，其病仍以再生障碍性贫血为主，故取二诊处方去杜仲、当归，加知母、浙贝母清热化痰，润肺止咳，其余药用不变，投药7剂，用法同前。

全血细胞减少是再生障碍性贫血的诊断依据之一，也是再生障碍性贫血的治疗难点之一。大补元煎出自《景岳全书》，由人参、熟地黄、当归、枸杞子、杜仲、山药、山茱萸、炙甘草组成。该方原为气血大亏，精神失守之危重病证而设，功可回天赞化，救本培元，大补气血，故张景岳称之为"救本培元第一要方"。再生障碍性贫血的治疗目标首先是恢复血红蛋白，使患者脱离输血依赖。纵观本例虚劳证治，病初全血细胞减少，目前白细胞及血小板正常，红细胞与血红蛋白减少尤为突出。在运用中医药治疗过程中，红细胞和血红蛋白逐渐升高，提示大补元煎合理中汤、玉屏风散随证加减，对于治疗中焦虚寒、肾精耗损、气血亏虚、免疫功能低下的再生障碍性贫血有一定疗效，值得进行深入研究。

【参考文献】

[1] 葛均波，徐永健，王辰. 内科学［M］. 北京：人民卫生出版社，2018.

［2］陈文明，黄晓军. 血液病学［M］. 北京：科学出版社，
2012.

［3］胡鸿毅，方祝元，吴伟. 中医内科学［M］. 北京：人民卫
生出版社. 2021.

（张攀/撰文）

第五节　神经系统疾病

一、脊髓空洞症

脊髓空洞症起病隐匿，进展缓慢，病程可长达数十年，确切病因尚不清楚。西医采用内科治疗和手术治疗。中医运用半夏白术天麻汤、四物汤、玉屏风散合方加减，治疗证属肝肾不足、肺脾气虚、痰瘀互结、经脉痹阻的脊髓空洞症，在消除或减轻症状、改善健康状态方面，有一定的治疗效果。兹介绍夏斌老师运用中医药治疗本病医案1则，以飨读者。

【医案】

雷某，女，43岁，工人。既往有癫痫、抑郁症、睡眠障碍病史。因"反复背部疼痛，四肢麻木6个月"于2018年5月30日就诊。

患者6个月前无明显诱因出现反复背部疼痛，四肢阵阵麻木。3周前到某医院就医，诊断为"脊髓空洞症"，予甲钴胺、B族维生素等西药治疗，症状仍未见缓解。

初诊：背部隐痛，四肢阵阵麻木，麻木则四肢拘急，屈伸不

利，心烦失眠，夜卧多梦，纳食如常，二便调匀。舌偏暗淡，苔薄黄少津，脉沉弦。

体格检查：血压 104/70mmHg，双肺呼吸音清晰，心律 84/分，律齐，腹软，双下肢无水肿。

西医诊断：脊髓空洞症；癫痫。

中医辨病：痹证（肝肾不足，痰瘀化热，气虚血滞，风阳内动）；痫证（脾虚痰盛，气机逆乱，痰随气逆，横窜经络），休止期。

治法：健脾化痰，养血息风，滋补肝肾，益气通络。

方药：半夏白术天麻汤合四物汤、玉屏风散加减。

处方：茯苓 15g，法半夏 10g，白术 15g，天麻 10g，酒川芎 10g，生地黄 15g，当归 15g，白芍 30g，防风 10g，黄芪 30g，麸炒僵蚕 10g。

上方 5 剂，1 日 1 剂，以清洁饮用水煎煮，取汁 600mL，分早、中、晚 3 次温服。

2018 年 6 月 7 日二诊：背部隐痛及四肢阵阵麻木减轻，麻木则四肢拘急好转，心烦不眠改善，饮食如常，二便调。舌偏暗淡，苔薄黄少津，脉沉弦。

续予初诊处方 7 剂，煎法、服法同前。

2018 年 6 月 16 日三诊：背部隐痛及四肢阵阵麻木、麻木则四肢拘急均明显好转，心烦不眠进一步改善，饮食如常，二便调。舌偏暗淡，苔薄黄少津，脉沉弦。

续予初诊处方 5 剂煎法、服法同前，巩固疗效。

【按】

脊髓空洞症是脊髓的一种慢性、进行性病变，病理特征为髓内胶质增生与空洞形成，临床以节段性感觉障碍、肌无力、肌萎缩、自主神经功能障碍为主要表现，属中医学"痿证""痹证""痹证"范畴。本例患者起病隐匿，就诊时临床表现以痹证为主，未见明显痿证、痹证表现，故诊断为痹证；若后期出现痿证表现，当更易诊断。痹证分脏腑痹与肢体痹：脏腑痹多因禀赋不足、脏腑失调、痹邪内陷、痰瘀互结所致；肢体痹则由风寒湿热等外邪侵袭，闭阻经络，气血不畅，致肌肉筋骨关节酸痛、麻木、重着、屈伸不利，甚则关节肿胀变形，终成痹证。

《丹溪心法》说："百病之中，多兼有痰者，世所不知也。"还说："痰之一物，随气升降，无处不到。"《医门法律》也说："夫人之病痰火者，十之八九。"古人有言，怪病治痰，久病治瘀。本例患者既往有癫痫、抑郁症、睡眠障碍病史，可知久病不复，邪气盘踞体内，导致脏腑虚弱，尤其是肝、脾、肾三脏亏损，早已存在气机郁滞、脾虚痰盛、肝肾不足的病理变化。情志不遂，气机郁滞，气郁化火，肝肾阴虚，风阳内动，肝风夹痰，蒙蔽心窍，痰随气逆，流窜经络，致使肌肉、经络、筋骨、关节痹阻，气血运行不畅或逆乱，于是发为经络阻滞、气血运行不畅的痹证，以及发作性神志异常的痫证。

今脾虚运化失司，痰浊内生，著于背部，流窜四肢，阻滞筋脉，妨碍血行，故背部隐痛、四肢麻木。肝肾不足，精髓亏空，阴虚血少，风阳内动，筋脉失养，故四肢拘急，屈伸不利。脾胃互为表里，脾虚及胃，胃气不和，酿湿成痰，痰热内扰，故心烦失眠，夜卧多梦。舌偏暗淡，苔薄黄少津，脉沉弦，皆为肝肾不足、脾虚痰盛之象。

纵观本例脊髓空洞症，主要病机为肝肾不足、风阳内动、痰随气逆、横窜经络，病变涉及风痰、气血、经络、肝脾肾。故运用善治风痰的半夏白术天麻汤，善治气血的四物汤，善治经络、肝脾肾的玉屏风散加减治疗。

方中茯苓、白术健脾益气，半夏燥湿化痰，天麻平肝息风，川芎行气活血，生地黄滋阴补肾，白芍柔肝止痛，黄芪补益脾肾，当归养血活血，防风祛风止痉，僵蚕化痰祛风。11味药物相互配合，有健脾化痰、养血息风、滋补肝肾、益气通络的功效，因此疗效显著。

二诊患者诸症减轻，效不更药，故续以初诊处方7剂煎服。三诊患者诸症明显好转，于是仍予初诊处方5剂巩固疗效。

本例脊髓空洞症，虽以"背部疼痛，四肢麻木"为主诉就诊，但兼有痫证、抑郁症、不得眠等。故夏斌老师在药物治疗的同时，还嘱咐患者重视生活调养，不宜摄入牛肉、羊肉、狗肉等燥热、发物之类的食材，避免过度劳累，保证睡眠充足，保持心情舒畅，适当参加锻炼，谨防受凉感冒，从而有利于疾病康复。

（秦莉/撰文）

二、眩晕

眩晕是以头晕目眩为主要表现的一种病证。轻者闭目即止，重者如坐舟车，天旋地转，不能站立，常伴有恶心呕吐、心慌汗出，甚则昏倒等症状。病位在脑，与肝、脾、肾关系密切。病因病机涉及风、火、痰、虚、瘀五个方面，临床常按肝阳上亢、痰湿中阻、气血不足、肾精亏虚、瘀血内停进行辨证论治。

眩晕的形成，主要责之于脏腑功能失调。所以《临证指南医案·眩晕门》中华岫云按语说："经云诸风掉眩，皆属于肝。头为诸阳之首，耳目口鼻皆系清空之窍，所患眩晕者，非外来之邪，乃肝胆之风阳上冒耳，甚则有昏厥跌仆之虞。"眩晕的证候，以虚者居多。正如《景岳全书·眩运》所记载："眩运一证，虚者居其八九，而兼火、兼痰者，不过十中一二耳。"眩晕既可以单独出现，又可以伴见于其他疾病。各种类型的眩晕，还能彼此影响、互相转化、相互并存。

【医案1】

岩某，男，74岁，农民。既往有脑动脉供血不足、颈椎病、甲状腺结节、痛风、睡眠障碍病史。因"反复头晕耳鸣，失眠多梦3年"于2023年9月12日就诊。

3年前，患者无明显诱因出现头晕耳鸣，精神稍差，睡眠多梦，症状反复发作。

初诊：头晕耳鸣，双眼干涩瘙痒，行走漂浮，精神稍差，记忆减退，入睡困难，寐则多梦，睡眠易醒，饮食尚可，二便调匀。舌淡红，苔花剥，脉沉弦。

体格检查：血压136/79mmHg，双肺呼吸音清晰，心率80次/分，律齐，无杂音，腹软，双下肢无水肿。

西医诊断：脑动脉供血不足；睡眠障碍。

中医辨病：眩晕；不寐。

辨证：脾肾两虚，肝阳偏亢，风痰上扰，清窍不利。

治则：健脾运湿，化痰息风，滋阴养血，补益肝肾。

方药：半夏白术天麻汤合六味地黄丸加减。

处方：半夏10g，白术15g，天麻10g，生地黄15g，山萸肉10g，山药15g，牡丹皮10g，茯苓15g，泽泻6g，白芍15g，蔓荆子10g。

上方 5 剂，1 日 1 剂，以水煎煮，取汁 600mL，分早、中、晚 3 次温服。嘱饮食清淡而富于营养，忌生姜、辣椒、牛肉、羊肉等助阳生风之物。

二诊：头晕耳鸣减轻，行走平稳，精神转好，睡眠改善，仍双眼干涩瘙痒，记忆减退，饮食尚可，二便调匀。舌淡红，苔花剥，脉沉弦。

处方：半夏 10g，白术 15g，天麻 10g，生地黄 15g，山萸肉 10g，山药 15g，牡丹皮 10g，茯苓 15g，泽泻 6g，白芍 15g，僵蚕 10g。

上方 5 剂，1 日 1 剂，煎法、服法同前。生活调理、饮食宜忌同前。

三诊患者诸症悉减，舌淡红，苔花剥，脉沉弦。

续予二诊处方 7 剂，煎法、服法同前。生活调理、饮食宜忌同前。

【按】

本例眩晕患者，为老年男性，既往有脑动脉供血不足、颈椎病、甲状腺结节、痛风、睡眠障碍等诸多病史，可知患者早已存在脾虚痰盛、肝肾不足的基础病理。盖脾为后天之本，气血生化之源；肾为先天之本，内寓元阴元阳。患者久病不复，脾胃虚弱，水谷不化，聚湿生痰，痰饮内停，郁而化热；加之年老体弱，肾精亏虚，水不涵木，肝阳偏亢，阳升风动，风痰上扰，清窍不利，故头晕耳鸣、行走漂浮。脾肾两亏，精不化气，气不化精，精气匮乏，神失濡养，故精神稍差。肾精亏虚，不能生髓，髓海不充，脑失濡养，故记忆减退。心肝血虚，魂不得藏，神失所养，故入睡困难、寐则多梦、睡眠易醒。肝开窍于目，足厥阴肝经之脉上连目系，肝血不足，目失濡养，故双眼干涩瘙痒。舌淡红、苔花剥、脉沉弦，皆为肝肾阴虚、风痰上扰之象。

半夏白术天麻汤出自《医学心悟》，原为风痰上扰眩晕头痛而设，由半夏、白术、天麻、茯苓、橘红、甘草组成，具有燥湿化痰、平肝息风之功。《医学心悟》中另有一首半夏白术天麻汤，即上方减白术为一钱，加蔓荆子三钱组成。虽然健脾之力不及前方，但清利头目之功颇甚，主治"痰厥头痛，胸膈多痰，动则眩晕"。六味地黄丸出自《小儿药证直诀》，由熟地黄、山萸肉、山药、泽泻、牡丹皮、茯苓组成，具有填精生髓、滋补肝肾之功，主治肝肾阴虚之证。

本例眩晕、不寐，病机属脾肾两虚、肝阳偏亢、风痰上扰、清窍不利，故初诊选用半夏白术天麻汤合六味地黄丸加减治疗。方中半夏燥湿化痰，天麻平肝息风，白术补气健脾，生地黄滋肾益精，山茱萸滋肾益肝，山药滋肾补脾，牡丹皮清泻肝火，茯苓淡渗脾湿，泽泻利湿泄浊，白芍养血柔肝，蔓荆子清利头目。诸药相配，共奏健脾运湿、化痰息风、滋阴养血、补益肝肾之功。

二诊患者头晕耳鸣减轻，行走平稳，精神转好，睡眠改善，仍双眼干涩瘙痒、记忆减退。舌淡红、苔花剥、脉沉弦。考虑阴虚则阳亢，血虚即生风，故于初诊处方去蔓荆子，加僵蚕祛风息风、化痰散热，其余药物照旧施用。三诊患者诸症悉减，舌淡红、苔花剥、脉沉弦。因辨证准确，效不更方，故续用二诊处方7剂以巩固疗效。

（蔡霞/撰文）

【医案２】

刘某，男，17 岁，在校高中学生。既往无特殊。因"反复头痛咳嗽 3 周，头晕头重 3 天"于 2022 年 11 月 3 日就诊。

3 周前，患者受凉后出现头痛鼻塞，继之咳嗽咳痰，口服西药后肢软乏力，外院诊断为"上呼吸道感染""低钾血症"，经西医对症支持治疗后，头痛、鼻塞及肢软乏力好转。3 天前，无明显诱因出现头晕头重，恶心呕吐，血生化检验、CT 颅脑平扫等检查无异常发现。

初诊：患者精神萎靡，语声低微，头晕头重，行走漂浮，口干味酸，渴喜饮水，咳嗽痰少，纳差知饥，恶心欲吐，大便如常，小便调匀。舌质红，苔薄黄，脉沉缓无力。

体格检查：血压 101/72mmHg，颈软，双肺呼吸音粗，心率 77 次/分，律齐，腹部丰满，双下肢无水肿，神经征（－）。

西医诊断：急性上呼吸道感染；眩晕。

中医辨病：眩晕。

辨证：风寒外袭，邪郁化热，痰湿中阻，蒙蔽清阳。

治法：解表散邪，清泄郁热，健脾化痰，平肝息风。

方选：半夏白术天麻汤合防风汤加减。

处方：茯苓 12g，法半夏 9g，陈皮 9g，白术 12g，天麻 9g，蔓荆子 9g，白芍 12g，黄芩 9g，僵蚕 9g，防风 9g，葛根 15g。

上方 4 剂，1 日 1 剂，以水煎煮，取汁 600mL，分早、中、晚 3 次温服。

2022 年 11 月 6 日电话随访，患者家长告知服药 2 剂头晕、头重等症状明显好转，拟几日后再来我院复诊。

【按】

眩晕之病，早在《内经》就有相关病因病机记载。例如，《灵枢·口问》云："上气不足，脑为之不满，耳为之苦鸣，头为之苦倾，目为之眩。"论述了眩晕的常见病因及其主要症状。《素问·至真要大论》云："诸风掉眩，皆属于肝。"率先指出眩晕的病变机理。待至东汉末年，《伤寒论》首创眩晕辨证论治。该书有云："若吐、若下后，心下逆满，气上冲胸，起则头眩，脉沉紧，发汗则动经，身为振振摇者，茯苓桂枝白术甘草汤主之。"《金匮要略》载有痰饮病出现眩晕症状的治疗方药："肺中冷，必眩，多涎唾，甘草干姜汤以温之。""心下有支饮，其人苦冒眩，泽泻汤主之。"东汉以后，历代医籍对眩晕皆有论述，逐渐完善了眩晕的辨证论治。例如，元代朱丹溪《丹溪心法·头眩》云："头眩，痰夹气虚并火，治痰为主，夹补气药及降火药。无痰则不作眩，痰因火动。又有痰湿者，有火痰者。"朱丹溪认为眩晕大多因痰而成，其"无痰不作眩"的学术思想影响深远，并且指出了不同痰眩的辨证论治。再如，明代张景岳《景岳全书·眩运》云："眩运一证，虚者居其八九，而兼火兼痰者，不过十中一二耳。"张景岳根据眩晕发病以内伤虚损居多立论，强调"无虚不作眩"。明代徐春甫《古今医统大全·眩晕门》还说："肥人眩运，气虚有痰；瘦人眩运，血虚有火；伤寒吐下后，必是阳虚。"徐春甫从体质和伤寒误治两个方面，总结了眩晕病属虚属实的证候性质。

眩晕病以内伤为主，多由虚损所致。其病因病机，可以概括为肝肾阴虚、风阳上扰、气血亏虚、痰浊中阻、瘀血阻窍。少数眩晕病，脏腑失调，复感外邪也能引发。南宋严用和《严氏济生方·眩晕门》记载："所谓眩晕者，眼花屋转，起则眩倒是也。由此观之，六淫外感，七情内伤，皆能导致。"

眩晕病位在脑窍，与肝、脾、肾三脏关系密切。病性为本虚标实。本虚证主要是肝肾不足，气血亏损，髓海空虚，以致清窍失养。标实证多为风、火、痰、瘀，壅遏上蒙，扰乱清空造成。急性发作期标实症状突出，临床缓解期本虚症状明显。眩晕病的治疗，有从本从标之异。发作期以治标为主，缓解期以固本为主，虚实互见，标本俱急者，治宜攻补兼施。

本例患者 17 岁，在校中学生。禀赋薄弱，素体痰湿，复感风寒，邪郁化热，肺失宣降，聚湿为痰，致使体内痰湿更甚。今痰湿中阻，引动肝风，风痰上扰，清阳不升，浊阴不降，于是发为眩晕。风痰上扰，蒙蔽清阳，故头晕头重，行走漂浮。声音过大则头晕头重加剧，故语声低微。外感风寒，邪郁化热，外邪犯肺，肺失宣降，故咳嗽痰少。风寒化热，肝阳偏亢，故口干味酸，渴喜饮水。痰湿中阻，胃气失和，浊阴不降，故恶心欲吐。脾阳不振，中气虚弱，纳运输布失常，故精神萎靡，纳差知饥。舌质红，苔薄黄，脉沉缓无力，皆为脾胃虚弱，肝阳偏亢，风痰上扰之象。

半夏白术天麻汤出自《医学心悟》，其方有两个版本。《医学心悟·眩晕门》所载方，由半夏、白术、天麻、茯苓、橘红、甘草、生姜、大枣组成，具有燥湿化痰、平肝息风之功。程国彭曰："有痰湿壅遏者，书云'头眩眼花，非天麻、半夏不除是也'，半夏白术天麻汤主之。"防风汤出自《症因脉治》卷一，由防风、荆芥、葛根组成，主治外感风寒，发热恶风，身有汗出之证。本例眩晕病因病机为外感风寒，邪郁化热，痰湿中阻，蒙蔽清阳。故夏斌老师选用半夏白术天麻汤合防风汤加减治疗。方中半夏燥湿化痰，天麻平肝息风，白术益气补脾，茯苓健脾燥湿，陈皮理气化痰，蔓荆子清利头目，白芍养血柔肝，黄芩清肝泻火，僵蚕化痰息风，防风祛风解表，葛根解肌升清。11味药物相互配合，共奏解表散邪、清泄郁热、健脾化痰、平肝息风之功。

眩晕多因禀赋薄弱，脏腑失调，或病理产物作用于机体形成；亦有禀赋薄弱，素体痰湿，复感外邪，肺失宣降，聚湿为痰，痰湿中阻，风痰上扰清空发病者。眩晕为本虚标实之病，临床以虚证或本虚标实证多见。虚证常用补气、补血、益肾、养肝、健脾等法治本；实证常用息风、潜阳、清火、化痰、祛瘀等法治标。本虚标实，标本俱急的脾湿生痰、肝风内动，证兼复感外邪者，运用《医学心悟·头痛》条有蔓荆子的半夏白术天麻汤，配合《症因脉治》卷一的防风汤酌情加减治疗。只要辨病准确，药证相符，多能获得桴鼓之效。

（黄燕/撰文）

【医案3】

谭某，女，64岁，退休工人。既往有2型糖尿病、慢性胃炎、肝功能转氨酶轻度升高、高血压病史，血压最高达178/108mmHg。因"反复眩晕乏力，阵热汗出3个月"于2023年5月10日就诊。

患者3个月前受凉后出现眩晕乏力，数日后兼见，阵热汗出，咳嗽喉痒，夜间脑鸣，睡眠易醒，症状反复发作。

初诊：眩晕乏力，阵热汗出，晨起面红，口鼻、双眼干燥，咳嗽喉痒，夜间脑鸣，睡眠易醒，味觉减退，饮食尚可，大便或干或稀，一日两至三次，小便调匀。舌暗红，苔薄黄，脉沉弦数。

体格检查：血压 161/90mmHg，双肺呼吸音粗，心率 98 次/分，律齐，腹软，双下肢无水肿。

西医诊断：脑动脉供血不足；原发性高血压病 2 级（极高危）；2 型糖尿病；慢性胃炎。

中医辨病：眩晕（肝阳偏亢，风痰上扰）；内伤发热（阴虚内热，气津两伤）。

治法：健脾益气，化痰息风，养阴清热，调和胃肠。

方药：半夏白术天麻汤合竹叶石膏汤、生脉散加减。

处方：法半夏 10g，麸炒白术 15g，天麻 10g，竹叶 10g，生石膏 30g，太子参 15g，麦冬 15g，五味子 6g，炒僵蚕 10g，酒丹参 15g，炒葶苈子 10g。

上方 3 剂，1 日 1 剂，以水煎煮，生石膏先煎，取汁 600mL，分早、中、晚 3 次温服。嘱患者保持心情愉快，饮食清淡，不宜过咸过甜之物。

二诊：诸症悉减，饮食尚可，大便或干或稀，一日两至三次，小便调匀。舌暗红，苔薄黄，脉沉弦。

处方：法半夏 10g，麸炒白术 15g，天麻 10g，竹叶 10g，生石膏 30g，太子参 15g，麦冬 15g，五味子 6g，蔓荆子 10g，酒丹参 15g，炒葶苈子 10g。

上方 3 剂，1 日 1 剂，煎法服法同前。生活调理、饮食宜忌同前。

三诊：诸症明显减轻，饮食正常，大便成形，一日一至两次，小便调匀。舌暗红，苔薄黄，脉沉弦。

续用二诊处方 3 剂，煎法服法同前。生活调理、饮食宜忌同前。

【按】

眩晕是以头晕、眼花为主症的一种病证。多由体虚久病、情志失调、饮食不节、劳倦过度，以及外伤、手术等因素所致。临床分外感、内伤两类。病位在清窍，与肝、脾、肾三脏关系密切。病性有虚有实，发病以内伤虚证居多，如张景岳所说："虚者居其八九。"实证常见外感风邪夹寒、夹热、夹湿，上犯巅顶，扰动清窍，或痰浊、瘀血痹阻脑络。虚证常见气血亏虚、肾精不足，脑髓失养。虚实相兼者常见肝肾阴虚，肝阳偏亢，风阳上扰清窍。

内伤发热是以气血阴阳亏虚，脏腑功能失调为基本病机的一种发热。内伤发热起病缓慢，病程较长，多为低热，或自觉发热。病因与饮食、劳倦、情志、瘀血、湿热、脏腑阴阳气血失调相关。临床常按肝郁发热、瘀血发热、湿阻发热、气虚发热、血虚发热、阴虚发热、阳虚发热辨证论治。

眩晕在发病过程中，各种病因病机可相互影响，相互转化，或形成虚实夹杂，或阴损及阳，形成阴阳两虚。例如肝风、痰火上扰清窍，进一步发展，可上蒙清窍，阻滞经络，形成中风。若突发气机逆乱，清窍暂闭或失养，可引起晕厥。如清代李用粹《证治汇补·中风》所说："平人手指麻木，不时眩晕，乃中风先兆，须预防之。"

关于内伤发热，早在《内经》就有相关记载。凡不因感受外邪所致的发热，均属内伤发热范畴。由气郁、血瘀、湿滞所致的内伤发热属实，由气虚、血虚、阴虚、阳虚所致的内伤发热属虚。邪实伤正及因虚致实者，既有正虚的表现，又有邪实的表现，属虚实夹杂的证候。

本例眩晕兼内伤发热，患者为老年女性，3个月前因受凉诱发，外邪首犯肺卫，正虚邪恋，迁延不愈。既往有慢性胃炎、糖尿病、高血压病史，可知患者素体脾虚痰盛、肝阳偏亢。今脾气不运，土虚木乘，肝阳偏亢，阳升风动，风痰上扰，清窍不利，故见头晕目眩，晨起面赤，夜间脑鸣。肝阳亢盛，相火内灼，耗伤阴血，水不涵木，母病及子，肝肾心经热盛，导致阴虚内热，气津两伤，故阵热汗出，口鼻、双目干涩。心肝血虚，魂不守舍，神失所养，故见倦怠乏力，寐浅易醒。阴虚阳亢，痰热互结，肺失清肃，气机上逆，故咳嗽咽痒。脾开窍于口，脾胃虚弱，清气不升，舌体失养，故味觉迟钝。脾运不健，升降失调，清浊相混，故大便时干时溏，日行2～3次。舌暗红，苔薄黄，脉沉弦数，此乃肝阳上亢、风痰扰窍、阴虚内热、气津两伤之征。

考半夏白术天麻汤出自《医学心悟》，原为风痰上扰眩晕头痛而设，由半夏、白术、天麻、茯苓、橘红、甘草组成，具有燥湿化痰、平肝息风之功。竹叶石膏汤出自《伤寒论》，由竹叶、石膏、半夏、麦冬、人参、甘草、粳米组成，原为热病之后，余热未清，气津两伤而设，具有清热生津、益气和胃之功。生脉散出自《内外伤辨惑论》，原为暑热汗多，耗气伤液；久咳肺虚，气阴两伤等证而设，由人参、麦冬、五味子组成，具有益气生津、敛阴止汗之功。故初诊选用半夏白术天麻汤合竹叶石膏汤、生脉散加减治疗。方中半夏燥湿化痰，天麻平肝息风，白术补脾益气，竹叶、石膏清透余热，太子参、麦冬益气养阴，五味子补肾宁心，炒僵蚕息风消痰，丹参活血凉血，葶苈子泻肺降逆。11味药相互配合，共奏健脾益气、化痰息风、养阴清热、调和胃肠之功。

二诊时患者诸症悉减，大便或干或稀，一日两至三次，小便调匀。舌暗红，苔薄黄，脉沉弦。辨证准确，论治恰当，效不更方，故于初诊处方去僵蚕，加蔓荆子轻浮上行，清利头目。其余药物不变，照旧施用。

三诊时患者诸症明显减轻，饮食正常，大便成形，一日一至两次，小便调匀。舌暗红，苔薄黄，脉沉弦。故续用二诊处方3剂以巩固疗效。

（蔡霞/撰文）

三、胁痛

【医案】

唐某，男，49岁，公司职员。既往有腰椎间盘突出、高血压病史，血压最高达160/100mmHg。因"反复两侧胁肋窜痛，睡眠易醒1个月"于2022年9月7日就诊。

1个月前，患者因情志不遂出现两侧胁肋窜痛，嗳气肠鸣，失眠多梦，睡眠易醒。

初诊：口苦咽干，渴而少饮，两侧胁肋窜痛，嗳气肠鸣，睡眠易醒，醒后难以再寐，腰骶胀痛，双下肢酸软麻木，大便如常，小便调匀，舌暗红，苔薄黄，脉沉数。

体格检查：血压169/100mmHg，双肺呼吸音粗，心率96次/分，律齐，腹软，双下肢无水肿。

西医诊断：肋间神经痛；睡眠障碍；高血压病2级（中危）。

中医辨病：胁痛；不寐。

辨证：肝气郁结，瘀血内停，湿热蕴结，心神失养。

治法：疏肝理气，和血止痛，清热除湿，养血安神。

方剂：柴胡疏肝散合左金丸、酸枣仁汤加减。

处方：北柴胡6g，白芍30g，醋香附10g，酒川芎10g，茯苓15g，炒酸枣仁15g，知母10g，酒黄连3g，制吴茱萸3g，天麻10g，炙甘草3g。

上方4剂，1日1剂，以水煎煮，取汁600mL，分早、中、晚3次温服。嘱患者调畅情志，饮食清淡，不宜膏粱厚味，辛辣炙煿之物。

二诊：口苦咽干，渴而少饮，两侧胁肋窜痛减轻，偶有胀满，肠鸣已止，嗳气时作，睡眠多梦好转，腰骶胀痛，双下肢酸软麻木，大便如常，小便调匀，舌暗红，苔薄黄，脉沉缓。

体格检查：血压136/85mmHg，双肺呼吸音粗，心率89次/分，律齐，腹软，双下肢无水肿。

西医诊断、中医辨病、辨证、治法同前。

方药：柴胡疏肝散合左金丸、玉屏风散加减。

处方：北柴胡10g，白芍30g，醋香附10g，酒黄连6g，制吴茱萸3g，天麻10g，黄芪15g，麸炒白术15g，防风10g，醋延胡索10g，炙甘草3g。

上方5剂，1日1剂，煎法、服法同前。生活调理、饮食宜忌同前。

三诊：两侧胁肋胀满窜痛减轻，睡眠多梦好转，仍口苦咽干，渴而少饮，嗳气时作，腰骶胀痛，双下肢酸软麻木，大便如常，小便调匀，舌暗红，苔薄黄，脉沉缓。

体格检查：血压 126/76mmHg，双肺呼吸音粗，心率 89 次/分，律齐，腹软，双下肢无水肿。

处方：北柴胡 10g，白芍 30g，醋香附 10g，酒黄连 6g，制吴茱萸 3g，黄芪 15g，麸炒白术 15g，防风 10g，醋延胡索 10g，麸炒枳壳 15g，炙甘草 3g。

上方 5 剂，1 日 1 剂，煎法、服法同前。5 剂中药服毕，诸症悉除。

【按】

胁，指侧胸部由腋下至肋骨尽处的区域。胁痛是以一侧或双侧胁肋部疼痛为主要临床表现的病证。《灵枢·五邪》说："邪在肝，则两胁中痛。"《素问·脏气法时论》说："肝病者，两胁下痛引少腹。"《古今医鉴·胁痛》说："胁痛者……若因暴怒伤触，悲哀气结，饮食过度，冷热失调，颠仆伤形，或痰积流注于血，与血相搏，皆能为痛……治之当以散结顺气，化痰和血为主，平其肝而导其气，则无有不愈矣。"自《内经》以来，历代中医书籍对胁痛的病因、病理、症状及治疗都有较为详细的论述。

胁痛主要与肝的病理变化相关。肝主疏泄，喜条达而恶抑郁。肝之经脉起于足大趾大敦穴，行小腿、大腿内侧，绕阴器，至小腹，布胁肋。患者情志不遂，肝失疏泄，气阻络痹，血液瘀滞，故两侧胁肋胀满窜痛。肝气横逆，乘脾犯胃，胃失和降，故嗳气肠鸣。肝失疏泄，气郁化火，肝胆之火循经上炎，故口苦咽干。火热之邪伤津不重，故渴而少饮。肝肾同居下焦，肝病及肾，肝失疏泄，三焦水道不通，肾失气化，开阖不利，湿邪内聚，与肝火相搏，变生湿热，蕴结腰骶，流注下肢，导致气滞血瘀，筋脉痹阻，故腰骶胀痛，双下肢酸软麻木。肝藏血，血舍魂，肝血亏虚，魂不守舍，心神失养，故失眠多梦，容易苏醒，醒后难以再寐。舌暗红，苔薄黄，脉沉数，皆为肝气郁结，瘀血内停，湿热蕴结，心神失养之征。

柴胡疏肝散载于《景岳全书》，原为肝气郁结，血脉瘀滞之胁肋疼痛，寒热往来而设，由柴胡、香附、枳壳、陈皮、川芎、芍药、炙甘草组成，具有疏肝行气、和血止痛之功。

酸枣仁汤出自《金匮要略》，原为虚劳虚烦不得眠而设，由酸枣仁、茯苓、知母、川芎、甘草组成，具有养血安神、清热除烦之功。

左金丸载于《丹溪心法》卷一，原为肝郁化火，横逆犯胃，肝胃不和而设，由黄连、吴茱萸组成，具有清肝泻火、行湿、开痞之功。肝郁化火者，肝经自病则胁肋疼痛；肝火犯胃即出现口苦吞酸，脘痞嗳气等症。《古方选注》说："吴茱萸入肝散气，降下甚捷；川黄连苦燥胃中之湿，寒胜胃中之热。"《本草纲目》说："茱萸辛热……故其所治之症，皆取其散寒温中、燥湿解郁之功而已。"

本例患者证属肝气郁结，瘀血内停，湿热蕴结，心神失养，故夏斌老师选用柴胡疏肝散合左金丸、酸枣仁汤加减治疗。方中柴胡疏肝解郁，香附理气宽中，川芎活血行气，芍药柔肝缓急，酸枣仁补益肝血，茯苓宁心安神，知母滋阴润燥，黄连清热泻火，吴茱萸疏肝降逆，天麻平肝潜阳，炙甘草调气和中。11味药相互配合，共奏疏肝理气、和血止痛、清热除湿、养血安神之功。

二诊时，患者双侧胁肋窜痛减轻，偶有胀满，肠鸣已止，嗳气时作，寐中多梦好转，余症同前。舌暗红，苔薄黄，脉沉缓。考虑腰骶胀痛、双下肢酸胀麻木，虽属湿热痹阻所致，然亦与气血失荣相关。腰为肾之府，脾主肌肉四肢。防风祛风胜湿，通络止痛；白术健脾益气，燥湿利水；黄芪健脾益肾，固表实卫。故二诊于初诊方去酸枣仁汤，加延胡索活血止痛，合玉屏风散标本兼顾。

三诊时，患者两侧胁肋胀满窜痛减轻，睡眠多梦好转，余症同前。舌暗红，苔薄黄，脉沉缓。药已奏效，治法不变。考虑本例仍以肝气郁滞，横逆乘脾，胃失和降，气机不利，瘀血内停，湿热蕴结为主要病理，故于二诊处方去天麻，加麸炒枳壳以理气宽胸。诸药合用，共奏疏肝理气、和血止痛、清热除湿、补虚扶正之功。

（郭俊宏／撰文）

四、多寐

【医案】

余某，女，73岁，农民。既往有抑郁症、慢性胃炎病史。因"反复精神不振，嗜睡多寐1年"于2022年9月6日就诊。

1年前，患者无明显诱因出现精神不振，嗜睡多寐，外院诊断为抑郁症，症状反复发作。

初诊：精神不振，嗜睡多寐，胃脘不适，腰骶、双下肢酸胀，饮食如常，二便调，舌暗红，苔薄黄，脉沉缓。

体格检查：血压127/87mmHg，双肺呼吸音弱，心率84次／分，律齐，腹软，双下肢无水肿。

西医诊断：神经衰弱；慢性胃炎。

中医辨病：多寐；嘈杂。

辨证：肝气郁结，脾肾两虚，痰瘀内停，渐次化热。

治法：疏肝解郁，清热化痰，养心活血，益胃补肾。

方药：香砂六君子汤合百合知母汤加减。

处方：人参片 10g，麸炒白术 15g，茯苓 15g，法半夏 10g，陈皮 10g，砂仁 6g，醋郁金 10g，百合 15g，盐知母 10g，防风 6g，炙甘草 3g。

上方 4 剂，1 日 1 剂，以水煎煮，砂仁后下，取汁 600mL，分早、中、晚 3 次温服。嘱患者忌烟酒、浓茶，调整心理状态，保持乐观情绪。

再诊拟去百合，加入大补元气的黄芪，与白术、防风构成玉屏风散，着重益胃补肾，健全新陈代谢，提高免疫能力。

【按】

多寐是以不分昼夜时时欲睡，呼之即醒，醒后复睡为主要临床特征的病证。其病因常责之脾虚湿盛、阳气虚衰、营血不足、痰饮内停、瘀血阻窍。病机关键在于阴阳失调，阴盛阳虚。临床辨证一般分为湿浊困脾、瘀阻清窍、脾气虚弱、阳气虚衰四型论治。

本例多寐患者，女性，73 岁，农民。既往有抑郁症、慢性胃炎病史，提示患者素体肝气郁结，脾胃虚弱。肝主疏泄，性喜条达而恶抑郁，具有调节情志、协调脾胃气机升降之功。今情志内伤，肝失疏泄，神失所养，故见精神不振；肝郁气滞，津液输布失常，聚湿成痰，痰浊上蒙清窍，故发嗜睡多寐。脾胃同居中焦，互为表里，肝郁乘脾，脾失健运，故见胃脘不适；脾虚及肾，脾肾两虚，水湿不化，流注腰骶四肢，阻滞气血运行，瘀血内生，湿瘀互结，经脉失养，故现腰骶及双下肢酸胀。舌暗红，苔薄黄，脉沉缓，此乃肝郁脾肾两虚、痰瘀渐次化热之象。

香砂六君子汤载于《古今名医方论》，原为脾胃气虚，痰饮、寒湿滞于中焦而设，由四君子汤加陈皮、半夏、木香、砂仁组成，具有健脾和胃、燥湿化痰、行气止痛之功。《删补名医方论》中张璐论四君子汤说："盖人之一身，以胃气为本。胃气旺，则五脏受荫；胃气伤，则百病丛生。故凡病久虚不愈，诸药不效者，唯有益胃、补肾两途。"

百合知母汤载于《金匮要略》，原为百合病发汗后而设。由百合、知母组成，主治心肺阴虚，兼有内热之证，具有养阴清热、益气安神之功，是补虚清热、调和百脉的常用方剂。

本例多寐，证属肝气郁结，脾肾两虚，痰瘀内停，邪郁化热。病机复杂，涉及面广，尚兼抑郁症、慢性胃炎，诚可谓"久虚不愈，诸药不效者"。当予攻补兼施，治痰治瘀，治肝治脾治心，着重益胃补肾。故夏斌老师初诊方选香砂六君子汤合百合知母汤随证加减。方中人参补脾肾之气，白术健脾益气，茯苓健脾益心，法半夏燥湿化痰，陈皮理气化痰，砂仁化湿开胃，郁金解郁活血，百合养心安神，知母清热滋阴，防风疏肝理脾，炙甘草和中调药。11味药相互配合，具有疏肝解郁、清热化痰、养心活血、益胃补肾之效。

阳主动，阴主静。《灵枢·寒热病》记载："阳气盛则瞋目，阴气盛则瞑目。"经文表明多寐的形成，主要责之于阴盛阳虚。然纵观本例多寐，除肝气郁结，脾肾两虚，痰饮留伏，瘀血内停外，还症见舌暗红，苔薄黄，有痰瘀久蕴，渐次化热之势，故初诊在香砂六君子汤中配伍百合知母汤以清泄郁热，调和百脉。再诊倘热势得以控制或减轻，即拟于前方去百合，保留知母制防风之温燥，加黄芪大补元气，着重益胃补肾，促进新陈代谢，提高免疫能力。

（郭俊宏／撰文）

五、不寐

【医案1】

邹某，女，56 岁，农民。既往有慢性胃炎、高脂血症、脂肪肝、精神病、高血压病史，血压最高达 160/102mmHg。因"反复口渴喜饮，心烦失眠 8 年"于 2023 年 10 月 23 日就诊。

8 年前，患者无明显诱因出现口燥咽干，入夜尤甚，渴喜饮水，心烦失眠，睡眠易醒，外院诊断为糖尿病前期、睡眠障碍。

初诊：口渴喜饮，心烦失眠，睡眠易醒，足软乏力，精神尚可，饮食如常，大便成形，一日一至两次，小便色黄。舌暗红，苔薄黄少津，脉沉缓。

体格检查：血压 135/84mmHg，双肺呼吸音粗，心率 79 次/分，律齐，腹软，双下肢无水肿。

辅助检查：血糖 6.9mmol/L，甘油三酯 11mmol/L。

西医诊断：睡眠障碍；糖尿病前期；原发性高血压病 2 级（高危）；高脂血症；脂肪肝。

中医辨病：不寐。

辨证：脾虚痰盛，胃阴不足，肝血暗耗，心神失养。

治法：健脾化痰，滋养胃阴，补益肝血，养心安神。

方药：酸枣仁汤合二陈汤、百合地黄汤加减。

处方：炒酸枣仁 15g，盐知母 10g，茯苓 15g，酒川芎 10g，百合 15g，生地黄 15g，法半夏 10g，陈皮 10g，焦山楂 15g，干石斛 15g，麦冬 15g。

上方 7 剂，1 日 1 剂，以水煎煮，取汁 600mL，分早、中、晚 3 次温服。嘱患者调整心态，劳逸结合。晚餐清淡，不宜过饱，忌烟酒、浓茶、咖啡。睡前避免从事紧张、兴奋的活动，养成定时就寝习惯。

二诊：口渴喜饮减轻，心烦失眠改善，睡眠时间延长，足软乏力已瘥，大便成形，一日一至二次，小便色黄。舌暗红，苔薄黄少津，脉沉缓。

辅助检查：血糖 5.9mmol/L，甘油三酯 2.8mmol/L。

处方：炒酸枣仁 15g，盐知母 10g，茯苓 15g，酒川芎 10g，百合 15g，生地黄 15g，法半夏 10g，陈皮 10g，焦山楂 15g，干石斛 15g，麦冬 15g。

上方 7 剂，1 日 1 剂，煎法、服法同前，生活调理、饮食宜忌同前。7 剂药毕，诸症悉除。

【按】

不寐是以不能获得正常睡眠为特征的一种病证，主要表现为睡眠时间和深度不足，轻者入睡困难，或寐而易醒，或醒后不能再寐，重者彻夜不寐，影响人们的正常生活、工作、学习和健康。

不寐的病名首见于《难经·四十六难》，该篇认为，老人"卧而不寐"，是因为"气血衰，肌肉不滑，荣卫之道涩"。不寐又称目不瞑，《内经》指出卫阳盛于外，营阴虚于内，阳不入阴是目不瞑的主要病机。正如《灵枢·大惑论》记载："卫气不得入于阴，常留于阳。留于阳则阳气满，阳气满则阳跷盛。不得入于阴则阴气虚，故目不瞑矣。"

不寐的治疗，《金匮要略·血痹虚劳病脉证并治》说："虚劳虚烦不得眠，酸枣仁汤主之。"《景岳全书·杂证谟·不寐》主张以虚实作为不寐的辨证纲要，认为："不寐证虽病有不一，然唯知邪正二字则尽之矣，盖寐本乎阴，神其主也。神安则寐，神不安则不寐。其所以不安者，一由邪气之扰，一由营气不足耳。有邪者多实证，无邪者皆虚证。"

正常睡眠有赖于人体阴平阳秘、脏腑调和、气血充盈、心神得养、阴阳相交、阳入于阴。若因饮食不节、情志失调、禀赋不足等，导致心神失养、阴阳失交、营卫不和、阳不入阴，则不寐乃作。

本例既往有慢性胃炎、高血压、高脂血症、脂肪肝、精神病史，可知患者早已存在禀赋不足、脾胃失调、痰热互结、心肝血虚的病理基础。今痰热互结，扰动心神，心血不静，阳不入阴；肝血不足，心失所养，心神不安，阳不入阴，故心烦失眠，睡眠易醒。肝郁化火，横逆犯胃，胃阴不足，津液不能上承，故口燥咽干，入夜尤甚，渴喜饮水。脾主肌肉四肢，四肢皆禀气于阳明，脾胃虚弱，气血生化减少，后天精微不能充养肢体，故足软乏力。舌暗红，苔薄黄少津，脉沉缓，皆为胃阴不足、心肝血虚之征。

酸枣仁汤载于《金匮要略》，由酸枣仁、知母、茯苓、川芎、甘草组成，具有养血安神，清热除烦的功用，主治虚劳虚烦不得睡眠。百合地黄汤载于《金匮要略》，由百合、生地黄组成，具有养阴清热，补益心肺的功用，主治"百合病，不经吐、下、发汗，病形如初者"。二陈汤载于《太平惠民和剂局方》，由半夏、橘红、白茯苓、炙甘草组成，具有燥湿化痰、理气和中的功效，为治湿痰主方，以之随证加减，可用于诸般痰证。

本例不寐，病机证候可以概括为脾虚痰盛，胃阴不足，肝血暗耗，心神失养。故夏斌老师选用酸枣仁汤合二陈汤、百合地黄汤加减治疗。方中酸枣仁养血安神，知母滋阴清热，茯苓健脾宁心，川芎养血调肝，半夏燥湿化痰，陈皮理气燥湿，山楂消食化积，百合养阴清热，生地黄滋阴凉血，石斛清养胃阴，麦冬益胃生津。11味药物相互配合，共奏健脾化痰、滋养胃阴、补益肝血、养心安神之功。

二诊时患者足软乏力已瘥，口渴喜饮减轻，心烦失眠改善，睡眠时间延长。舌暗红，苔薄黄少津，脉沉缓。复查空腹血糖5.9mmol/L，甘油三酯2.8mmol/L，与初诊比较明显下降。由于初诊辨证准确，药病相符，无论临床症状及辅助检查，疗效均十分显著，故续予前方7剂，煎法服法同前，生活调理、饮食宜忌同前。7剂药毕，诸症悉除。

（郭俊宏/撰文）

【医案2】

何某，男，56岁，工人。既往有支气管炎、慢性胃炎病史。因"反复失眠少寐，睡眠易醒6个月"于2023年11月28日就诊。

患者6个月前无明显诱因出现失眠少寐，睡眠易醒，症状反复发作。

初诊：周身僵痛，关节不利，齿龈肿痛，失眠少寐，睡眠易醒，口苦咽干，渴欲饮水，纳谷尚可，大便秘结，日行一次，小便调匀。舌暗红，苔薄黄，脉沉弦。

体格检查：血压 131/73mmHg，双肺呼吸音粗，心率 62 次/分，律齐，腹软，无触痛及反跳痛，双下肢无水肿。

西医诊断：睡眠障碍。

中医辨病：不寐。

辨证：湿痰内停，邪郁化热，肝血不足，心神失养。

治法：燥湿化痰，清胆和胃，补益肝血，养心安神。

方药：温胆汤合酸枣仁汤加减。

处方：法半夏 10g，茯苓 15g，陈皮 10g，竹茹 10g，枳实 15g，知母 10g，川芎 10g，酸枣仁 15g，防风 10g，首乌藤 15g，僵蚕 10g。

上方 5 剂，1 日 1 剂，以水煎煮，取汁 600mL，分早、中、晚 3 次温服。嘱患者卧室光线柔和，减少噪声，去除影响睡眠的外在因素。晚餐不宜过量饮酒，睡前不喝浓茶、咖啡及有刺激性的饮料。

12 月 4 日二诊：周身僵痛及齿龈肿痛好转，关节不利减轻，失眠少寐与睡眠易醒改善，仍口苦咽干，渴欲饮水，纳谷如常，二便自调。舌暗红，苔薄黄，脉沉弦。

处方：法半夏 10g，茯苓 15g，陈皮 10g，竹茹 10g，枳实 15g，知母 10g，川芎 10g，酸枣仁 15g，防风 10g，首乌藤 15g，白花蛇舌草 15g。

上方 7 剂，1 日 1 剂，煎法、服法同前，生活调理、饮食宜忌同前。

12 月 14 日三诊：周身僵痛、齿龈肿痛、关节不利减轻，睡眠时间延长，口苦咽干及渴欲饮水改善，纳谷如常，二便自调。

舌暗红，苔薄黄，脉沉弦。

处方：法半夏 10g，茯苓 15g，陈皮 10g，竹茹 10g，枳实 15g，知母 10g，川芎 10g，酸枣仁 15g，防风 10g，首乌藤 15g，连翘 15g。

上方 7 剂，1 日 1 剂，煎法、服法同前，生活调理、饮食宜忌同前。7 剂药毕，诸症悉除。

【按】

不寐，《内经》称"卧不安""目不瞑"。《素问·逆调论》有"胃不和则卧不安"的记载；《灵枢·大惑论》认为，阳盛于外，阴虚于内，阳不入阴是目不瞑的主要病机。在治疗方面，《伤寒论》有言："少阴病……心中烦，不得卧，黄连阿胶汤主之。"《金匮要略》还说："虚劳虚烦不得眠，酸枣仁汤主之。"

肝藏血，血舍魂；心主神明，血以养之。今肝血不足，魂不守舍，心失所养，则心神不安；加之饮食不节，损伤脾胃，宿食停滞，酿湿生痰，郁久化热，痰热上扰，心神不宁，故见失眠少寐，睡眠易醒。肝血亏虚，肝阳偏亢，肝火犯胃，胃热上炎，故现齿龈肿痛；肝胆郁热，循经上扰，故见口苦咽干，渴欲饮水；胃热炽盛，肠燥津亏，故见大便秘结。《丹溪心法·痰》云："痰之为物，随气升降，无处不到。"痰湿内阻，滞于肌腠，流注关节，气血不畅，故发周身僵痛，关节不利。舌暗红，苔薄黄，脉沉弦，此皆痰热内扰、肝血不足之象。

本例以"反复失眠少寐，睡眠易醒"为主诉就诊，虽兼见周身僵痛、关节不利、齿龈肿痛等症，然病情均不甚重，故西医诊断为睡眠障碍，中医辨病属"不寐"。考温胆汤出自《三因极一病证方论》，功善理气化痰、清胆和胃，主治痰热内扰之虚烦不寐；酸枣仁汤源本《金匮要略》，长于养血安神、清热除烦，善治虚劳虚烦不得眠。本案不寐证属湿痰内停、郁而化热，兼肝血不足、心神失养，故夏斌老师初诊以温胆汤合酸枣仁汤化裁治之。方中半夏燥湿化痰，竹茹清化热痰，枳实行气化痰，陈皮理气和中，茯苓健脾宁心，酸枣仁养心益肝，知母滋阴清热，川芎调和肝血，防风祛湿止痛，首乌藤养血安神，僵蚕化痰散结。诸药相伍，共奏燥湿化痰、清胆和胃、补益肝血、养心安神之功。

二诊时，患者周身僵痛及齿龈肿痛均有好转，关节不利减轻，睡眠易醒改善。因初诊辨证准确，方证相应，故疗效显著。其口苦咽干、齿龈肿痛，属肝胆郁热，横逆犯胃，胃火上炎所致，故于初诊方去僵蚕，加白花蛇舌草清热解毒，余药不变，继进7剂，煎服法同前。

三诊时，患者诸症明显改善，效不更方，遂于二诊方去白花蛇舌草，加连翘解毒散结，余药不变，继服7剂，煎服法同前。7剂服毕，诸症悉除。

（郭俊宏/撰文）

第六节　消化系统疾病

一、胃痛

【医案1】

王某，男，51岁，农民。既往有支气管炎、慢性胃炎病史。因"反复胃脘胀满，隐隐作痛2个月"于2022年5月21日就诊。

2个月前，患者无明显诱因出现胃脘胀满，隐隐作痛，西医予雷贝拉唑肠溶片、铝碳酸镁片、阿莫西林胶囊等药治疗，症状仍然反复发作。

初诊：胃脘胀满，隐隐作痛，口苦咽干，渴不欲饮，嗳气肠鸣，大便稀软，一日 3～5 次，小便色黄。舌偏暗，苔黄，脉沉缓。

体格检查：血压 126/84mmHg，双肺呼吸音清晰，心率 72 次/分，律齐，腹软，墨菲征（-），双下肢无水肿。

辅助检查：血常规正常。腹部彩超示肝、胆、胰、脾、双肾未见明显异常。胃镜检查示慢性浅表性胃窦炎。

西医诊断：慢性浅表性胃窦炎。

中医辨病：胃痛。

辨证：脾胃虚弱，肝郁化火，痰饮内停，瘀血阻络。

治法：健脾益气，燥湿化痰，养血祛瘀，清肝和胃。

方药：香砂六君子汤合戊己丸、金铃子散加减。

处方：党参 15g，白术 15g，茯苓 15g，法半夏 10g，陈皮 10g，砂仁 5g，吴茱萸 3g，川黄连 6g，白芍 30g，延胡索 10g，炙甘草 3g。

上方 6 剂，1 日 1 剂，以水煎煮，砂仁后下，取汁 600mL，分早、中、晚 3 次温服。

2022 年 5 月 28 日二诊：胃脘胀痛减轻，仍口苦咽干，渴不欲饮，嗳气肠鸣，大便稀软，便次无定，小便色黄，舌偏暗，苔黄，脉沉缓。

处方：党参 15g，白术 15g，茯苓 15g，法半夏 10g，陈皮 10g，砂仁 5g，吴茱萸 3g，川黄连 6g，白芍 30g，延胡索 10g，建曲 15g。

上方 6 剂，1 日 1 剂，煎法、服法同前。

2022 年 6 月 4 日三诊：口苦咽干已止，胃脘胀痛亦瘥，大便稀软，1 日 1 次，小便色黄。舌偏暗，苔薄白黄，脉沉缓。

药已见效，无须更换，投二诊处方 6 剂续服，防止胃痛再发。

【按】

胃痛以胃脘疼痛为主症，往往兼见胃脘痞满、胁胀、嗳气、吐酸、纳呆等临床表现。胃痛与胃、肝、脾关系最为密切，初起病变在胃，其间涉及于肝，病久则主要在脾，导致脾胃同病，病势缠绵，不易根治。

脾为后天之本，主运化，其气主升。脾虚失运，水湿不化，即凝聚成痰。胃者，五脏六腑之海，主受纳，腐熟水谷，其气下行为顺。胃腑虚弱，失于受纳消化，则其气壅遏而上逆。胃气壅遏日久，气血运行不畅，必致胃络血瘀。肝为刚脏，主疏泄，调畅气机。肝气郁结，气郁化火，即可乘脾犯胃。盖肝在五行属木，脾在五行属土，脾与胃互为表里。木能克土，土受木制，每当脾胃虚弱之际，大多遭受肝木相乘。正如《金匮要略·脏腑经络先后病证第一》所说："夫治未病者，见肝之病，知肝传脾，当先实脾。"

夏斌主任中医师常运用香砂六君子汤合戊己丸随证加减治疗脾胃虚弱、痰饮内停、肝郁化火、瘀血阻络的胃痛，疗效甚好。香砂六君子汤由人参、白术、茯苓、半夏、陈皮、木香、砂仁、炙甘草组成。该方原为脾胃气虚，兼有痰饮、寒湿滞于中焦而设，具有健脾和胃、燥湿化痰、理气止痛的功效。主治纳呆嗳气、呕吐痞闷、脘腹胀痛、大便不实、消瘦倦怠，或气虚肿满、脾胃不和变生诸证者。戊己丸由黄连、吴茱萸、白芍组成。该方原为肝郁化火、肝胃不和而设，具有泻肝和胃、降逆止呕的功效。主治胃脘灼热疼痛、呕吐吞酸、口苦嘈杂、腹痛泄泻等症。

香砂六君子汤载于《古今名医方论》，其组成、功效、主治已述于上。该方对脾胃病有以补为主、补中寓疏的治疗优势。戊己丸是《中国药典》收录的中医名方，黄连、吴茱萸、白芍比例为6∶1∶6，辛开苦降，肝、脾、胃同治，组方旨在泻肝火，和脾胃。金铃子散载于《素问病机气宜保命集》，原为肝郁气滞，郁久化火而设，功可疏肝泄热，活血止痛。《绛雪园古方选注》云："金铃子散，一泄气分之热，一行血分之滞。"纵观本例胃痛，证情较为复杂，一有脾胃虚弱，二有肝火犯胃，三有痰饮内停，四有瘀血阻滞，故夏斌主任中医师选用香砂六君子汤合戊己丸、金铃子散加减治疗。

本例患者既往有慢性胃炎病史，可知脾胃素虚。今肝郁化火，乘脾犯胃，瘀热互结，胃气壅滞，故胃脘胀满，隐隐作痛。肝胆互为表里，肝郁化火，胆火上炎，故口苦咽干。痰为阴邪，津液未伤，久病入络，瘀血阻滞，故渴不欲饮。痰饮内停，胃失和降，气机上逆，故症见嗳气。痰饮内停，水走肠间，沥沥有声，故症见肠鸣。脾胃虚弱，运化不及，饮食难以腐熟，故大便稀软，一日3~5次。火热内扰，熏灼膀胱，故小便色黄。舌偏暗，苔黄，脉沉缓，皆为脾胃虚弱，肝郁化火，痰瘀互结之征。

初诊方中党参、茯苓、白术健脾益气，陈皮、半夏燥湿化痰，砂仁醒脾化湿，黄连清肝泻火，吴茱萸疏肝解郁，白芍养血缓急，延胡索活血化瘀，炙甘草益气补中。11味药物相伍，共奏健脾益气、燥湿化痰、养血祛瘀、清肝和胃之功。

二诊时，患者胃脘胀痛减轻，但仍嗳气肠鸣、大便不实。考虑到胃腑受纳腐熟功能减弱，导致饮食不化，故在初诊处方的基础上去掉炙甘草，加建曲以健胃消食、化积调中，其余药物照旧使用。

三诊诸症悉除，因此守二诊处方服用巩固疗效。由于辨病无误，辨证准确，通过补虚泻实，随证加减论治，使胃体得养，胃气调畅[1]。故本例脾胃虚弱、肝郁化火、痰饮内停、瘀血阻络的胃痛，能够在 18 剂中药之内获得满意疗效。

总之，胃痛成因较多，虚实夹杂，病情缠绵，反复发作，不易治疗。运用香砂六君子汤合戊己丸组方，随证加减治疗脾胃虚弱，痰饮内停，肝郁化火，瘀血阻络的胃痛，有补虚泻实、相得益彰之妙。

【参考文献】

[1] 刘羽，黄立刚，贺宝科，等. 张安富脾胃病治疗经验选［M］天津：天津科学技术出版社，2020.

（蔡霞/撰文）

【医案 2】

郑某，女，45 岁，国家公务员。既往有甲状腺功能亢进症病史。因"反复胃脘胀痛，灼热不适 9 年"于 2023 年 5 月 11 日就诊。

9 年前，患者饮食不慎后出现胃脘胀痛，灼热不适，外院经胃镜诊断为慢性非萎缩性胃炎，症状反复发作。

初诊：胃脘胀痛，灼热不适，嗳气肠鸣，睡眠易醒，饮食如常，二便调匀。舌暗红，苔白黄，脉沉缓。

体格检查：血压 108/66mmHg，双肺呼吸音清晰，心率 82 次/分，律齐，腹软，墨菲征（－），双下肢无水肿。

西医诊断：慢性浅表性胃炎。

中医辨病：胃痛。

辨证：脾胃虚弱，肝郁化火，痰饮内停，瘀血阻络。

治法：健脾益气，燥湿化痰，养血祛瘀，清肝和胃。

方药：六君戊己砂胡汤加减。

处方：党参 15g，茯苓 15g，麸炒白术 15g，法半夏 10g，陈皮 10g，醋香附 10g，砂仁 6g，酒黄连 6g，制吴茱萸 3g，白芍 15g，醋延胡索 10g。

上方 7 剂，1 日 1 剂，以清洁饮用水煎煮，砂仁后下，取汁 600mL，分早、中、晚 3 次温服。嘱患者保持乐观情绪，饮食易于消化，不宜过酸、过甜及辛辣燥火之物。

二诊：胃脘胀痛好转，灼热不适减轻，嗳气肠鸣已止，睡眠易醒，饮食如常，二便调匀。舌暗红，苔白黄，脉沉缓。

处方：党参 15g，茯苓 15g，麸炒白术 15g，法半夏 10g，醋香附 10g，砂仁 6g，酒黄连 6g，制吴茱萸 3g，白芍 15g，醋延胡索 10g，炙甘草 3g。

上方 7 剂，1 日 1 剂，煎法、服法同前。生活调理、饮食宜忌同前。

三诊：胃脘胀痛及灼热不适已止，睡眠易醒好转，饮食如常，二便调匀。舌暗红，苔白黄，脉沉缓。

处方：党参 15g，茯苓 15g，麸炒白术 15g，法半夏 10g，砂仁 6g，酒黄连 6g，制吴茱萸 3g，白芍 15g，醋延胡索 10g，建曲 15g，炙甘草 3g。

上方 7 剂，1 日 1 剂，煎法、服法同前。生活调理、饮食宜忌同前。7 剂中药服毕，诸症悉除。

【按】

慢性胃炎是由多种病因引起的胃黏膜慢性炎症病变。基于发病原因、消化内镜、病理检查等情况，一般分为慢性萎缩性胃炎、慢性非萎缩性胃炎、其他特殊性胃炎三大类。病因与幽门螺杆菌感染、药物因素、年龄因素、自身免疫因素等有关。临床以上腹部不适，或上腹疼痛、上腹饱胀、嗳气恶心、食欲缺乏、消化不良等为主要表现。多因饮食、环境、饮酒、吸烟、精神压力等诱发或加重。本病属中医学"胃痛"范畴，经常反复发作，病情较重者，不仅治疗棘手，而且容易癌变。

慢性胃炎是临床多发病，就中医学而言，其病以五行生克制化无序，病情虚实夹杂证为常见。虚以脾胃气虚，痰湿内生为主；实与肝郁化火，气滞血瘀相关。肝属木，主疏泄；脾胃属土，主运化；木性升发，土受木制。若肝气郁结，疏泄失常，横逆犯胃，导致木郁土虚；或脾胃虚弱，肝气有余，乘脾犯胃，导致土虚木乘，胃痛之病即成。

我院夏斌主任中医师所创六君戊己砂胡汤，对慢性胃炎具有良好的治疗效果。六君戊己砂胡汤由党参 12g，白术 12g，茯苓 12g，法半夏 9g，陈皮 9g，黄连 6g，吴茱萸 3g，白芍 15g，砂仁 6g，延胡索 9g，炙甘草 3g 组成。1 日 1 剂，以清洁饮用水煎煮，砂仁后下，取汁 600mL，分早、中、晚 3 次温服。方中党参健脾益气，白术健脾燥湿，茯苓健脾渗湿，陈皮理气化痰，法半夏燥湿化痰，砂仁醒脾化湿，黄连清肝泻火，吴茱萸疏肝解郁，白芍养血缓急，延胡索活血化瘀，炙甘草益气补中。11 味药物相互配合，具有健脾益气、燥湿化痰、养血祛瘀、清肝和胃的功用。主治脾胃虚弱，肝郁化火，痰饮内停，瘀血阻络的胃痛。症见胃脘疼痛灼热，胁肋胀满，口苦咽干，渴而少饮，嗳气吐酸，纳呆肠鸣，大便不爽，小便短黄。舌暗红，苔黄，脉沉弦或沉缓。

本例慢性胃炎，患者女性，45岁，既往有甲状腺功能亢进症病史，反复胃脘胀痛、灼热不适长达9年，可知其人早已存在肝气不舒、气郁化火、痰饮内停、脾胃虚弱的病理基础。今肝火犯胃，气机郁滞，血行不畅，胃失和降，故胃脘胀痛、灼热不适。肝气郁结，脾失健运，痰饮在胃，走于肠间，故嗳气而肠鸣。肝火犯胃，痰饮化热，胃气不和，心神失养，故睡眠易醒。舌暗红，苔白黄，脉沉缓，皆为脾胃虚弱、肝郁化火、痰饮内停、瘀血阻络之征。

考香砂六君子汤载于《古今名医方论》，由党参、白术、茯苓、炙甘草、陈皮、半夏、木香、砂仁组成。原为脾胃气虚、痰湿滞于中焦而设，有健脾和胃、理气止痛的功用。其对脾胃病有以补为主、补中寓疏的治疗优势。《伤寒绪论》说："盖人之一身，以胃气为本。胃气旺，则五脏受荫，胃气伤，则百病丛生……是知四君、六君为司命之本也。"现代药理研究表明，香砂六君子汤能改善胃肠道内分泌功能，调节细胞免疫和体液免疫，具有抑制胃黏膜瘀血、水肿的病理变化，减轻炎细胞浸润，减少上皮化生，促进胃黏膜损伤自愈等作用。

戊己丸载于《中国药典》，由黄连、吴茱萸、白芍组成，其比例为6:1:6。原为肝脾不调、肝火犯胃而设，主治口苦嘈杂，呕吐吞酸，腹痛泻痢等症，有清肝泻火，调和脾胃的功用。《医方考》所载戊己丸，药物相同，比例不同，治法及主治不尽相同。该书诠释戊己丸方名有言："故用黄连厚肠胃而益土……茱萸辛燥，能疏亢盛之肝，芍药味酸，能泻土中之木。戊为胃土，己为脾土，用是方以调脾胃，故曰戊己丸。"药理研究表明，戊己丸能抑制胃肠道常见致病菌的生长，重新平衡胃内微生态，具有减少胃酸分泌、保护胃黏膜、防治胃溃疡等作用。

金铃子散载于《素问病机气宜保命集》，由金铃子、延胡索组成。原为肝郁气滞，气郁化火，心腹胁肋诸痛而设，有疏肝泄热、活血止痛的功用。《绛雪园古方选注》曰："金铃子散，一泄气分之热，一行血分之滞。"药理研究提示，金铃子散运用于消化道疾病，具有抗炎镇痛、镇静催眠、抑制胃酸分泌、抗溃疡等作用。

综上所述，香砂六君子汤合戊己丸、金铃子散治疗胃痛，早有言之凿凿的理论依据。况且本例胃痛，病机证候为脾胃虚弱，肝郁化火，痰饮内停，瘀血阻络。故夏斌老师选用香砂六君子汤、戊己丸、金铃子散三方化裁的六君戊己砂胡汤以健脾益气，燥湿化痰，养血祛瘀，清肝和胃。

二诊时，患者胃脘胀痛好转，灼热不适减轻，嗳气肠鸣已止，仍睡眠易醒，饮食如常，二便调匀。舌暗红，苔白黄，脉沉缓。初诊处方既已取效，表明辨证准确，药病相当，故二诊于初诊处方去陈皮，加炙甘草益气调中，其余药物照旧施用，以此巩固疗效，促进胃痛痊愈。

三诊时，患者胃脘胀痛及灼热不适已止，睡眠易醒好转，饮食如常，二便调匀。舌暗红，苔白黄，脉沉缓。三诊临床所见，表明二诊疗效显著，无须更方，故于二诊处方去香附，加建曲以健脾和胃，其余药物不变，照旧施用。7剂中药服毕，患者诸症悉除。

夏斌老师强调，运用六君戊己砂胡汤治疗慢性胃炎，应该根据中医学的"胃痛"辨证论治。对肝火犯胃或肝脾不调证，宜视寒、热、虚、实具体情况，调整戊己丸比例以疏肝和脾，缓急止痛。慢性萎缩性胃炎伴肠上皮化生和不典型增生患者，须酌加白花蛇舌草、半枝莲、败酱草等药解毒散结，防治癌变；中晚期胃癌患者，须酌加黄芪、当归、白花蛇舌草等药益气活血，清热解毒。在药物治疗的同时，还应嘱咐患者调整心理状态，保持乐观情绪，适当运动锻炼，提高身体免疫力。饮食清淡而易于消化，少食辛辣、酸甜之物。药养结合、动静结合，二者有助于慢性胃炎痊愈，特别是心理卫生不健康的慢性胃炎患者，药养结合、动静结合更为重要。

（陈有军/撰文）

二、便秘

【医案】

文某，女，56 岁，退休工人。既往有胆结石、胃良性肿瘤内镜下切除史。因"反复大便秘结 10 年，加重 1 周"于 2023 年 2 月 27 日就诊。

10 年前，患者无明显诱因出现大便秘结；1 周前便秘复发并加重，自服通便中成药无好转。

初诊：脘腹、下腹胀满，入睡困难，夜卧多梦，大便干燥，数日一次，小便色黄。舌红，苔黄，脉细。

体格检查：血压 137/88mmHg，双肺呼吸音粗，心率 73 次/分，律齐，腹软，双下肢无水肿。

西医诊断：便秘。

中医辨病：便秘。

辨证：肠胃燥热，脾阴不足，津液失布。

治法：润肠泄热，行气通便，养阴增液。

方药：麻子仁丸合增液汤加减。

处方：炒火麻仁 15g，白芍 15g，厚朴 10g，苦杏仁 10g，玄参 15g，麦冬 15g，生地黄 15g，黄芪 15g，当归 10g，郁李仁 10g，柏子仁 15g。

上方 7 剂，1 日 1 剂，以水煎煮，取汁 600mL，分早、中、晚 3 次温服。嘱患者饮食清淡，不宜辛辣助阳燥火之物。

2023 年 3 月 14 日二诊：脘腹、下腹胀满减轻，入睡困难改善，夜卧多梦，肠鸣矢气，大便成形，一日一次，小便色黄。舌红，苔黄，脉细。

处方：炒火麻仁 15g，白芍 15g，厚朴 10g，苦杏仁 10g，玄参 15g，麦冬 15g，生地黄 15g，建曲 15g，砂仁 6g，郁李仁 10g，柏子仁 15g。

上方 7 剂，1 日 1 剂，煎法、服法同前。饮食宜忌同前。

2023 年 4 月 3 日三诊：脘腹、下腹胀满已不明显，入睡困难进一步好转，大便成形，一日一次，小便色黄。舌红，苔黄，脉细。

处方：炒火麻仁 15g，白芍 15g，厚朴 10g，苦杏仁 10g，玄参 15g，麦冬 15g，生地黄 15g，建曲 15g，枳实 15g，郁李仁 10g，柏子仁 15g。

上方 7 剂，1 日 1 剂，煎法、服法同前。饮食宜忌同前。

【按】

便秘是大肠传导功能失常，以致大便秘结不通，排便时间延长，或欲大便而艰涩不畅的一种病症。便秘病位虽然在大肠，但与脾、胃、肺、肝、肾等脏器的功能失调密切相关。其中，"脾升胃降"在饮食的消化吸收过程中，两者的协调作用最为重要。脾气升清，水谷精微才能由脾输布于全身；胃气和降，水谷糟粕才能经大肠排出体外。今胃腑燥热，下移大肠，大肠热盛，燔灼津液，津液耗伤，燥屎内结，故脘腹、下腹胀满，大便秘结，数日排出一次。胃气不和，热扰心神，故入睡困难，夜卧多梦。舌红，苔黄，脉细，均为胃肠燥热，耗伤阴津之象。

本例便秘，乃胃有燥热，脾阴不足，津液不布，肠失濡润所致。正如《伤寒论》原文第247条所说："趺阳脉浮而涩，浮则胃气强，涩则小便数，浮涩相搏，大便则硬，其脾为约，麻子仁丸主之。"其脾为约，即脾受约束。脾原本应该为胃行其津液，但脾阴不足，脾的转输功能被胃热约束，不能为胃行其津液，导致津液偏渗膀胱，肠道失于濡润，因此小便频数，大便坚硬。本例便秘与伤寒脾约证稍异，津液不偏渗膀胱而热结膀胱，故小便色黄。

本例患者便秘长达10年，既往有胆结石、胃良性肿瘤病史，可知患者存在多脏腑功能失调。肝主疏泄，肾司二便，肺与大肠相表里。故夏斌老师初诊选用麻子仁丸合增液汤加减，脾、胃、肝、肺、肾同治。方中火麻仁润肠通便，杏仁宣肺润肠，白芍养血调肝，厚朴行气消积，生地黄滋阴壮水，麦冬养阴生津，玄参滋阴润下，黄芪补肺脾肾，当归养血润燥，郁李仁行气润肠，柏子仁润肠通便。11味药相互配合，具有润肠泄热、行气通便、养阴增液之效。

二诊时，患者脘腹、下腹胀满减轻，入睡困难改善，肠鸣矢气，大便正常，小便色黄。舌红，苔黄，脉细。考虑患者消化不良，故症见肠鸣矢气。于是用二诊处方去黄芪、当归，加建曲消食和胃，砂仁行气开胃。

三诊时，患者脘腹、下腹胀满已不明显，入睡困难进一步好转，大便正常，小便色黄。舌红，苔黄，脉细。考虑本例便秘，气机不畅较重，故三诊之治，于二诊处方去砂仁，加枳实以增强破气除痞之力。

（秦莉／撰文）

三、鼓胀

鼓胀是以腹部胀大、皮色苍黄、脉络暴露为特征的一种病证。历代医家对鼓胀的防治十分重视，将鼓胀列为"风、痨、鼓、膈"四大顽证之一。夏斌老师采用健脾益气法治疗肝郁脾虚型鼓胀，在减轻患者症状、延缓病情进展方面取得良好疗效，举例如下。

【医案】

向某，男，58岁，农民。既往有痔疮史。因"患乙型病毒性肝炎30年，腹大如鼓5年"于2023年4月5日就诊。

患者有乙型病毒性肝炎病史30年，未正规治疗。平素工作不顺心时，常情志抑郁，借酒消愁。5年前，患者逐渐出现脘腹胀满、活动后心悸，外院诊断为肝硬化。

初诊：活动心悸，腹大如鼓，脘腹胀满，嗳气肠鸣，饮食减少，偶有失眠，双下肢浮肿，大便稀软（一日三至四次），小便短黄。舌偏胖淡，边齿痕，苔白黄，脉沉缓。

体格检查：血压 132/78mmHg，眼睑浮肿，双肺呼吸音粗，心率 97 次/分，律齐，腹部膨隆，肝脾触诊不满意，移动性浊音阳性，双下肢水肿（＋）。

西医诊断：乙型病毒性肝炎后肝硬化（失代偿期）。

中医辨病：鼓胀。

辨证：肝郁脾虚，气滞血瘀，痰饮内停，邪郁化热。

治法：健脾利水，化痰消癥，益气补血，调和胃肠。

方药：六君子汤合茵陈四苓散、当归补血汤加减。

处方：党参 15g，茯苓 15g，法半夏 6g，麸炒白术 15g，陈皮 10g，猪苓 10g，茵陈 15g，黄芪 30g，当归 15g，砂仁 6g，灵芝 15g。

上方 6 剂，1 日 1 剂，以水煎煮，砂仁后下，取汁 600mL，分早、中、晚 3 次温服。嘱患者调畅情志，禁忌烟酒，饮食清淡、细软而富于营养，不宜过咸、过甜、过于油腻等助湿碍脾之物。

二诊：活动心悸，腹大如鼓，脘腹胀满，嗳气肠鸣，饮食减少，偶有失眠，双下肢浮肿减轻，大便稀软（一日三至四次），小便短黄。舌偏胖淡，边有齿痕，苔白黄，脉沉缓。

处方：党参 15g，茯苓 15g，法半夏 6g，麸炒白术 15g，陈皮 10g，猪苓 10g，茵陈 15g，黄芪 30g，白芍 15g，砂仁 6g，灵芝 15g。

上方 6 剂，1 日 1 剂，用法同前。生活调理、饮食宜忌同前。

三诊：活动心悸已止，脘腹胀满消除，双下肢浮肿减轻，仍腹大如鼓，嗳气肠鸣，饮食减少，偶有失眠，大便成形（一日两至三次），便后少量鲜血，小便短黄。舌偏胖淡，边有齿痕，苔白黄，脉沉缓。

处方：党参 30g，茯苓 15g，法半夏 6g，麸炒白术 15g，陈皮 10g，猪苓 10g，茵陈 15g，黄芪 30g，白芍 15g，侧柏叶 15g，防风 6g。

上方 6 剂，1 日 1 剂，用法同前。生活调理、饮食宜忌同前。

四诊：活动心悸已止，脘腹胀满消除，双下肢已无水肿，腹部膨大缩小，嗳气肠鸣减轻，饮食增加，偶有不寐，睡眠流涎，大便成形（一日两至三次），小便短黄。舌偏胖淡，边有齿痕，苔白黄，脉沉缓。

处方：党参 30g，茯苓 15g，法半夏 6g，麸炒白术 15g，陈皮 10g，猪苓 10g，茵陈 15g，黄芪 30g，白芍 15g，当归 15g，防风 6g。

上方 6 剂，1 日 1 剂，用法同前。生活调理、饮食宜忌同前。

【按】

鼓胀以腹大如鼓命名，以肤色苍黄、腹皮青筋暴露为临床主要表现。正如《灵枢·水胀》记载："鼓胀何如？岐伯曰，腹胀，身皆大，大与肤胀等也，色苍黄，腹筋起，此其候也。"《内经》还讨论了鼓胀的病因、病机、治法方药。《素问·腹中论》记载："黄帝问曰，有病心腹满，旦食则不能暮食，此为何病？岐伯对曰，名为鼓胀……治之以鸡矢醴，一剂知，二剂已。帝曰，其时有复发者，何也？岐伯曰，此饮食不节，故时有病也。虽然其病且已，时故当病气聚于腹也。"

鼓胀的基本病机是肝、脾、肾三脏功能失调，气滞、血瘀、水停于腹中，病情特点为本虚标实，虚实并见。治疗应谨守病机，以攻补兼施为原则。实证为主者，应着重攻邪，合理选用行气、化瘀、利水之剂；倘腹水严重，可酌情短暂攻逐，辅以补虚。虚证为主者，当侧重扶正，酌情施以健脾温肾、滋养肝肾等法。扶正重点在脾，同时兼以攻邪。注意"至虚有盛候，大实有羸状"的病情，做到补虚不忘实，泻实不忘虚，切忌一味攻伐，使虚者更虚。

本例患者平素情志抑郁，常借酒消愁。今肝气郁结，横逆乘脾，痰饮留伏，湿热中阻，气机郁滞，妨碍血行，以致气滞、血瘀、痰饮、湿热交阻，水停腹中，形成鼓胀，故腹大如鼓，脘腹胀满。脾虚失运，变生痰饮，水湿停聚，潴留体内，泛滥肌肤，故眼睑、下肢水肿，嗳气肠鸣。脾胃虚弱，运化失职，故饮食减少，大便稀软。脾胃为后天之本，气血生化之源，脾胃虚弱，气血不足，心失所养，故活动心悸，偶有失眠。湿热下注，熏蒸膀胱、直肠内痔，故大便出血，小便色黄。舌偏胖淡，边有齿痕，苔白黄，脉沉缓，皆为肝郁脾虚、病邪化热之象。

考六君子汤出自《医学正传》，由人参、白术、茯苓、炙甘草、陈皮、半夏组成，具有益气健脾、燥湿化痰的功效。茵陈四苓汤出自《医学传灯》，由茵陈、茯苓、白术、猪苓、泽泻组成，具有清热利湿的功效。当归补血汤出自《内外伤辨惑论》，由黄芪、当归组成，具有补气生血的功效。

本例鼓胀的主要病机可归纳为肝郁脾虚，气滞血瘀，痰饮内停，邪郁化热，故首诊选用六君子汤合茵陈四苓散、当归补血汤加减治疗。方中党参、黄芪益气补脾，白术、茯苓健脾利水，陈皮、法半夏理气化痰，猪苓利水渗湿，茵陈清利湿热，当归补血活血，砂仁化湿开胃，灵芝补虚安神。11 味药物相互配合，有健脾利水、化痰消癥、益气补血、调和胃肠之功。

二诊时，患者除双下肢浮肿减轻外，其余症状未变，舌偏胖淡，边有齿痕，苔白黄，脉沉缓。考虑鼓胀本属顽证，数剂中药自是难以为功，故于初诊处方去当归，加白芍以养血柔肝。

三诊时，患者活动心悸已止，脘腹胀满消除，双下肢浮肿减轻，仍腹大如鼓，嗳气肠鸣，饮食减少，偶有失眠，大便成形（一日两至三次），便后少量鲜血，小便短黄。舌偏胖淡，边有齿痕，苔白黄，脉沉缓。考虑大便后出血由湿热下注、内痔脉络破裂引起，故于二诊处方去灵芝、砂仁，加侧柏叶凉血止血，伍防风疏肝理脾、祛风胜湿。

四诊时，患者活动心悸已止，脘腹胀满消除，双下肢已无水肿，腹部膨大缩小，嗳气肠鸣减轻，饮食增加，仍偶有不寐，睡眠流涎，大便成形（一日两至三次），小便短黄。舌偏胖淡，边有齿痕，苔白黄，脉沉缓。患者新增之睡眠流涎，乃痰饮内停、气不摄津所致。因其大便未再出血，病程日久，正气耗伤，故于三诊处方去侧柏叶，加当归养血活血，其余药物照旧施予。

（蔡霞/撰文）

四、呃逆

【医案】

刘某，女，43 岁，工人。既往有慢性胃炎病史。因"反复嗳气呃逆 1 个月，胸骨后疼痛 1 周"于 2023 年 12 月 14 日就诊。

患者 1 个月前无明显诱因出现嗳气呃逆，欲吐不吐；1 周前兼见胸骨后疼痛。

初诊：头昏眼花，口苦咽干，渴不喜饮，嗳气呃逆，欲吐不吐，胸骨后疼痛，睡眠多梦，饮食如常，二便调匀。舌暗红，尖边、根后无苔，中部苔薄黄，脉沉缓。

体格检查：血压 118/88mmHg，双肺呼吸音粗，心率 95 次/分，律齐，腹软，双下肢无水肿。

辅助检查：2023 年 11 月 30 日胸部 CT 示双肺多发结节，心电图结论为正常心电图。

西医诊断：胃食管反流病。

中医辨病：呃逆。

辨证：痰热互结，胸膈血瘀，胃阴不足，气机上逆。

治法：清热化痰，行气活血，平肝潜阳，滋养胃阴。

方药：小陷胸汤合丹参饮、半夏白术天麻汤加减。

处方：酒黄连 6g，法半夏 10g，瓜蒌皮 10g，炒枳实 10g，檀香 3g，砂仁 6g，酒丹参 15g，炒白术 15g，天麻 10g，干石斛 15g，玉竹 15g。

上方 3 剂，1 日 1 剂，以水煎煮，檀香、砂仁后下，取汁 600mL，分早、中、晚 3 次温服。嘱患者饮食易于消化，不宜过酸、过甜及辛辣燥火之物。

二诊：头昏眼花及口苦咽干减轻，胸骨后疼痛与欲吐不吐已止，偶有嗳气呃逆，渴不欲饮，咳嗽喉痒，咳即头痛，睡眠多梦，饮食如常，二便调匀。舌暗红，苔薄黄，脉沉缓。

处方：酒黄连 6g，法半夏 10g，瓜蒌皮 10g，炒枳实 10g，砂仁 6g，酒丹参 15g，炒白术 15g，天麻 10g，干石斛 15g，玉竹 15g，防风 10g。

上方 5 剂，1 日 1 剂，以水煎煮，砂仁后下，取汁 600mL，分早、中、晚 3 次温服，饮食宜忌同前。5 剂药毕，诸症悉除。

【按】

呃逆俗称打嗝，古称"哕"，又称"哕逆"，是胃气上逆动膈，以气逆上冲，喉间呃呃连声，声短而频，难以自制为主要表现的病证。

《内经》已经认识到呃逆的病机为胃气上逆，发病与寒气有关。《灵枢·口问》记载："谷入于胃，胃气上注于肺。今有故寒气与新谷气俱还入于胃，新故相乱，真邪相攻，气并相逆，复出于胃，故为哕。"《金匮要略·呕吐哕下利病脉证治第十七》将呃逆分为四种：一为实邪内阻，气机壅逆证，即"哕而腹满，视其前后，知何部不利，利之则愈"；二为胃寒气逆证，即"干呕、哕，若手足厥者，橘皮汤主之"；三为胃虚有热证，即"哕逆者，橘皮竹茹汤主之"；四为寒饮搏结胸中，病及肺胃，凌迫于心证，即"病人胸中似喘不喘，似呕不呕，似哕不哕，彻心中愦愦然无奈者，生姜半夏汤主之"。《症因脉治·呃逆论》把呃逆分为外感与内伤两大类。《医学心悟·呕吐哕》认为："呃逆之症，气自脐下直冲上，多因痰饮所致，或气郁所发，扁鹊丁香散主之。"这些古医籍著述，在完善呃逆辨证论治方面，有承先启后作用。

呃逆之病，总由胃气上逆而成，治疗以理气和胃、降逆平呃为主要法则。目前中医辨证论治，胃寒气逆证，治以温中散寒、降逆止呃，方用丁香散加减；胃火上逆证，治以清热和胃、降逆止呃，方用竹叶石膏汤加减；气滞痰阻证，治以理气化痰、降气止呃，方用旋覆代赭汤加减；脾胃阳虚证，治以温补脾胃、和中降逆，方用理中丸加丁香、豆蔻、吴茱萸；胃阴不足证，治以益气养阴、和胃止呃，方用益胃汤加减。

本例患者女性，43 岁，工人，既往有慢性胃炎病史。成年女性，常有情志不畅。慢性胃炎，提示脾胃素虚，肝气有余。今情志不和，肝气有余，气有余便是火，肝火犯胃，胃失和降，痰热内生，胃气夹痰热上逆动膈，故嗳气呃逆，欲吐不吐。肝阳偏亢，虚风内动，痰随气升，故头昏眼花，口苦咽干。气夹痰热，扰动胸膈，血行不利，瘀血内停，故胸骨后疼痛。痰瘀同为阴邪，二者相合，搏结于中，津不上承，故口渴而少饮。胃阴不足，痰热内扰，心血不静，神失所养，故睡眠多梦。舌暗红，尖边、根后无苔，中部苔薄黄，脉沉缓，皆为阴虚阳亢，痰瘀互结之征。

半夏白术天麻汤载于《医学心悟》，该方原为风痰上扰而设，具有燥湿化痰、平肝息风之效。小陷胸汤出自《伤寒论》，该方原为小结胸病而设，具有清热化痰、宽胸散结之效。丹参饮载于《时方歌括》，该方原为血瘀气滞，心胃诸痛而设，具有活血祛瘀、行气止痛之效。

本例病机证候可概括为痰热互结，胸膈血瘀，胃阴不足，气机上逆，故夏斌老师初诊方选小陷胸汤合丹参饮、半夏白术天麻汤加减治疗。方中瓜蒌化痰宽胸，黄连清热泻火，半夏化痰降逆，枳实破气消痰，檀香理气止痛，砂仁行气宽中，丹参活血祛瘀，石斛益胃滋阴，玉竹养阴润燥，白术益气健脾，天麻平肝息风。11 味药物相互配合，共奏清热化痰、行气活血、平肝潜阳、滋养胃阴之功。

二诊时，患者头昏眼花及口苦咽干减轻，胸骨后疼痛与欲吐不吐已止，偶有嗳气呃逆，渴不欲饮，咳嗽喉痒，咳即头痛，睡眠多梦，舌瘀红，苔薄黄，脉沉缓。此诊病情明显好转，从舌苔转薄黄可以看出，胃阴不足亦大有改善。其新增咳嗽喉痒，咳即头痛之症，考虑为治疗期间复感风邪所致，主病仍是呃逆，且初诊处方多味药物皆有化痰止咳作用，故仍用初诊处方去理气止痛之檀香，加防风祛风解表，其余药物不变，照旧施治，取药5剂。5剂药毕，诸症悉除。

（郭俊宏/撰文）

五、痰饮泄泻

【医案】

周某，男，20岁，在校大学生。既往有慢性咽炎病史。因"反复头昏时作，腹中动悸2个月"于2023年9月25日就诊。

患者2个月前无明显诱因出现头昏时作、腹中动悸，偶尔下腹隐痛，大便不调，症状反复发作。

初诊：形体消瘦，头昏时作，口干少饮，咽喉痰滞，腹中响鸣悸动，情志不畅，睡眠尚可，大便成形，一日两至三次，小便调匀。舌暗红，苔白黄，脉弦数。

体格检查：血压132/87mmHg，双肺呼吸音粗，心率96次/分，律齐，腹软，双下肢无水肿。

西医诊断：慢性咽炎；肠炎；神经衰弱。

中医辨病：痰饮；泄泻。

辨证：肝郁脾虚，胃肠不和，痰饮内停，气化失司。

治法：疏肝解郁，健脾和胃，利水渗湿，温化痰饮。

方药：六君子汤合半夏白术天麻汤、五苓散加减。

处方：党参 15g，麸炒白术 15g，茯苓 15g，法半夏 10g，陈皮 10g，猪苓 10g，泽泻 10g，桂枝 10g，天麻 10g，郁金 10g，知母 10g。

上方 7 剂，1 日 1 剂，以水煎煮，取汁 600mL，分早、中、晚 3 次温服。嘱患者饮食清淡且富于营养，不宜过咸、过甜、过于油腻等助湿碍脾之物。

二诊：头昏时作及咽喉痰滞、腹中响鸣悸动等症减轻，情志不畅好转，形体消瘦，口干喜饮，睡眠尚可，大便或干或稀，一日两至三次，小便调匀。舌暗红，苔薄黄，脉弦数。

处方：茯苓 15g，法半夏 10g，陈皮 10g，麸炒白术 15g，天麻 10g，猪苓 10g，泽泻 10g，桂枝 10g，知母 10g，连翘 15g，白花蛇舌草 15g。

上方 7 剂，1 日 1 剂，煎法、服法同前，饮食宜忌同前。

三诊：头昏时作及咽喉痰滞、口干喜饮、腹中响鸣悸动等症减轻，情志不畅好转，形体消瘦，大便或干或稀，一日两至三次，小便调匀。舌暗红，苔薄黄，脉弦数。

予二诊处方 7 剂，1 日 1 剂，煎法、服法同前，饮食宜忌同前。7 剂药毕，形体消瘦如初，其余诸症悉除。

【按】

痰饮是体内水液输布、运化失常，停积于某些部位为主症的疾病。痰饮有广义和狭义之分，广义痰饮是四饮的总称，狭义痰饮指饮留胃肠。正如《金匮要略·痰饮咳嗽病脉证并治第十二》记载："问曰，四饮何以为异？师曰，其人素盛今瘦，水走肠间，沥沥有声，谓之痰饮；饮后水流在胁下，咳唾引痛，谓之悬饮；饮水流行，归于四肢，当汗出而不汗出，身体疼重，谓之溢饮；

咳逆倚息，短气不得卧，其形如肿，谓之支饮。"

五脏之伤皆可产生痰饮，但痰饮与肺、脾、肾功能失调最为相关。肺居上焦，主气，主宣发肃降，通调水道。若外邪伤肺，或气机郁滞，或瘀血阻滞，或阳气不足，均可影响肺气宣发肃降，通调水道，导致津液停聚而成痰饮。脾居中焦，主运化，主升清。若脾阳、脾气亏虚，失于健运，水谷精微不归正化，即可导致津液停聚产生痰饮。肾居下焦，主水，调节水液代谢。若肾阳、肾气不足，蒸化失司，水湿泛滥，亦能导致水湿停聚成为痰饮。

痰饮既是机体脏腑功能失调的病理产物，又是导致机体发生疾病的致病因素。痰饮一旦形成，便留伏体内，遇感而发，或随气升降，无处不到。正如沈金鳌所说："痰为百病之源，百病皆由痰成。"《丹溪心法》也说："痰之一物，随气升降，无处不到。"痰饮的病理性质，总属阳虚阴盛，输化失调，因虚致实，水饮停积为患。饮属阴邪，非阳不运，得温则化。温药具有振奋阳气，开发腠理，通行水道的作用。因此关于痰饮的治疗原则，《金匮要略·痰饮咳嗽病脉证并治第十二》指出："病痰饮者，当以温药和之。"

本例患者形体消瘦，情志不畅，可知禀赋薄弱，肝郁脾虚的病理基础早已存在。今禀赋薄弱，肾精不足，肝气郁结，乘脾犯胃，脾胃虚弱，饮食不化精微充养肌肉，反而停聚成为痰饮，故形体消瘦，情志不畅。痰饮内停，走于肠间，故腹中鸣响。肾阳虚弱，痰饮结于下焦，膀胱气化不行，水无出路，逆而上行，故头昏时作。水饮留伏，动荡不定，故腹中悸动，偶尔下腹隐痛。痰饮上扰，阻于清窍，故口干少饮，咽喉痰滞。饮留胃肠，胃失腐熟，肠失传导，故大便不调，一日二至三次。舌暗红，苔白黄，脉弦数，均为肝郁脾虚，痰饮内停之征。

本例患者，以腹中响鸣、动悸为主诉就医，故中医辨病为"痰饮"。病机证候可以概括为肝郁脾虚，胃肠不和，痰饮内停，气化失司。在治疗上既需疏肝解郁，健脾和胃，又需利水渗湿，温化痰饮。考六君子汤载于《医学正传》，原为脾胃气虚兼有痰湿而设，具有健脾益气、和胃止呕的功效。半夏白术天麻汤出自《医学心悟》，原为风痰眩晕而设，具有燥湿化痰、平肝息风的功效。《金匮要略·痰饮咳嗽病脉证并治第十二》有言："假令瘦人脐下有悸，吐涎沫而癫眩，此水也，五苓散主之。"故夏斌老师初诊方选六君子汤合半夏白术天麻汤、五苓散加减治疗。方中党参健脾益气，白术、茯苓健脾除湿，法半夏燥湿化痰，陈皮理气健脾，猪苓、泽泻利水渗湿，桂枝温阳化气，天麻平肝息风，郁金疏肝解郁，知母滋阴清热。11味药相互配合，共奏疏肝解郁、健脾和胃、利水渗湿、温化痰饮之功。

二诊时患者头昏时作及咽喉痰滞、腹中响鸣悸动减轻，情志不畅好转，仍形体消瘦，口干喜饮，大便或干或稀，一日两至三次。舌暗红，苔薄黄，脉弦数。其口干喜饮，考虑为痰饮化热，津不上承所致。大便或干或稀，一日两至三次，为肝郁脾虚，湿邪化热造成。且患者之慢性咽炎，常因外邪诱发，故于初诊处方去党参、郁金，加连翘清热解毒；伍白花蛇舌草清热利湿；其余药物不变，照旧使用，取药7剂。三诊时患者形体消瘦，大便或干或稀，一日二至三次，其余症状悉减。故守二诊处方巩固疗效，取药7剂。7剂药毕，形体消瘦如初，其余诸症悉除。

（张攀/撰文）

第七节　泌尿生殖系统疾病

一、下肢水肿

水肿是肺失宣降、脾失健运、肾失开合、膀胱气化失常，体内水液潴留，泛滥肌肤，导致头面、眼睑、胸腹、四肢，甚至全身浮肿的一类病证。西医学中的急、慢性肾小球肾炎、肾病综合征、充血性心力衰竭、内分泌失调、营养障碍等疾病出现的水肿，均属于中医学水肿范畴。

水肿一病，历代医家均有论述。《内经》称水肿为"水"，根据不同症状分为风水、石水、涌水。《金匮要略》称水肿为"水气"，按照病因、症状分为风水、皮水、正水、石水、黄汗；按照病因、部位分为心水、肺水、肝水、脾水、肾水。其"诸有水者，腰以下肿，当利小便；腰以上肿，当发汗乃愈"的治疗法则，迄今仍然运用于水肿临床。《丹溪心法》首次明确将水肿分为阴水、阳水两大类，这种分类方法对水肿的定性和治疗有提纲挈领的指导作用。关于水肿的治疗，《证治汇补·水肿》认为："宜调中健脾，脾气实，自能升降运行，则水湿自除，此治其本也。"该书还总结出水肿分治六法，即治分阴阳、治分汗渗、湿热宜清、寒湿宜温、阴虚宜补、邪实当攻，拓宽了水肿的辨证论治。

夏斌老师从事中医事业 50 余年，他精读古籍，学识渊博，医理深厚，医术精湛。愚有幸成为夏斌老师学术经验继承人，跟师坐诊，受教颇丰，收获良多。现报道水肿治验 1 例，虽犹如管中窥豹，不能全面反映老师匠心，但也可略见老师学术经验之一斑。

【医案】

周某，女，47 岁，工人。既往有慢性胃炎、胆囊炎病史。因"双下肢水肿 2 周"，于 2022 年 7 月 5 日就诊。

患者 2 周前无明显诱因出现久坐后双下肢水肿，未就医治疗。

初诊：头颞、两眼发胀，上背隐痛，久坐双下肢水肿，精神不减，饮食如常，大便调匀，小便不畅。舌淡红，苔薄白微黄，脉沉缓。

体格检查：血压 100/70mmHg，双肺呼吸音清晰，心率 66 次/分，律齐，腹软，双下肢水肿（＋－）。

西医诊断：特发性水肿。

中医辨病：水肿。

辨证：风邪外袭，肺失宣降，脾胃虚弱，水湿内停。

治法：疏表祛风，宣肺行水，健脾燥湿，补益胃肾。

方药：六君子汤合四苓散、玉屏风散加减。

处方：党参 15g，白术 15g，茯苓 15g，法半夏 10g，陈皮 10g，猪苓 10g，泽泻 10g，黄芪 30g，防风 10g，黄柏 10g，苦杏仁 10g。

上方 7 剂，1 日 1 剂，以水煎煮，取汁 600mL，分早、中、晚 3 次温服。

二诊：久坐双下肢水肿好转，仍头颞、两眼发胀，上背隐痛，大便调匀，小便不畅。舌淡红，苔薄白微黄，脉沉缓。

治法：疏表祛风，健脾利水，清泄郁热，补肺益肾。

方药：六君子汤合四苓散、玉屏风散加减。

处方：党参 15g，茯苓 15g，白术 15g，法半夏 10g，陈皮 10g，砂仁 6g，黄芪 30g，防风 10g，猪苓 10g，黄柏 10g，半枝莲 30g。

上方 7 剂，1 日 1 剂，煎法、服法同前。

三诊：久坐双下肢水肿将瘥，小便不畅已止，头颞、两眼发胀，上背、手指隐痛，入夜口舌干燥，饮食如常，大便调匀。舌淡红，苔薄白微黄，脉沉缓。

体格检查：血压 100/70mmHg，双肺呼吸音清晰，心率 66 次/分，律齐，腹软，双下肢无水肿。

治法：疏表祛风，健脾燥湿，清泄郁热，补肺益肾。

方药：六君子汤合玉屏风散加减。

处方：党参 15g，茯苓 15g，白术 15g，法半夏 10g，陈皮 10g，黄芪 30g，防风 10g，天麻 10g，蔓荆子 10g，葛根 15g，黄柏 10g。

上方 7 剂，1 日 1 剂，煎法、服法同前。

四诊：诸症悉减，舌淡红，苔薄白微黄，脉沉缓。

再进三诊处方 5 剂以巩固疗效。5 剂药毕，诸症悉除。随访至今，水肿未再复发。

【按】

水肿为临床常见疾病，外感内伤均可引起，病理变化主要在肺、脾、肾三脏。肺失宣降通调，脾失健运，肾失开合，膀胱气化失常，最终可致体内水液潴留，泛滥肌肤而成本病。临床辨证以阴阳为纲，表实热证多为阳水，里虚寒证多为阴水，需要注意二者之间的转化。水肿治疗原则是治分阴阳，阳水治以发汗、利小便、宣肺健脾，水势壅盛可酌情暂行攻逐，以祛邪为主；阴水治以温阳益气、健脾补肾养心、兼利小便，酌情化瘀，以扶正为主。虚实并见者，则攻补兼施。

就本例病证而言，患者以双下肢水肿为主要表现就医，属于中医学"水肿"范畴。既往有慢性胃炎病史，可知脾胃素虚。脾主肌肉四肢，今脾胃虚弱，腐熟、健运功能降低，气血生化减少，机体水湿增多。因气行则湿行，久坐气血运行减慢，水湿留滞更甚，故久坐双下肢水肿。脾虚日久，病及于肾，肾气亏虚，膀胱气化失常，故小便不畅。风邪外袭，肺失宣降，不能通调水道，水湿内停，阻于肌肤，故头颞、两眼发胀，上背隐痛。舌淡红，苔薄白微黄，脉沉缓，皆为风邪外袭，肺脾两虚，水湿内停，气化不利之征。

本例水肿虽属阳水，然虚实相兼，侧重在于脾虚湿盛。《丹溪心法·水肿》有言："水肿因脾虚不能制水，水渍妄行，当以参术补脾，使脾气得实，则自健运，自能升降，运动其枢机，则水自行。"考六君子汤具有益气健脾、燥湿化痰之功，主治脾胃虚弱兼痰湿病证。玉屏风散具有扶正解表、补虚益气、增强免疫力之功[1]。方中黄芪，《本草纲目》记载："黄芪，甘温纯阳，其用有五：补诸虚不足，一也；益元气，二也；壮脾胃，三也。"故初诊夏斌老师选用六君子汤以健脾和胃、燥湿化痰；合四苓散健脾益气、利水渗湿；配玉屏风散益气固表、扶正祛邪，既助肺通调水道，又辅脾运化水湿，兼益肾之气化；加杏仁宣肺利水，佐黄柏清热燥湿。诸药相合，共奏疏风解表、宣肺利水、健脾燥湿、补益脾肾之功。

二诊时，患者久坐下肢水肿好转，小便不畅突出，考虑水湿有入里化热之势，故予上方去苦杏仁、泽泻，添砂仁化湿行气醒胃，加半枝莲清热利水消肿。

三诊时，患者久坐双下肢水肿渐愈，小便不畅已止，仍头眼发胀，上背、手指隐痛，新增入夜口舌干燥，考虑其症乃表邪未尽，水湿留滞肌肤，渐次化热所致，尤恐祛湿太过而耗伤阴津，故弃用四苓散，续用六君子汤健脾胜湿，益气和胃；伍玉屏风散扶正祛邪，补养肺肾；加天麻、蔓荆子祛风止痛；增葛根舒缓筋脉；辅黄柏清热除湿。

四诊时，诸症悉减，舌脉同前，故再进三诊处方 5 剂以巩固疗效。5 剂药毕，诸症悉除。

水肿之病，其标在肺，其制在脾，其本在肾。纵观本病的治疗，虽然用药涉及肺、脾、肾三脏，但重点仍是治疗肺、脾，尤其着重治脾。方药用六君子汤配合玉屏风散为主，兼以协调寒热，攻补两施，终使水肿及其夹杂之症迅速治愈。

【参考文献】

[1] 赵子中，高雅丽，刘文芳，等. 玉屏风散现代药理研究及皮肤科研究进展 [J]. 中国中西医结合皮肤性病学杂志，2018，17（2）：187-189.

（蔡霞/撰文）

二、成人遗尿

遗尿是指人在睡眠中，以不自觉地排尿为主症的疾病。无明显尿路或神经系统器质性病变者，称原发性遗尿；继发于尿路或神经系统器质性病变者，称继发性遗尿。原发性遗尿多见于10 岁以下儿童，成人患此种遗尿者较少。儿童原发性遗尿，常由先天禀赋不足，脏腑娇嫩，排尿自控能力未完善所致。成年人原发性遗尿，多为先天禀赋薄弱，后天失养，或基础疾病久虚不复造成。

遗尿有轻有重，轻者数夜遗尿一次，重者每夜遗尿一至两次。遗尿患者，常伴神疲乏力、面色少华、纳差不饥、睡眠不实等。遗尿日久不愈，可影响身心健康，降低生活质量。

遗尿的病因病理，可以概括为肾气亏损，不能固摄；脾肺气虚，三焦气化失常；心肾两虚，水火不相交济；肝胆湿热，循经下注。遗尿的辨证，通常采用八纲辨证，重点在于区别虚实寒热。遗尿的治疗，以补益肾气、培元固摄为主。肺脾气虚者，治以健脾补肺，益气升清；水火失济者，治以清心滋肾，安神固摄；下焦湿热者，治以清热利湿，泻肝止遗。

【医案】

仲某，女，48 岁，工人。既往有睡眠障碍病史。因"反复小便自遗 5 年"于 2023 年 8 月 6 日就诊。

患者 5 年前无明显诱因出现小便自遗，渐渐兼有睡眠短浅，自认为不是大病，偶尔就医治疗，症状反复发作。

初诊：小便自遗，睡眠短浅，饮食如常，大便调匀。舌淡红，苔薄黄，脉沉迟。

体格检查：血压 123/87mmHg，双肺呼吸音粗，心率 52 次/分，律齐，无杂音，腹软，双下肢无水肿。

辅助检查：患者近期常规体检，无明显异常发现。

西医诊断：原发性遗尿症；窦性心动过缓。

中医辨病：遗尿。

辨证：心肾两虚，膀胱失约。

治法：补益心肾，固脬止遗。

方药：桑螵蛸散加减。

处方：桑螵蛸10g，龙骨30g，醋龟甲15g，人参10g，茯神15g，当归15g，石菖蒲10g，制远志10g，黄柏10g，炙甘草3g。

上方4剂，1日1剂，以水煎煮，龙骨、醋龟甲先煎，取汁600mL，分早、中、晚3次温服。嘱患者调畅情志，劳逸结合，饮食不宜过咸、过于油腻等助湿碍脾及辛辣刺激之物。

二诊：小便自遗及睡眠短浅好转，上唇疱疹，饮食如常，大便调匀。舌淡红，苔薄黄，脉沉迟。

处方：桑螵蛸10g，龙骨30g，醋龟甲15g，人参10g，当归15g，茯神15g，石菖蒲10g，远志10g，黄柏10g，半枝莲15g，炙甘草3g。

上方7剂，1日1剂，煎法、服法同前。生活调理、饮食宜忌同前。

三诊：患者诸症悉减，上唇疱疹结痂，饮食如常，大便调匀。舌淡红，苔薄黄，脉沉迟。

续用二诊处方5剂巩固疗效。5剂药毕，诸症悉除。

【按】

《素问·宣明五气论》记载："膀胱不利为癃，不约为遗溺。"溺与尿通，遗溺即遗尿。人体水液代谢，是在肺、脾、肾三脏的协同作用下，把水津的精微部分输送到全身，营养濡润各组织器官。水津的有余部分，下降到肾，通过肾的气化，升清降浊，清者回流体内，浊者渗入膀胱，再经膀胱气化，开合调节，使尿液排出体外。这一过程，《素问·经脉别论》总结为："饮入于胃，游溢精气，上输于脾，脾气散精，上归于肺，通调水道，下输膀胱，水精四布，五经并行。"

遗尿的病位在膀胱，与肾、脾、肺相关，与肾的关系尤其密切。遗尿病机主要为三焦气化失常。本例女性遗尿患者，年近半百，可知肾气渐衰。小便自遗长达5年，伴随睡眠短浅，可知心气不足。盖肾者主水，助膀胱气化，开窍于二阴；膀胱储尿排尿，职司开合，与肾相表里。心处上焦，主火，心火必须下降于肾，助肾火温煦肾阴，使肾水不寒；肾处下焦，主水，肾水必须上济于心，与心阴共同涵养心阳，使心火不亢。今心肾两虚，水火不相交济，心虚则气血不足，神失所养，故患者症见睡眠短浅。肾虚即摄纳无权，膀胱失约，故患者症见小便自遗。舌淡红，苔薄黄，脉沉迟，皆为心肾两虚，水火不济，膀胱失约，神失所养之征。

桑螵蛸散出自《本草衍义》，原为心肾两虚、小便频数、遗尿、滑精、心神恍惚、健忘食少等证而设，由桑螵蛸、龙骨、龟甲、人参、茯神、当归、菖蒲、远志组成，具有调补心肾、固精止遗之功。因本例遗尿证属心肾两虚，膀胱失约，所以夏斌老师初诊选用桑螵蛸散加减治疗。方中桑螵蛸补肾助精，固肾止遗；龙骨收敛固涩，镇心安神；龟甲滋养肾阴，补心安神；人参大补元气；茯神益气安神；当归补养心血；菖蒲、远志安神定志，交通心肾；黄柏清热燥湿；甘草补中和药。10味药物相互配伍，共奏调补心肾、交通上下、补养气血、固肾止遗之功。

二诊时，患者小便自遗及睡眠短浅好转，上唇疱疹，舌淡红，苔薄黄，脉沉迟。考虑新增之上唇疱疹，为脾胃湿热循经上蒸所致，不是主病。由于辨证准确，用药合理，疗效明显，故于初诊处方加半枝莲清热除湿，解毒消疮，其余药物不变，照旧施用。三诊时，患者诸症悉减，舌淡红，苔薄黄，脉沉迟。效不更方，故续予二诊处方5剂巩固疗效。5剂药毕，遗尿及睡眠短浅皆愈。

遗尿与患者的心理因素、生活习惯密切相关，在给予药物干预的同时，应嘱咐患者消除紧张心理，建立信心，积极配合治疗。培养良好的生活习惯，避免过度疲劳，进行适当的体育锻炼，改变睡前饮水或食用水分较多食物的习惯，主动有意识地定时排尿，对改善遗尿十分有益。

（蔡霞/撰文）

三、早泄

【医案】

文某，男，32岁，工人。既往无特殊。因"房事短暂，乍交即泄1年"于2024年3月4日就诊。

患者1年前无明显诱因出现房事短暂，乍交即泄，间断就医治疗，效果不显。否认前列腺炎、包皮炎、尿道炎等病史。

初诊：性欲不减，房事短暂，乍交即泄，大便成形，一日一次，小便调匀。舌淡红，苔薄白，脉沉缓。

查体：血压112/80mmHg，双肺呼吸音清晰，心率73次/分，律齐，腹软，双下肢无水肿。

西医诊断：射精过早症。

中医辨病：早泄。

辨证：肾精不足，封藏失职。

治法：益气补肾，固摄精关。

治法：五子衍宗丸合金锁固精丸加减。

处方：枸杞子10g，菟丝子15g，覆盆子10g，五味子6g，车前子10g，芡实15g，莲子15g，煅龙骨30g，煅牡蛎30g，人参10g，黄芪15g。

上方7剂，1日1剂，以水煎煮，煅龙骨、煅牡蛎先煎，取汁600mL，分早、中、晚3次温服。嘱患者调整心理状态，保持乐观情绪。忌食萝卜，以免影响人参疗效。

二诊：房事时间明显延长，性欲正常。舌淡红，苔薄白，脉沉缓。

守初诊处方7剂，1日1剂，煎法服法同前。生活调理、饮食宜忌同前。7剂中药服毕，早泄治愈。

【按】

早泄是中西医学的通用病名，西医又称射精过早症，中医古称"鸡精"。正如《叶天士秘本种子金丹》所说："男子玉茎包皮柔嫩，少一挨，痒不可当，故每次交合，阳精已泄，阴精未流，名曰鸡精。"陈仕铎《辨证录》针对早泄的临床特征还说："男子精滑之极，一到妇女之门，即便泄精。"

早泄常为先天不足，肾精亏虚；湿热下注，扰动精室；肝郁化火，精室受灼；房事不节，肾虚精少；肾阳虚衰，精关不固；肾阴亏损，封藏失职等原因导致。病位在肾，与心、肝、脾等脏功能失调累及于肾有关。早泄的治疗须辨明病因，分清虚实，实证以审因祛邪为主，虚证以补肾固涩为主。

本例早泄患者，年龄32岁，正值《素问·上古天真论》所说"男子……四八，筋骨隆盛，肌肉满壮"之际，既往无前列腺炎、包皮炎、尿道炎等病史，以"房事短暂，乍交即泄1年"为主诉就医，可知患者存在先天不足的发病基础。

今先天禀赋薄弱，肾精亏虚，精不化气，气虚失摄，精关不固，所以房事短暂，乍交即泄。心为五脏六腑之大主，神明出焉，其病主要责之于肾，心之意志思虑如常，故性欲不减。舌淡红，苔薄白，脉沉缓，皆为肾精亏虚，气失固摄之象。

五子衍宗丸载于《摄生众妙方》，由菟丝子、枸杞子、覆盆子、五味子、车前子组成，具有补肾益精之效，主治肾虚精少、阳痿早泄等。金锁固精丸载于《医方集解》，由沙苑子、芡实、莲须、莲子、煅牡蛎、煅龙骨组成，具有补肾涩精之效，主治肾虚精亏所致遗精滑泄、舌淡苔白脉细弱等。

人参、黄芪，均属大补元气之药。元气是推动、激发人体脏腑组织功能活动的重要物质，肾气是封藏、固摄肾精不可或缺的脏腑之气。现代药理研究表明，人参具有改善肾精亏虚、提高性欲、延长性生活时间的作用。黄芪具有增强机体免疫功能、改善心肌血供、抗氧自由基、延缓细胞衰老进程的作用。

本例早泄，病因病机主要在于肾精亏虚，气失固摄，所以选用五子衍宗丸合金锁固精丸加减治疗。方中菟丝子补肾填精，枸杞子滋肾益精，覆盆子补肾助阳，五味子补肾涩精，车前子利湿固肾，芡实、莲子益肾摄精，煅龙骨、煅牡蛎收敛固涩，人参、黄芪大补元气。11味药物相互配合，共奏益气补肾、固摄精关之功。

二诊时，患者房事时间明显延长，性欲正常，舌淡红，苔薄白，脉沉缓。药既取效，无须更方，故二诊守初诊处方7剂，煎法服法同前，生活调理、饮食宜忌同前。7 剂中药服毕，早泄治愈。

值得注意的是，早泄成因复杂，但大多在急躁、忧虑等心理状态失调时发病。在药物治疗的同时，应嘱患者调整情绪、保持良好心态、规律作息，并参加适当体育锻炼，以促进疾病康复。

（夏斌/撰文）

四、阳痿

【医案】

陈某，男，62 岁，退休工人。既往有胆囊结石手术史。因"性欲减退，不能入房 1 年"于 2024 年 5 月 7 日就诊。

患者 1 年前无明显诱因出现性欲减退，阴茎萎软，不能入房。

初诊：腰膝酸软，性欲减退，偶有冲动，阴茎不能勃起，难以入房，大便稀薄，一日一至两次，夜尿频多。舌暗淡，苔薄白，脉沉缓。

体格检查：血压 131/78mmHg，双肺呼吸音粗，心率 81 次/分，律齐，腹软，双下肢无水肿。

西医诊断：勃起功能障碍。

中医辨病：阳痿。

辨证：脾肾阳虚，宗筋弛纵。

治法：温补脾肾，振筋起痿。

方药：金匮肾气丸加减。

处方：生地黄 15g，山茱萸 10g，山药 15g，茯苓 15g，牡丹皮 6g, 泽泻 6g, 桂枝 6g, 制附片 6g, 人参片 10g, 黄芪 15g, 炙甘草 3g。

上方 3 剂, 1 日 1 剂, 以水煎煮, 制附片先煎, 取汁 600mL, 分早、中、晚 3 次温服。嘱患者调整心理状态, 保持乐观情绪, 饮食清淡而富于营养, 不宜过咸、过于油腻等助湿碍脾之物。

二诊: 患者病情如初, 舌暗淡, 苔薄白, 脉沉缓。

处方: 生地黄 15g, 山茱萸 10g, 山药 15g, 茯苓 15g, 牡丹皮 6g, 泽泻 6g, 桂枝 6g, 制附片 6g, 人参片 10g, 黄芪 15g, 沙苑子 15g。

上方 7 剂, 1 日 1 剂, 煎法、服法同前。生活调理、饮食宜忌同前。

【按】

阳痿是指男子因虚损、惊恐或湿热等原因, 致使宗筋弛纵, 阴茎痿软不举, 或临房举而不坚的病证。阳痿又称阴痿、阳事不举。《灵枢·邪气脏腑病形》说: "肾脉急甚, 为骨癫疾……大甚为阴痿。"《景岳全书·杂证谟·阳痿》说: "阴痿者, 阳不举也。"

关于阳痿的形成,《类证治裁·阳痿论治》载: "男子二八而精通, 八八而精绝。阳密则固, 精旺则强, 伤于内则不起。故阳痿之证, 多由色欲精竭, 或思虑劳神, 或先天禀弱, 或后天食少, 亦有湿热下注, 宗筋弛纵, 而致阳痿者。" 阳痿常按命门火衰、心脾受损、恐惧伤肾、肝郁不舒、湿热下注辨证论治。其病有虚有实, 以命门火衰者居多。《景岳全书·杂证谟·阳痿》记载: "凡男子阳痿不起, 多由命门火衰, 精气虚冷, 或以七情劳倦, 损伤生阳之气, 多致此证……然有火无火, 脉症可辨, 但火衰者十居八九，而火盛者仅有之耳。"

本例阳痿患者，年龄 62 岁。《素问·上古天真论》曰："丈夫……八八，天癸竭，精少，肾藏衰，形体皆极。"可知其人早有肾衰精少的病理基础。既往胆囊结石手术史，则提示存在肝胆气郁，木郁土虚。今肾虚精少，命门火衰；脾阳虚弱，运化失司，阳气无力振奋宗筋，阴血难以营养阴器，于是阳痿病证乃成。腰为肾之府，脾主肌肉四肢，脾肾两虚，腰膝失养，故腰膝酸软。脾肾亏损，精少血虚，性欲难萌，故性欲减退，偶有冲动。脾肾阳虚，宗筋弛纵，故阴茎不能勃起，难以入房。脾胃气虚，水谷不化，故大便稀薄。肾气亏损，膀胱不约，故夜尿频多。舌暗淡，苔薄白，脉沉缓，皆为脾肾阳气虚弱、气血生成不足之象。

本例阳痿，病机可以概括为脾肾阳虚、宗筋弛纵，故方选肾气丸加减治疗。方中生地黄滋补肾阴，山茱萸、山药滋补肝脾，桂枝、附子温补肾阳，茯苓、泽泻利水渗湿，牡丹皮清肝泻火，人参、黄芪大补元气，炙甘草补中和药。11 味药物相互配伍，阴中求阳，益火之源，寓泻于补，滋而不腻，共奏温补脾肾、振筋起痿之功。

二诊时，患者病情如故，舌暗淡，苔薄白，脉沉缓。考虑脾肾虚损日久，3 剂中药自是难以为功，故仍于初诊处方去炙甘草，加沙苑子补肾阳，益肾阴，其余药物不变，照旧施用，取药 7 剂，煎法服法同前。生活调理、饮食宜忌同前。

（夏斌/撰文）

第八节　内分泌系统疾病

一、手足心汗

自汗、盗汗是阴阳失调，腠理不固，以致汗液外出异常的一种病证。自汗不因环境影响，白昼汗出，动辄益甚。盗汗寐中有汗，醒来汗止。西医学根据汗出的部位不同，将本病分为全身性多汗症、局限性多汗症两大类。全身性多汗者，通常阵发性汗出，皮肤表面潮湿。局限性多汗者，常见手掌、足跖、腋下、鼻尖、前额、心窝、腹股沟、外阴等处汗出过多，或伴该处皮肤表面潮湿。

手足汗古医早有记载，《伤寒论·辨阳明病脉证并治》原文第 208 条说："阳明病……手足濈然汗出者，此大便已硬也，大承气汤主之。"这认为四肢禀气于脾胃，当肠胃燥实，津液为里热所迫而外泄，手足就会濈然汗出。该篇原文第 220 条还说："二阳并病，太阳证罢，但发潮热，手足漐漐汗出，大便难而谵语者，下之则愈，宜大承气汤。"其指出邪入阳明，里热蒸腾，由内向外，手足就会漐漐汗出。

《伤寒明理论》记载："手足汗出者，为热聚于胃，是津液之旁达也。"《医碥》有言："手足汗，别处无汗，脾胃之热达于四肢也。脾胃主肌肉、四肢，热达于肌肉则体汗，若达于四肢则手足汗耳。"《张氏医通》记载："脾胃湿蒸，旁达于四肢，则手足多汗。"《中医临证备要》认为："手足心热，皆为阴血不足，内热烦扰现象。手足心发热的同时，往往潮湿多汗。手足汗出而手足心热者属血虚，手足不温者属气虚。"《简明中医词典》解读手足汗云："手足心热者，属阴亏血虚；手足发凉者，属中阳不足。阴血虚者用四物汤、麦味地黄汤；中阳不足者，用理中汤加乌梅；日久不愈，气血俱虚者，用十全大补汤加五味子。"

手足心汗原因较多，病机包括阳明热盛、心经火旺、湿热熏蒸、肝郁犯脾、脾胃虚寒、肺脾气虚、心脾两虚、心肾阴虚、肝肾不足、瘀血阻滞等。其证或虚或实，或虚实夹杂。脏腑病变涉及脾、胃、肝、心、肾，与脏腑功能失调的病理产物瘀血、湿浊等也有关联。兹介绍夏斌老师诊治手足心汗病证两例，以飨读者。

【医案1】

陈某，女，28岁，工人，未婚。既往有亚临床甲状腺功能减退症病史。因"反复手足心热，汗出潮湿2年"于2022年8月16日就诊。

患者2年前无明显诱因出现手足心热，汗出潮湿，未就医治疗。

初诊：形体消瘦，两耳响鸣，手足心热，汗出潮湿，夜间盗汗，性欲减退，饮食如常，大便调匀，小便频数，尿出色黄。月经如期，色量尚可、杂有血块。舌质红，苔薄少，脉沉数。

体格检查：血压108/84mmHg，形体消瘦，双肺呼吸音清晰，心率100次/分，律齐，腹软，双下肢无水肿。

西医诊断：局限性多汗症；性欲低下。

中医辨病：自汗（手足心汗）；阴痿。

辨证：肝肾不足，阴虚内热，腠理疏松，津液外泄。

治法：养阴清热，滋补肝肾，益气调营，固表止汗。

方药：知柏地黄丸合牡蛎散加减。

处方：知母 10g，黄柏 10g，山萸肉 10g，生地黄 15g，山药 30g，茯苓 15g，牡丹皮 6g，泽泻 6g，黄芪 30g，牡蛎 30g，浮小麦 30g。

上方 7 剂，1 日 1 剂，以水煎煮，牡蛎先煎，取汁 600mL，分早、中、晚 3 次温服。

二诊：形体消瘦，两耳响鸣，手足心热，汗出潮湿，夜间盗汗，性欲减退，饮食如常，大便调匀，小便频数，尿出色黄。舌质红，苔薄少，脉沉缓。

体格检查：血压 104/82mmHg，形体消瘦，双肺呼吸音清晰，心率 76 次/分，律齐，腹软，双下肢浮肿（－）。

处方：知母 10g，黄柏 10g，山萸肉 10g，生地黄 15g，山药 30g，茯苓 15g，牡丹皮 6g，泽泻 6g，黄芪 30g，牡蛎 30g，白芍 15g。

上方 7 剂，1 日 1 剂，煎法、服法同前。

三诊：形体消瘦，夜间盗汗、手足心汗出及小便频数明显好转，仍两耳响鸣，手足心热，性欲减退，饮食如常，大便调匀，尿出色黄。舌质红，苔薄少，脉沉缓。

处方：知母 10g，百合 15g，山萸肉 10g，生地黄 15g，山药 30g，茯苓 15g，牡丹皮 6g，泽泻 6g，黄芪 30g，牡蛎 30g，白芍 15g。

上方 7 剂，1 日 1 剂，煎法、服法同前。

【按】

本例青年女性，28 岁，未婚。既往有亚临床甲状腺功能减退病史，以手足心热、汗出潮热为主诉就医，兼有形体消瘦、两耳鸣响、睡眠盗汗、性欲减退等症。由此可知，患者先天禀赋薄弱，平素肝肾不足。

肾藏精，开窍于耳。肾精亏虚，精血无从互化，精血不足，肌肤、耳窍失养，故形体消瘦、两耳响鸣。肝藏血，主疏泄；肾藏精，主生殖发育。肾精不足，元气亏虚，肝失疏泄，经血凝滞，故性欲减退，月经杂有血块。手厥阴心包络、手少阴心、足少阴肾，其经脉皆循行于手足心。足厥阴肝经起于足大趾，上行小腿内侧，过足太阴脾经三阴交，与肾有联系。肝肾内寓相火，肝肾不足，相火偏亢，虚热内生，外扰心肾经脉，热迫津液，肌表疏松，故手足心热、汗出潮湿。虚热内扰心肾二脏，热迫津液，营阴不能敛藏，故睡眠盗汗。肝肾不足，相火偏亢，膀胱有热，故小便色黄。舌质红，苔薄少，脉沉数，皆为肝肾不足、阴虚内热之象。

本例手足心汗、阴痿，分言之，手足心汗的病机，主要在于肝肾不足、阴虚内热、津液外泄；阴痿的病机，主要在于肾精亏虚、肝失疏泄、阴痿不用。由于女子以肝为先天，以血为本，以气为用；自汗、盗汗，均以腠理不固、津液外泄为共同病变。且患者要求先治汗证，缓图阴痿，故初诊之方，即用知柏地黄丸合牡蛎散加减。方中生地黄滋肾填精，山茱萸滋肾益肝，怀山药滋肾补脾，泽泻泄肾降浊，丹皮清肝泻火，茯苓淡渗脾湿，知母滋阴清热，黄柏泻火坚阴，黄芪补气固表，牡蛎潜阳敛阴，浮小麦养心止汗。11味药相互配合，共奏养阴清热、滋补肝肾、益气调营、固表止汗之功。

二诊：诸症如故，舌质红，苔薄少，脉沉缓。考虑本例病变与先天不足相关，病程已长达2年，数剂中药，自是难以为功。故于初诊处方去浮小麦，加白芍养血柔肝、敛阴止汗。

三诊：夜间盗汗、手足心汗出及小便频数明显好转，舌质红，苔薄少，脉沉缓。故治疗法则不变，予二诊处方去黄柏，加百合与生地黄配伍，组成百合地黄汤以养心润肺，其余药物照施。但整个治疗目标，仍重在滋阴清热、补益肝肾。

【医案2】

蒲某，女，32岁，工人。既往有多囊卵巢综合征病史。因"手足心烘热汗出，双下肢乏力3个月"于2022年8月15日就诊。

3个月前，患者无明显诱因出现手足心烘热，汗出潮湿，双下肢乏力，未就医治疗。

初诊：手足心烘热，汗出潮湿，双下肢乏力，饮食不减，睡眠如常，二便调匀。舌淡红，苔薄黄，脉沉缓。

体格检查：血压108/78mmHg，双肺呼吸音清晰，心率67次/分，律齐，腹软，双下肢无水肿。

西医诊断：局限性多汗症。

中医辨病：自汗（手足心汗）。

辨证：肺脾气虚，湿热内蕴，腠理疏松，津液外泄。

治法：清热利湿，健脾补肺，益气敛阴，固表止汗。

方药：四妙丸合玉屏风散加减。

处方：黄柏10g，苍术10g，怀牛膝15g，薏苡仁30g，防风6g，白术15g，黄芪30g，党参15g，浮小麦30g，白芍15g，半枝莲15g。

上方7剂，1日1剂，以水煎煮，取汁600mL，分早、中、晚 3 次温服。

8 月 24 日电话随访，患者告知服药 5 剂，月经来潮，无明显双下肢乏力，手足心烘热及汗出潮湿均有好转。

【按】

本例以手足心烘热、汗出潮湿为主诉就医，症状表现涉及皮肤、汗孔、肌肉、四肢，手足心，故病变脏腑应在脾、胃、肺。手足心既症见烘热，又汗出潮湿，故病因病机当考虑湿热内蕴。《素问·评热病论》曰："邪之所凑，其气必虚。"脾主肌肉四肢，四肢皆禀气于胃。肺主气，外合皮毛，卫气属肺，司汗孔开闭，故脾、胃、肺是本病所虚之处。盖脾胃气虚，运化不及，水谷精微不能上归于肺，导致肺气虚弱，肌表疏松，表卫不固，腠理开泄，患者必然出现水湿内停、汗出异常之证。

今脾胃虚弱，水谷不化精微，湿浊内生，郁久化热，湿热内蕴，旁达四肢，乘虚侵袭手足心所虚之处，故见手足心蒸热；肺脾气虚，卫外不固，湿热熏蒸，逼津外泄，故手足心汗出、肌肤潮湿；脾气虚弱，四肢失养，湿热下注，阻滞筋脉，故双下肢无力。舌淡红、苔薄黄，脉沉缓，皆为肺脾气虚、湿热内蕴之征。

玉屏风散载于《丹溪心法》，其方原为卫表不固、自汗恶风而设，具有益气固表、健脾实卫之功。四妙丸录自《成方便读》，其方原为湿热下注，症见足膝肿痛、痿软无力，或如火烙之热而设，具有清热利湿、舒筋活络之效。

本例病机证候为肺脾气虚，湿热内蕴，腠理疏松，津液外泄。故初诊之治，选用四妙丸合玉屏风散加减治疗。方中黄柏清热燥湿，苍术健脾燥湿，薏苡仁利湿清热，怀牛膝利湿浊、补肝肾，黄芪益气固表，白术健脾益气，防风胜湿御风，党参益气健脾，白芍敛阴止汗，浮小麦养心敛汗，半枝莲清热利湿。11 味药相互配合，共奏清热利湿、健脾补肺、益气敛阴、固表止汗之功。患者服药 5 剂后，手足心烘热与汗出潮湿均有好转，无明显双下肢乏力，表明辨证准确，施治恰当，故获桴鼓之效。

以上二例患者，均以"手足心热、汗出潮湿"为主诉就医，自汗（手足心汗）的诊断应该成立。前例之手足心汗，其病以虚为主，病机证候为肝肾不足、阴虚内热、腠理疏松、津液外泄。病证性质属虚，虚则补之，治法宜养阴清热、滋补肝肾、益气调营、固表止汗，所以方选知柏地黄丸合牡蛎散随证加减。后例之手足心汗，其病虚实夹杂，病机证候为肺脾气虚、湿热内蕴、腠理疏松、津液外泄。病证性质属虚实相兼，应补泻合用，治法宜清热利湿、健脾补肺、益气敛阴、固表止汗，所以方选四妙丸合玉屏风散随证加减。

（秦春花/撰文）

二、汗证

【医案】

王某，女，48 岁，工人。既往性格内向，有多囊卵巢综合征病史。因"反复胸脘烘热、汗出心悸 2 个月"于 2023 年 7 月 13 日就诊。

患者 2 个月前新冠病毒感染初愈后，出现神疲乏力、阵热汗出、睡眠盗汗、气短心悸。

初诊：神疲乏力，阵热汗出，夜间盗汗，口干喜饮，胸脘烘热，气短心悸，烦躁失眠，入睡困难，寐则多梦，饮食如常，二便调匀。月经适来，已行五日，平素月经先后无定期，色红量多，杂有血块，经行十至十五日始净，经前心烦，带下夹少量血丝。舌暗红，苔薄黄，脉沉数。

体格检查：体温36.5℃，血压132/89mmHg，双肺呼吸音粗，心率120次/分，律齐，腹软，双下肢无水肿。

辅助检查：血常规、心肌酶谱未见异常；心电图提示窦性心动过速。

西医诊断：自主神经功能紊乱。

中医辨病：汗证；心悸；不寐。

辨证：余热未清，气阴两虚，肝郁痰扰，卫表不固。

治法：养阴清热，化痰散结，益气生津，固表止汗。

方药：竹叶石膏汤合小陷胸汤、牡蛎散加减。

处方：竹叶10g，生石膏30g，太子参15g，麦冬15g，瓜蒌皮10g，法半夏10g，酒黄连6g，煅牡蛎30g，黄芪15g，浮小麦30g，炒酸枣仁15g。

上方3剂，1日1剂，水煎煮，石膏、牡蛎先煎，取汁600mL，分早、中、晚3次温服。嘱患者注意休息，保持心情愉悦，饮食清淡，忌辛辣燥火之物。

二诊：神疲乏力好转，自汗盗汗减少，气短心悸稍有好转，烦躁失眠改善，仍口干喜饮，胸脘烘热，白昼胆怯，害怕独处，睡眠多梦，饮食如常，二便调匀。经净二日，平素月经先后无定期，色红量多，杂有血块，经行十至十五日始净，经前心烦，带下夹少量血丝。舌暗红，苔薄黄，脉沉数。

体格检查：体温36.5℃，血压130/88mmHg，双肺呼吸音粗，心率100次/分，律齐，腹软，双下肢无水肿。

辨证：气阴两虚，痰热内扰，心肾不交，腠理空疏。

治法：养阴清热，化痰散结，交通心肾，益气固表。

方药：竹叶石膏汤合小陷胸汤、牡蛎散、百合地黄汤加减。

处方：竹叶10g，生石膏30g，太子参15g，麦冬15g，瓜蒌皮10g，法半夏10g，酒黄连6g，煅牡蛎30g，黄芪15g，百合15g，生地黄15g。

上方3剂，1日1剂，煎法、服法同前。生活调理、饮食宜忌同前。

三诊：神疲乏力及气短心悸好转，自汗盗汗明显减少，烦躁失眠改善，仍口干喜饮，胸脘烘热，白昼胆怯，害怕独处，睡眠多梦，饮食如常，二便调匀。平素月经先后无定期，色红量多，杂有血块，经行十至十五日始净，经前心烦，带下夹少量血丝。舌暗红，苔薄黄，脉沉缓。

体格检查：体温36.7℃，血压148/100mmHg，双肺呼吸音粗，心率89次/分，律齐，腹软，双下肢无水肿。

处方：竹叶10g，生石膏30g，太子参15g，麦冬15g，瓜蒌皮10g，法半夏10g，酒黄连6g，天麻10g，钩藤15g，百合15g，生地黄15g。

上方3剂，1日1剂，煎法、服法同前。生活调理、饮食宜忌同前。

四诊：患者诸症皆有好转，带下已无血丝。舌暗红，苔薄黄，脉沉缓。

体格检查：体温36.6℃，血压130/86mmHg，双肺呼吸音粗，心率86次/分，律齐，腹软，双下肢无水肿。

续用二诊处方3剂以巩固疗效。煎法、服法同前，生活调理、饮食宜忌同前。3 剂药毕，诸症悉除。

【按】

自汗、盗汗是阴阳失调，腠理不固，导致汗液异常外泄的病证。白昼时时汗出，动辄益甚者，称为自汗；寐中汗出，醒来自止者，称为盗汗。正如《明医指掌·自汗盗汗心汗证》所言："夫自汗者，朝夕汗自出也。盗汗者，睡而出，觉而收，如寇盗然，故以名之。"

出汗既是生理现象，亦是病理现象。《内经》对汗的生理病理已有认识，指出"汗"为人体津液。如《灵枢·五癃津液别》言："天暑衣厚则腠理开，故汗出……天寒则腠理闭，气湿不行，水下留于膀胱，则为溺与气。"并指出"汗"与血液、心密切相关。如《素问·宣明五气论》言："五脏化液，心为汗。"汗出过多是阳气蒸迫阴液所致。如《素问·阴阳别论》言："阳加于阴，谓之汗。"

自汗、盗汗均属病理现象。除伴随其他疾病过程外，肺气不足、营卫不和、心血不足、阴虚火旺、邪热郁蒸等均可引起。本例患者为 48 岁围绝经期女性，任脉虚衰，太冲脉少，天癸将竭，病程 2 个月，平素情志不遂，病中白昼胆怯，害怕独处，提示存在禀赋薄弱、肝郁肾虚之病理基础。新冠初愈后，余热未清，气津两伤，故见阵热汗出、夜间盗汗、口干喜饮、胸脘烘热。汗为心液，津能载气，汗出过多则气随液脱，故神疲乏力、气短心悸。肝气郁结，疏泄失常，胆胃不和，湿聚成痰，痰热互结，扰动心神，故睡眠多梦、白昼胆怯、害怕独处。气液两伤，肾阴暗耗，心火独亢，神不守舍，故烦躁失眠。肝郁肾虚，精血亏损，冲任失调，故月经紊乱。舌暗红、苔薄黄、脉沉数，皆为余热未清、气阴两伤、肝郁痰扰、卫表不固之征。

竹叶石膏汤出自《伤寒论》，由竹叶、石膏、人参、麦冬、半夏、甘草、粳米组成，具有清热生津、益气和胃之功用。主治伤寒、温病、暑病之后余热未清，气津两伤之证，症见身热多汗、心烦胸闷、气逆欲吐、口干喜饮，或伴心烦不寐、舌红苔少、脉虚数者。

竹叶石膏汤原为伤寒解后余热未清、气津两伤而设。正如《伤寒论·辨阴阳易差后劳复病脉证并治》原文第 397 条所言："伤寒解后，虚羸少气，气逆欲吐，竹叶石膏汤主之。"本方清热与益气养阴并用，清而不寒，补而不滞，凡热病过程中或热病后气阴两伤、身热有汗、胃失和降者，皆可运用。

初诊以竹叶石膏汤合小陷胸汤、牡蛎散加减。方中竹叶、石膏清热除烦；太子参、麦冬养阴清热，益气生津；瓜蒌、黄连、半夏清热化痰，宽胸散结；黄芪益气固表；牡蛎敛阴潜阳；浮小麦益气止汗；酸枣仁养血安神。全方共奏养阴清热、化痰散结、益气生津、固表止汗之功。

二诊时，患者部分症状有所好转，舌脉同前。新增白昼胆怯、害怕独处，此乃心肾不交、胆虚痰扰所致。考虑本例心肾不交，主要存在于心之阴血不足，故于二诊处方去酸枣仁、浮小麦，加百合地黄汤养阴清热、交通心肾；保留小陷胸汤清热化痰，宽胸散结；其余药物照旧施用。全方共奏养阴清热、化痰散结、交通心肾、益气固表之功。

三诊时，患者部分症状进一步好转，舌暗红，苔薄白，脉沉缓。其血压增高，考虑检测时情绪激动所致。因汗出减少，故于二诊处方去牡蛎、黄芪，加天麻、钩藤平肝息风，其他药物不变，照旧施用。

四诊时，患者诸症好转，带下无血丝，舌暗红，苔薄黄，脉沉缓。故此诊以治汗、治痰、益气，养阴为主，予二诊处方3剂以巩固疗效。3剂药毕，诸症悉除。

（蔡霞/撰文）

三、瘿病

【医案】

张某，男，24岁，公司职员。既往无特殊病史。因"彩超检查发现甲状腺囊肿、脂肪肝4个月"于2022年9月8日就诊。

4个月前，患者做健康体检时，彩超检查发现甲状腺囊肿、脂肪肝，由于甲状腺功能、肝功能正常，身体无其他不适，未就医治疗。

初诊：患者形体肥胖，喜静恶动，睡眠鼾声响亮，自述彩超检查发现甲状腺肿大、脂肪肝，饮食如常，二便调匀，舌淡红，苔薄少，脉沉缓。

体格检查：血压124/78mmHg，颈软，甲状腺无明显肿大，双肺呼吸音弱，心率70次/分，律齐，腹软，双下肢无水肿。

西医诊断：甲状腺囊肿。

中医辨病：瘿病。

辨证：肝郁脾虚，痰瘀互结，邪郁化热，壅阻颈前。

治法：疏肝理脾，行气活血，清热解毒，化痰消瘿。

方药：二陈汤合泽泻汤加减。

处方：茯苓15g，法半夏10g，陈皮10g，白花蛇舌草30g，

猫爪草 15g，白术 15g，盐泽泻 10g，焦山楂 15g，郁金 10g，佛手
10g，半枝莲 30g。

上方 7 剂，1 日 1 剂，以水煎煮，取汁 600mL，分早、中、
晚 3 次温服。嘱患者调整心态，适当运动，定期随访。忌烟酒，
饮食不宜过咸、过甜、过于油腻。

再诊拟于前方去佛手、焦山楂，合用消瘰丸治疗。

【按】

瘿病，包括瘿气、瘿瘤、瘿囊，是以颈前喉结两旁结块肿大
为特征的一类疾病。《诸病源候论·瘿候》记载："瘿者，由忧恚
气结所生。亦曰饮沙水，沙随气入于脉，搏颈下而成之。初作与
樱核相似，而当颈下也，皮宽不急，垂捶捶然是也。恚气结成瘿
者，但垂核捶捶，无脉也。饮沙水成瘿者，有核瘰瘰无根，浮动
在皮中。"

瘿病之成，主要由禀赋不足、情志内伤、饮食不调、水土失
宜等因素引发。气滞痰凝，壅结颈前是瘿病的基本病理。临床将
其划分为气郁痰阻、痰结血瘀、肝火旺盛、心肝阴虚四种证型，
以在气在血、火旺与阴虚为辨证要点。气郁痰阻者，其病在气，
结块光滑，质软不痛；痰结血瘀者，其病在血，结块较硬，经久
不消。肝火旺盛者，常兼口苦眼突，烦热汗出，舌红苔黄，脉
数；心肝阴虚者，常兼头晕目眩，心烦失眠，舌红苔少，脉弦
细数。

本例瘿病患者为青年男性，24 岁，甲状腺囊肿甚小，颈部无
明显肿大。从其形体肥胖，彩超检查发现甲状腺囊肿、脂肪肝，
可知患者禀赋不耐，素体痰盛。今情志不畅，肝气郁结，木郁土
虚，水湿不化，湿聚成痰，痰气交阻，妨碍血行，血脉瘀滞，致

使气、痰、瘀血壅结颈前，发为瘿瘤，故彩超检查发现甲状腺囊肿。《丹溪心法》说："痰之一物，随气升降，无处不到。"痰气相搏，循经内窜，痰浊蕴结于肝，故彩超检查见脂肪肝之征。患者素体痰湿壅盛，痰为阴邪，阴主静而阳主动，故形体肥胖，喜静恶动。痰气交阻，上扰清窍，内壅气道，卧则气机壅滞更甚，故寐时鼾声如雷。舌淡红、苔薄少、脉沉缓，此乃肝郁脾虚、痰瘀互结、郁热内生、壅滞颈前之象。

本例瘿病，本虚标实，以实为主。气、痰、瘀、热交相为病，以气郁痰阻，邪郁化热为主。病机证候可概括为肝郁脾虚，痰瘀互结，邪郁化热，壅阻颈前。治宜疏肝理脾，行气活血，清热解毒，化痰消瘿。故夏斌老师方选二陈汤合泽泻汤随证加减。方中茯苓健脾渗湿，法半夏燥湿化痰，陈皮理气化痰，佛手疏肝理气，郁金解郁活血，白花蛇舌草清热解毒，猫爪草化痰散结，白术健脾益气，泽泻利水除湿，山楂消脂散瘀，半枝莲清热解毒。11味药相互配合，有疏肝理脾、行气活血、清热解毒、化痰消瘿之效。

《医学心悟》卷四所载消瘰丸，原为瘰疬、瘿瘤、痰核而设，由玄参、川贝母、牡蛎组成。方中玄参滋阴降火，川贝母解郁化痰，牡蛎软坚散结。全方具有清热化痰、软坚散结之功。本例瘿病目前重在气郁痰阻，邪郁化热，故再诊拟于前方去佛手、焦山楂，合用消瘰丸治疗。

（郭俊宏／撰文）

四、消渴

消渴是以多饮、多食、多尿、身体消瘦，或尿浊、尿有甜味为特征的一种疾病，相当于西医学的糖尿病。消渴发病率高、病程长、并发症多，严重危害人类身体健康。夏斌主任中医师常用金水六君煎合六味地黄丸加减治疗糖尿病及糖尿病周围神经病变，疗效较好，举例如下：

【医案1】

左某，男，46岁，国家公务员。平素喜进油腻饮食，嗜好烟酒。因"反复口燥咽干3年，手足麻木1年"于2023年2月13日就诊。

3年前，患者无明显诱因出现口燥咽干，入夜尤甚，渴喜饮水，外院诊断为2型糖尿病，予二甲双胍、格列齐特等降糖药治疗，血糖控制尚可，但口燥咽干、渴喜饮水症状反复发作。1年前逐渐出现手足麻木，CT检查无颈椎病、腰椎病，手足麻木症状时轻时重。

初诊：口燥咽干，入夜尤甚，渴喜饮水，手足麻木，大便微结，1日1次，小便色黄。舌暗红，苔薄少，脉沉弦。

体格检查：血压136/84mmHg，双肺呼吸音清晰，心率68次/分，律齐，无杂音，腹软，双下肢无水肿。

西医诊断：2型糖尿病；糖尿病性周围神经病变。

中医辨病：消渴；痹证。

辨证：肺肾阴虚，燥热偏盛，痰瘀互结，经络痹阻。

治法：育阴清热，滋养肺肾，化痰活血，通行经络。

方药：金水六君煎合六味地黄丸加减。

处方：茯苓15g，法半夏10g，陈皮10g，熟地黄10g，当归15g，山萸肉10g，山药15g，牡丹皮10g，盐泽泻6g，地龙15g，鸡血藤15g。

上方 7 剂，1 日 1 剂，以水煎煮，取汁 600mL，分早、中、晚 3 次温服。嘱患者禁烟限酒，饮食清淡，不宜食用辛辣助火之物。

二诊：口燥咽干稍减，手足麻木好转，大便成形，1 日 1 次，小便色黄。舌暗红，苔薄少，脉沉弦。

处方：茯苓 15g，法半夏 10g，陈皮 10g，生地黄 10g，当归 15g，山萸肉 10g，山药 15g，牡丹皮 10g，盐泽泻 6g，地龙 15g，鸡血藤 15g。

上方 14 剂，1 日 1 剂，煎法、服法、饮食宜忌同前。14 剂药毕，电话告知诸症悉除。

【按】

消渴之名首见于《内经》。根据病机及临床表现的不同，《内经》还载有消瘅、膈消、肺消、消中等病名。在病因方面，《内经》提出五脏虚弱、情志失调、过食肥甘为消渴的主要病因，并强调了体质因素在发病中的重要作用。正如《灵枢·五变》所说："五脏皆柔弱者，善病消瘅。"

消渴的病机在于阴津亏损，燥热偏盛，而以阴虚为本，燥热为标，两者互为因果，阴愈虚，燥热愈盛，燥热愈盛，阴愈虚。消渴迁延日久，阴损及阳，可见气阴两伤，或阴阳俱虚。消渴的病变脏腑主要在肺、胃、肾，尤以肾为关键。阴虚燥热，日久不复，则损伤广泛，变证百出。如肾阴亏损，肝失涵养，则并发雀盲、耳聋；如燥热内结，灼烁营阴，络脉瘀阻，蕴毒成脓，则发疮疖、痈疽；如燥热内炽，炼液成痰，痰阻经络，则并发痿证、痹证等。

本例患者平素嗜好烟酒，肥甘厚味，辛辣香燥，损伤脾胃，导致脾胃运化失职，积热内蕴，化燥伤津，故发为消渴。正如《素问·奇病论》说："此肥美之所发也，此人必数食甘美而多肥也。肥者令人内热，甘者令人中满，故其气上溢，转为消渴。"

盖肺主气，为水之上源，敷布津液。肾为先天之本，主藏精，内寓元阴元阳。今肺受燥热所伤，津液不能敷布；肾阴亏损，虚火内生，上燔心肺，故口燥咽干，入夜尤甚，渴喜饮水。肾司二便，肺与大肠相表里，燥热下移大肠，肠失濡润，故大便微结。燥热内炽，炼液成痰，痰浊流注经络，痹阻气血，手足筋脉失荣，故手足麻木。阴虚内热，膀胱受邪，故小便色黄。舌暗红，苔薄少，脉沉弦，皆为肺肾阴虚，燥热偏盛之征。

消渴多并发痿证、痹证。本例消渴，即并发痹证，属本虚标实，以阴虚为本，痰瘀为标。病机可以归纳为肺肾阴虚，燥热偏盛，痰瘀内生，经络痹阻。故夏斌老师选用金水六君煎合六味地黄丸加减治疗。金水六君煎出自明代张景岳所著《景岳全书》，由茯苓、半夏、陈皮、熟地黄、当归、炙甘草组成，具有滋养肺肾、祛湿化痰的作用。六味地黄丸出自宋代钱乙所著《小儿药证直诀》，由熟地黄、山茱萸、山药、泽泻、茯苓、牡丹皮组成，具有滋阴补肾的功效。

本例初诊方中，熟地黄滋肾填精，山茱萸滋肾益肝，山药滋肾补脾，泽泻泻肾降浊，牡丹皮清泻肝火，茯苓淡渗脾湿，当归养血活血，半夏燥湿化痰，陈皮理气化痰，鸡血藤活血舒筋，地龙通经活络。11 味药物相互配合，有育阴清热、滋养肺肾、化痰活血、通行经络之功。

二诊时患者口燥咽干减轻，手足麻木好转，大便成形，1 日1 次，小便色黄。舌暗红，苔薄少，脉沉弦。效不更法，故于初诊处方以生地黄易熟地黄，给中药 14 剂以巩固疗效。

（蔡霞/撰文）

【医案 2】

廖某，女，53 岁，退休工人。既往性情急躁，有高血压病史，血压最高达 156/98mmHg。因"口渴，双手指麻木 20 天"于 2023 年 1 月 25 日就诊。

患者 20 天前无明显诱因出现口渴，不欲饮水，双手指麻木，在某医院检查血糖升高，诊断为 2 型糖尿病，予二甲双胍、阿司匹林、阿托伐他汀口服，自觉效果不佳。

初诊：头昏乏力，口渴不欲饮水，心烦少食，双手指麻木，腰脊隐痛，大便如常，尿液灼烫。舌暗红，苔薄黄，脉沉缓。

体格检查：血压 150/90mmHg，双肺呼吸音清晰，心率 80 次/分，律齐，腹软，双下肢无水肿。

辅助检查：血糖 6.6mmol/L，肾功能（－），血常规、尿常规（－），颈椎、腰椎 CT 平扫未见异常。

西医诊断：2 型糖尿病；糖尿病性周围神经病变；原发性高血压 1 级（很高危）。

中医辨病：消渴；痹证；眩晕。

辨证：肺肾阴虚，瘀阻经络，肝阳偏亢，风痰上扰。

治法：补肺滋肾，清热活血，健脾化痰，平肝息风。

方药：金水六君煎合半夏白术天麻汤加减。

处方：法半夏 10g，茯苓 15g，陈皮 10g，生地黄 15g，当归 15g，炒白术 15g，天麻 10g，黄柏 10g，知母 10g，钩藤 15g，酒川牛膝 15g。

上方 7 剂，1 日 1 剂，水煎煮，钩藤后下，取汁 600mL，分早、中、晚 3 次温服。

二诊：头晕乏力好转，心烦口渴已止，饮食增进，腰脊隐痛与尿液灼烫减轻，仍阵阵身热，双手指麻木。舌暗红，苔薄黄，脉沉缓。

体格检查：血压 140/90mmHg，双肺呼吸音清晰，心率 76 次/分，律齐，腹软，双下肢无水肿。

处方：法半夏 10g，茯苓 15g，陈皮 10g，生地黄 15g，当归 15g，炒白术 15g，天麻 10g，白芍 15g，知母 10g，地骨皮 15g，酒川牛膝 15g。

上方 7 剂，1 日 1 剂，煎法、服法同前。

【按】

消渴主要由素体阴虚、饮食不节，复因情志失调、劳欲过度所致。病位在肺、胃、肾。病机多为阴虚燥热，亦可气阴两虚，阴损及阳，阴阳俱虚，变生他病。

本例消渴患者性情急躁，既往有高血压病史，可知素体阴虚，燥热偏盛。今肺胃气津两伤，发为消渴，故见口渴、乏力。燥热内炽，炼液为痰，阻滞气机，津液不能上承，故渴不欲饮。胃阴不足，难以化物，故心烦少食。痰热搏结，引动肝风，上扰清空，故见头晕。痰浊流窜，气血痹阻，故手指麻木。腰为肾府，肾精不足，腰脊失养，故隐痛。肾阴亏虚，燥热熏蒸膀胱，故尿液灼烫。舌暗红，苔薄黄，脉沉缓，皆为肺肾阴虚、瘀阻经络、肝阳偏亢、风痰上扰之象。

金水六君煎（《景岳全书》）滋养肺肾，祛湿化痰；半夏白术天麻汤（《医学心悟》）燥湿化痰，平肝息风。故初诊合方加减：

取当归、生地黄滋肺肾之阴以治本，法半夏、陈皮燥湿化痰以治标，白术、茯苓益气健脾，天麻、钩藤平肝息风，知母清热养阴，黄柏泻火坚阴，牛膝引邪下行。诸药配合，共奏补肺滋肾、清热活血、健脾化痰、平肝息风之功。

二诊时，阴虚燥热、痰瘀痹阻之证缓解，但仍有身热、指麻。故于初诊处方去黄柏、钩藤，加地骨皮，以凉血除蒸、清肺降火；伍白芍，以养血敛阴、平抑肝阳。余药续用，重在养肺柔肝滋肾，化痰活血通络。

（秦莉／撰文）

第九节　运动系统疾病

一、痹证

【医案1】

唐某，女，46岁，国家公务员。既往无特殊病史。因"反复双足寒热，心烦失眠8年"于2022年9月20日就诊。

患者8年前无明显诱因出现双足烘热汗出，入夜尤甚，两脚发冷，静时明显，心烦失眠，症状反复发作。

初诊：口苦口干，双足烘热汗出，入夜尤甚，两脚发冷，静时明显，心烦失眠，睡眠浅短，饮食如常，二便调。舌暗红，边有齿痕，苔白黄相间，脉沉缓。

体格检查：血压139/99mmHg，双肺呼吸音粗，心率77次/分，律齐，腹软，双下肢无浮肿。

西医诊断：自主神经功能紊乱；睡眠障碍。

中医辨病：痹证（脾肾两虚，湿热下注）；不寐（肝血不足，心神失养）。

治法：健脾益肾，清热利湿，补益肝血，养心安神。

方药：参苓白术散合三妙丸加减。

处方：党参 30g，白茯苓 15g，白术 15g，山药 30g，黄柏 10g，麸炒苍术 10g，川牛膝 15g，天麻 10g，灵芝 15g，黄芪 30g，白芍 15g。

上方 7 剂，1 日 1 剂，以水煎煮，取汁 600mL，分早、中、晚 3 次温服。嘱患者注意防寒、防潮，保持乐观心境，饮食富于营养、易于消化。

二诊：双足烘热汗出、两脚发冷好转，心烦失眠、睡眠浅短改善，仍口苦口干，饮食如常，二便调。舌暗红，边有齿痕，苔白黄相间，脉沉缓。

体格检查：血压 135/94mmHg，双肺呼吸音粗，心率 77 次/分，律齐，腹软，双下肢无水肿。

西医诊断、中医辨病、辨证、治法、方药同前。

处方：党参 30g，白茯苓 15g，白术 15g，山药 30g，黄柏 10g，麸炒苍术 10g，川牛膝 15g，天麻 10g，灵芝 15g，黄芪 30g，半枝莲 15g。

上方 7 剂，1 日 1 剂，煎法、服法同前。生活调养、饮食宜忌同前。7 剂药尽，诸症悉除。

【按】

痹证是风、寒、湿、热等邪气闭阻经络，影响气血运行，导致肢体筋骨、关节、肌肉等处发生疼痛、重着、酸楚、麻木，或关节屈伸不利、僵硬、肿大、变形等症状的一类疾病。《素问·痹论》指出："风、寒、湿三气杂至，合而为痹。其风气胜者为行痹，寒气胜者为痛痹，湿气胜者为着痹也。"又曰："五脏皆有合，病久而不去者，内舍于其合也。故骨痹不已，复感于邪，内舍于肾；筋痹不已，复感于邪，内舍于肝；脉痹不已，复感于邪，内舍于心；肌痹不已，复感于邪，内舍于脾；皮痹不已，复感于邪，内舍于肺。"

不寐是指经常不能获得正常睡眠的一种疾病。轻者入睡困难，或寐而易醒，或醒后不能再寐，重者彻夜不能入寐。不寐成因复杂，其病理变化，总以阳盛阴衰，阴阳失交，阳不入阴为主导。正如《灵枢·大惑论》记载："卫气不得入于阴，常留于阳。留于阳则阳气满，阳气满则阳跷盛，不得入于阴则阴气虚，故目不瞑矣。"

本例痹证及不寐患者，中年女性，46岁，虽自觉既往无特殊病史，但双足寒热汗出，心烦失眠长达8年，可知平素常有情志失调，机体存在肝气有余。今肝气有余，横逆乘脾，脾病不已，穷必及肾，终致脾肾两虚。脾主运化水湿，输布精微；肾者水脏，调节水液代谢。今脾肾两虚，水湿不化，湿邪内停，郁而化热，湿热下注，故症见双足烘热汗出，入夜尤甚。湿热下注，妨碍气血运行，安静不动则气血流通缓慢，两脚缺少气血温养，故两脚发冷，静时明显。患者肝气有余，"气有余便是火"，肝火旺盛，灼烁肝阴，肝血不足，心神失养，故心烦失眠，睡眠浅短。肝胆互为表里，肝胆之火上炎，故口苦口干。舌暗红，边有齿痕，苔白黄相间，脉沉缓，皆为脾肾两虚，湿热下注，肝血不足，心神失养之象。

参苓白术散出自《太平惠民和剂局方》，原为脾胃虚弱而设，由人参、白茯苓、白术、甘草、山药、莲子肉、白扁豆、薏苡仁、缩砂仁、桔梗组成，具有益气健脾、和胃渗湿之功。三妙丸出自《医学正传》，原为湿热下注，两脚麻木，或如火烙之热而设，由黄柏、苍术、川牛膝组成，具有清热利湿、强壮筋骨之功。

本例病机复杂，属于痹证、不寐合病。痹证之成，责之脾肾两虚，湿热下注；不寐之成，缘于肝血不足、心神失养。有时两足寒热汗出严重，亦能引发心烦失眠。故夏斌老师初诊以治痹证为主，予参苓白术散合三妙丸加减。方中党参益气健脾；黄芪健脾益肾；茯苓健脾渗湿；白术健脾益气；山药益气补肾；黄柏清热燥湿；苍术健脾燥湿；川牛膝活血通络，引药下行；天麻平肝潜阳；白芍养血柔肝；灵芝养心安神。11味药物相互配合，共奏健脾益肾、清热利湿、补益肝血、养心安神之功。

二诊时患者双足烘热汗出及两脚发冷好转，心烦失眠与睡眠浅短改善，仍口苦口干，舌暗红，边有齿痕，苔白黄相间，脉沉缓。由于初诊辨证准确，药病相符，故痹证、不寐疗效明显。其口苦口干，考虑为肝火偏盛，循经上炎所致，故二诊予初诊处方去白芍，加半枝莲清热解毒、活血利湿。

（郭俊宏/撰文）

【医案2】

周某，男，87岁，退休工人。既往有神经衰弱、腰椎病、前列腺增生病史。因"反复双膝以下烘热，失眠多梦1年"于2023年3月30日就诊。

患者 1 年前无明显诱因出现双膝以下烘热，失眠多梦，入睡困难，症状反复发作。

初诊：精神不振，双膝以下烘热，失眠多梦，入睡困难，大便成形，两至三日一次，夜尿频数。舌暗红，苔薄黄，脉沉弦。

体格检查：血压 138/88mmHg，双肺呼吸音弱，心率 84 次/分，律齐，腹软，双下肢无水肿。

西医诊断：神经根型腰椎病；睡眠障碍。

中医辨病：痹证；不寐。

辨证：脾肾两虚，湿热下注，肝血不足，心神失养。

治法：健脾益肾，清热利湿，通行经络，养血安神。

方药：参苓白术散合四妙丸加减。

处方：党参片 30g，茯苓 15g，麸炒白术 15g，山药 30g，薏苡仁 30g，砂仁 6g，炒苍术 10g，怀牛膝 15g，盐黄柏 10g，地龙 15g，炒酸枣仁 15g。

上方 5 剂，1 日 1 剂，以水煎煮，砂仁后下，取汁 600mL，分早、中、晚 3 次温服。

2023 年 4 月 6 日二诊：精神不振，双膝以下烘热，失眠多梦，入睡困难，大便成形，两至三日一次，夜尿频数。舌暗红，苔薄黄少津，脉沉弦。

辨证：肝肾不足，湿热下注。

治法：清热利湿，滋补肝肾。

方药：知柏地黄丸合四妙丸加减。

处方：盐知母 10g，盐黄柏 10g，生地黄 15g，山萸肉 10g，山药 15g，茯苓 15g，牡丹皮 10g，盐泽泻 6g，炒苍术 10g，薏苡仁 30g，怀牛膝 15g。

上方 5 剂，1 日 1 剂，煎法、服法同前。

2023 年 4 月 12 日三诊：精神稍差，双膝以下已无明显烘热，睡眠好转，饮食如常，大便成形，两至三日一次，夜尿频数。舌暗红，苔薄黄少津，脉沉弦。

辨证、治法、方药同前，续服二诊处方 5 剂，煎法、服法同前。

【按】

痹证是正气虚弱，腠理疏松，风、寒、湿、热等外邪侵袭人体，或痰瘀交结，痹阻经络，气血运行不畅，导致肌肉、筋骨、关节发生疼痛、酸楚、沉重、麻木、灼热、屈伸不利，甚至关节肿大变形的一种病证。正如《素问·痹论》所说："风寒湿三气杂至，合而为痹也。其风气胜者为行痹，寒气胜者为痛痹，湿气胜者为着痹也。"

本例痹证、不寐，以痹证为主。患者年迈体弱，既往有神经衰弱、腰椎病、前列腺增生病史，可知脾肾亏虚的病理基础早已存在。肾为先天之本，肾气能激发和推动各脏腑组织生理活动，但肾气依赖后天精微不断充养。脾为后天之本，脾胃虚弱，气血生化不足，则各脏腑组织缺乏濡养。脾肾亏虚，累及肺肝，肺之卫表不固，肝之筋脉失养，外邪即易侵入，并且难以祛除。今脾肾亏损，肺肝两虚，腠理空疏，卫表不固，风、寒、湿邪侵入肌肉、筋骨、关节，致使经络阻滞，气血运行不畅，痹证之病由此而成。痹证日久，寒邪渐去，湿邪郁而化热，湿热蕴结，流注下肢，故患者双膝以下烘热。脾胃虚弱，化源不足，气血失荣，故精神萎靡。脾肾两虚，精血难以化生，肝血不足，魂失所藏，故失眠多梦，入睡困难。脾主运化，肾司二便，脾肾两虚，故大便二至三日一行，夜尿频数。舌暗红，苔薄黄，脉沉弦，皆为脾肾两虚，湿热下注之象。

本例痹证虚实相兼，首诊病机可以概括为脾肾两虚，湿热下注。参苓白术散载于《太平惠民和剂局方》，由四君子汤加味而成，具有补脾胃、益肺肾、渗湿邪之功。四妙丸载于《成方便读》，由二妙散加味而成，具有清热利湿、通经除痹之功。故首诊选用参苓白术散合四妙丸加减治疗。方中党参、茯苓、白术益气补脾，山药补脾益肾，怀牛膝补益肝肾，酸枣仁养血安神，黄柏苦寒燥湿，苍术苦温燥湿，薏苡仁健脾燥湿，地龙通经活络。11 味药相互配合，共奏健脾益肾、清热利湿、通行经络、养血安神之功。

二诊患者症状与初诊相同，舌暗红，苔薄黄少津，脉沉弦。考虑二诊出现的苔薄黄少津，为痹证日久，风寒皆除，湿邪郁而化热，湿热壅盛，耗伤气血，损及肝肾所致。证候出现变化，治疗亦须随之而变，故调整治法为清热利湿、滋养肝肾。知柏地黄丸载于《医宗金鉴》，由六味地黄丸加味而成，具有滋阴降火、滋补肝肾之功。故二诊方选知柏地黄丸合四妙丸加减治疗。方中生地黄补肾益精，山茱萸滋肾益肝，山药滋肾益脾，泽泻泻肾降浊，牡丹皮清肝泻火，茯苓淡渗脾湿，知母养阴清热，黄柏清热燥湿，苍术苦温燥湿，薏苡仁渗湿除痹，怀牛膝补益肝肾。11 味药物相互配合，共奏清热利湿、滋补肝肾之功。

三诊患者双膝以下已无明显烘热，睡眠好转，精神稍差，饮食如常，大便成形，两至三日一次，夜尿频数。考虑诸症悉减，辨证论治恰当，因此续用二诊处方巩固疗效。后经电话随访，患者五剂中药服毕，各种症状均已消除，超过三个月有余，痹证、失眠未再复发。

（陈正阳/撰文）

【医案3】

黄某，女，64岁，退休职工。既往有骨质疏松症、左下肢外伤手术史。因"反复神疲乏力，手足寒冷6年"于2023年8月17日就诊。

患者6年前无明显诱因出现神疲乏力，手足寒冷，症状反复发作。

初诊：神疲乏力，手足寒冷，双眼多眵，口气秽臭，心烦不眠，寐则多梦，饮食尚可，大便成形，两至三日一次，小便调匀。舌暗红，苔薄黄，脉沉缓。

体格检查：血压127/72mmHg，双肺呼吸音清晰，心率88次/分，律齐，腹软，双下肢无水肿。

西医诊断：自主神经失调症；骨质疏松症；睡眠障碍。

中医辨病：痹证；不寐。

辨证：脾肾阳虚，阴血不足，脉行不利，心神失养。

治法：健脾益肾，温经活络，滋补肝血，养心安神。

方药：当归四逆汤合玉屏风散、酸枣仁汤加减。

处方：当归12g，桂枝6g，白芍12g，黄芪15g，炒白术12g，防风9g，知母9g，炒酸枣仁12g，茯苓12g，酒川芎9g，炙甘草3g。

上方3剂，1日1剂，以水煎煮，取汁600mL，分早、中、晚3次温服。嘱患者调畅情志，慎防感冒，饮食不宜过咸、过酸之物。

2023年8月21日二诊：神疲乏力，手足寒冷，双眼多眵，口气秽臭，心烦不眠，寐则多梦，饮食尚可，大便成形，两至三日一次，小便调匀。舌暗红，苔薄黄，脉沉缓。

治法：健脾补肾，益气养血，温经活络。

方药：当归四逆汤合玉屏风散、参苓白术散加减。

处方：当归 12g，桂枝 6g，白芍 12g，黄芪 15g，炒白术 12g，防风 9g，党参 15g，茯苓 12g，川牛膝 12g，知母 9g，炙甘草 3g。

上方 7 剂，1 日 1 剂，煎法、服法同前。生活调理、饮食宜忌同前。

2023 年 9 月 1 日三诊：头发脱落，双眼多眵，口气秽臭，神疲乏力及手足寒冷减轻，左下肢麻木、疼痛，心烦不眠，睡眠多梦，饮食尚可，大便成形，二至三日一次，小便调匀。舌暗红，苔薄黄，脉沉缓。

治法：健脾补肾，益气养血，温经活络。

方药：当归四逆汤合玉屏风散、参苓白术散加减。

处方：当归 12g，桂枝 9g，白芍 12g，黄芪 15g，炒白术 12g，防风 9g，党参 15g，川牛膝 12g，知母 9g，鸡血藤 15g，炙甘草 3g。

上方 7 剂，1 日 1 剂，煎法、服法同前。生活调理、饮食宜忌同前。

2023 年 9 月 10 日四诊：神疲乏力及手足寒冷明显减轻，左下肢麻木与疼痛好转，心烦不眠和睡眠多梦改善，仍头发脱落，饮食如常，大便成形，一日一次，小便调匀。舌暗红，苔薄黄，脉沉缓。

治法：健脾补肾，益气养血，温经活络。

方药：当归四逆汤合玉屏风散、参苓白术散加减。

处方：当归 12g，桂枝 6g，白芍 12g，黄芪 15g，炒白术 12g，防风 9g，党参 12g，川牛膝 12g，知母 9g，茯苓 12g，炙甘草 3g。

上方7剂，1日1剂，煎法、服法同前。生活调理、饮食宜忌同前。

【按】

本例患者为老年女性，以手足寒冷为主诉就医，病程长达6年，既往有骨质疏松症、左下肢外伤手术史，可知患者早已存在脾胃虚弱，肝肾两亏，气血不足的病变基础。盖肾为先天之本，藏精化气，主骨生髓；脾为后天之本，气血生化之源，主肌肉及四肢；四肢为诸阳之本，禀气于阳明；肾寓元阴元阳，肾阳是生命活动的原动力。今脾肾阳气外虚，阴血内弱，脉行不利，四末失其温养，故神疲乏力，手足寒冷。肝血不足，心神失养，故心烦不眠，寐则多梦。肝开窍于目，肝血不足，虚热上扰，故双眼多眵。脾开窍于口，脾虚及胃，浊气上逆，故口气秽臭。脾肾气虚，推动无力，故大便二至三日一次。舌暗红，苔薄黄，脉沉缓，皆为脾肾阳虚，阴血内弱，脉行不利之征。

当归四逆汤出自《伤寒论·辨厥阴病脉证并治》，该书第351条原文记载："手足厥寒，脉细欲绝者，当归四逆汤主之。"当归四逆汤由当归、桂枝、白芍、通草、细辛、炙甘草、大枣组成，具有温经散寒、养血通脉的功效，主治血虚寒凝的厥寒证。因本例除手足寒冷外，尚兼心烦不眠、寐则多梦等症，病机属于脾肾阳气外虚，阴血内弱，脉行不利，心神失养，故初诊选用当归四逆汤合玉屏风散、酸枣仁汤加减治疗。方中当归养血和血，桂枝温经散寒，白芍滋阴补血，黄芪大补元气，白术健脾益气，防风祛风散寒，酸枣仁补血安神，川芎活血化瘀，茯苓宁心安神，知母滋阴清热，炙甘草益气健脾。11味药物相互配合，共奏健脾益肾、温经活络、滋补肝血、养心安神之功。

二诊时，患者症状同前，舌暗红，苔薄黄，脉沉缓。因思患者正气虚弱，手足寒冷日久，数剂中药，自是难以为功，故于初诊处方去酸枣仁、川芎，加党参健脾益气，增川牛膝补益肝肾。

三诊时，患者神疲乏力及手足寒冷减轻，余症同前，新增左下肢麻木、疼痛，考虑新增之症乃外感寒邪，痹阻经络所致。故于二诊处方去茯苓，增加桂枝用量为9g以温经通脉，散寒止痛；配伍鸡血藤补血活血，舒筋通络。

四诊时，患者诸症悉减，表明辨证准确，药病相符，故于三诊处方去鸡血藤，仍用茯苓以健脾益气，宁心安神，痹证、不寐并治。

（张攀/撰文）

二、历节

【医案】

姜某，女，59岁，农民。既往无特殊病史。因"反复全身多处关节肿痛20年"于2023年6月13日就诊。

患者20年前无明显诱因出现双足关节肿痛，外院经X线摄片、血常规、血沉、类风湿因子等检查，诊断为类风湿关节炎，症状反复发作，逐渐累及全身多处关节。

初诊：双肩、双肘、双手、双膝、双足关节肿痛，活动不利，腰骶、双臀胀痛，得热痛减。精神尚可，饮食如常，二便调。舌暗红，苔白黄，脉沉缓。

体格检查：血压144/88mmHg，双肺呼吸音粗，心率79次/分，律齐。双肩关节、双肘关节、双腕关节、双掌指关节、双手指关

节、双膝关节、双踝关节、双跖趾关节肿大、畸形、僵硬，活动
受限。双下肢无水肿。

西医诊断：类风湿关节炎。

中医辨病：历节。

辨证：痹病日久，邪郁化热，肝肾不足，气血两虚。

治法：疏风散寒，清热除湿，调补肝肾，益气通络。

方药：独活寄生汤合三妙丸、玉屏风散加减。

处方：独活 10g，桑寄生 15g，白芍 30g，桂枝 10g，黄柏
10g，炒苍术 10g，黄芪 15g，防风 10g，延胡索 10g，炒白术 15g，
川牛膝 15g。

上方 7 剂，1 日 1 剂，以水煎煮，取汁 600mL，分早、中、
晚 3 次温服。嘱患者劳逸结合，慎防感冒，饮食不宜过酸、过
咸、肥甘厚腻及海腥之物。

二诊：双肩、双肘、双手、双膝、双足关节肿痛及腰骶、双
臀胀痛减轻，仍关节活动不利。精神尚可，饮食如常，二便调。
舌暗红，苔白黄，脉沉缓。

处方：独活 10g，桑寄生 15g，白芍 30g，桂枝 10g，黄柏
10g，炒苍术 10g，黄芪 30g，防风 10g，延胡索 10g，炒白术 15g，
当归 15g。

上方 7 剂，1 日 1 剂，用法同前。生活调理、饮食宜忌同前。

三诊：双肩、双肘、双手、双膝、双足关节肿痛及腰骶、双
臀胀痛明显减轻，关节活动不利稍有好转。精神尚可，饮食如
常，二便调。舌暗红，苔白黄，脉沉缓。

处方：独活 10g，桑寄生 15g，白芍 30g，桂枝 10g，黄柏
10g，炒苍术 10g，黄芪 30g，防风 10g，延胡索 10g，地龙 15g，

乌梢蛇 10g。

上方 7 剂，1 日 1 剂，用法同前。生活调理、饮食宜忌同前。

【按】

类风湿关节炎是以侵蚀性、对称性关节炎为特征的慢性、全身性自身免疫性疾病。其发病与生活环境、细菌、病毒、遗传、性激素等因素密切相关，确切病因迄今尚未阐明。临床表现主要为关节疼痛、肿胀、功能减退，最终可导致关节畸形和功能丧失。目前类风湿关节炎尚无法根治，西医治疗主要目标是达到临床缓解或低疾病活动度。

类风湿关节炎属于中医学"痹证""历节"范畴。历节病以关节疼痛、肿大变形、僵硬、屈伸不利为临床特点，因疼痛遍历身体关节，故有历节之名。正如《金匮要略·中风历节病脉证并治第五》记载："病历节，不可屈伸，疼痛，乌头汤主之。""诸肢节疼痛，身体魁羸，脚肿如脱，头眩短气、温温欲吐，桂枝芍药知母汤主之。"《金匮要略》从病因、病机出发，归纳出七种历节病证。第一，肝肾不足，水湿内侵的历节；第二，胃有蕴热，外感风湿的历节；第三，阴血不足，风邪侵袭的历节；第四，气虚饮酒，汗出当风的历节；第五，过食酸咸，内伤肝肾的历节；第六，风寒湿邪外袭，渐次化热伤阴的历节；第七，寒湿留于关节，经脉痹阻不通的历节。历节病证之成，以心肝肾气血不足为内因，风寒湿热乘虚侵袭关节为外因。治疗根据辨证所得，以补虚泻实为原则。

本例历节病程长达 20 年，病情缠绵难愈。初期外感风寒湿邪，侵袭体表肌肉，留于关节，导致经脉阻塞，气血运行不畅，最终发为历节病，故双足关节肿痛。风为百病之长，善行数变；

寒为阴邪，凝滞收引，易伤阳气；湿性重浊趋下，易阻遏气机，损伤脾阳。慢性期因风寒湿邪痹阻关节日久，气血瘀滞加重，致令气血亏虚，肝肾受损，累及多处关节，故双肩、双肘、双手、双膝、双足关节肿痛，活动不利，腰骶、双臀胀痛，得热痛减。舌暗红，苔薄黄，脉沉缓，皆为肝肾不足、气血两虚、邪郁化热之象。

　　本例历节虚实相兼，病机可以概括为痹病日久、邪郁化热、肝肾不足、气血两虚。故夏斌老师初诊选用独活寄生汤合三妙丸、玉屏风散加减治疗。方中独活祛风除湿，散寒通痹；防风祛风散寒，胜湿止痛；桑寄生、川牛膝补肝肾，强筋骨；白芍养血柔肝；桂枝通阳行痹；黄柏、苍术清热燥湿；黄芪益气补肾；白术健脾益气；延胡索活血止痛。11味药物相互配合，具有祛风散寒、清热燥湿、调补肝肾、益气通络之功。

　　酸入肝，咸入肾。五味调和适当，即能养人；五味偏食太过，反能伤人。在药物治疗的同时，饮食调护亦不可缺。《金匮要略·中风历节病脉证并治第五》说："味酸则伤筋，筋伤则缓，名曰泄；咸则伤骨，骨伤则痿，名曰枯。枯泄相搏，名曰断泄。"所谓"断泄"，即过食酸咸，肝肾俱伤，精竭血虚之意。恣食肥甘厚腻或酒热海腥发物，可因脾失健运，湿热痰浊内生，流注肢体关节，加重历节病情。有鉴于此，故每诊药后皆嘱患者饮食不宜过酸、过咸、肥甘厚腻或酒热海腥之物。

　　二诊患者诸痛减轻，疗效显著，仍关节活动不利，舌暗红，苔白黄，脉沉缓。考虑痹病日久，气血耗损严重，故于初诊处方去川牛膝，增加黄芪药量至30g以大补元气，配伍当归与黄芪构成当归补血汤，着重养血活血、益阴舒筋。

三诊患者诸痛明显减轻，关节活动不利稍有好转，舌暗红，苔白黄，脉沉缓。辨治皆当，效不更方，故于二诊处方去当归、白术，加地龙、乌梢蛇以搜风通络、蠲痹止痛。

（张攀/撰文）

三、腰痛

【医案】

曹某，男，44 岁，工人。既往有慢性胃炎、腰椎间盘突出、输尿管结石病史。因"反复腰脊胀痛，腰腹隐痛 3 年"于 2024 年 4 月 30 日就诊。

患者 3 年前无明显诱因出现腰脊胀痛，腰腹隐痛。

初诊：腰脊胀痛，左上腹、腰腹时发隐痛，脐周寒冷，精神稍差，大便成形，一日三至四次，小便色黄。舌暗红，苔薄黄，脉沉缓。

体格检查：血压 132/88mmHg，双肺呼吸音粗，心率 80 次/分，律齐，腹软，全腹无压痛及反跳痛，双下肢无水肿。

西医诊断：腰椎间盘突出症；慢性胃炎。

中医辨病：腰痛（脾肾两虚，湿热下注）；胃痛（脾胃虚弱，痰饮内停）。

治法：健脾益肾，清热利湿。

方药：参苓白术散合四妙丸、玉屏风散加减。

处方：党参 15g，茯苓 15g，白术 15g，山药 15g，黄柏 10g，苍术 10g，薏苡仁 30g，怀牛膝 15g，黄芪 15g，防风 10g，白芍 15g。

上方7剂，1日1剂，以水煎煮，取汁600mL，分早、中、晚3次温服。

二诊：左上腹及腰腹隐痛消除，脐周寒冷已止，腰脊胀痛明显减轻，精神转好，饮食如常，大便成形，一日三至四次，小便色黄。舌暗红，苔薄黄，脉沉缓。续予二诊处方7剂，用法同前。7剂药毕，诸症悉除。

【按】

腰痛是指腰部感受外邪，或因劳伤、肾虚等因素导致气血运行失调，脉络拘急，腰府失养所引起的一类以腰部一侧或两侧疼痛为主要症状的病证。关于腰痛，历代医籍均有论述。《素问·脉要精微论》记载："腰者，肾之府，转摇不能，肾将惫矣。"认为腰的病变在肾，病理性质在于肾虚。《丹溪心法·腰痛》有言："腰痛主湿热、肾虚、瘀血、挫闪、有痰积。"这表明腰痛的形成除湿热、肾虚外，还与瘀血、挫闪、痰积等因素密切相关。

盖足少阴肾经贯脊属肾，络膀胱；足太阳膀胱经夹脊抵腰中，络肾属膀胱。本例腰痛，患者为中年男性，以"腰脊胀痛"为主诉就医，既往有腰椎间盘突出、输尿管结石、慢性胃炎病史，可知患者存在肾精不足、脾胃虚弱的病理基础。肾为先天之本，主藏精，主骨生髓。腰为肾之外府，乃肾中精气灌溉之域，若肾精亏虚，骨髓不充，则腰脊失养。脾为后天之本，主运化，主升清，喜燥恶湿。若脾胃虚弱，水湿内停，郁久化热，则湿热互结。今脾肾两虚，腰脊失养，湿热互结，下注腰脊，故腰脊胀痛。脐腹除任脉循行外，旁开0.5寸是肾经，旁开2寸是胃经，旁开4寸是脾经。脾肾两虚，水湿留积，脐腹经脉瘀滞，阳气不能展布，故脐周寒冷。脾胃虚弱，土壅木郁，气机阻滞，升降失调，故左上腹、腰腹时发隐痛，大便一日三至四次。膀胱湿热，气化不利，故小便色黄。舌暗红，苔薄黄，脉沉缓，皆为脾肾两虚，湿热下注之象。

参苓白术散有益气健脾、渗湿止泻之效，四妙丸有清热利湿之效，玉屏风散有益气祛风之效。本例腰痛，主要病机在于脾肾两虚，湿热下注，兼有胃气虚弱，升降失常，故初诊选用参苓白术散合四妙丸、玉屏风散加减治疗。方中党参、黄芪、山药健脾益肾，茯苓、白术、薏苡仁健脾渗湿，黄柏清热燥湿，苍术健脾燥湿，怀牛膝补肾活血，白芍养血止痛，防风散肝和胃。诸药配伍，共奏健脾补肾、清热利湿、益气养血、调和肝胃之功。

二诊患者左上腹及腰腹隐痛已止，脐周寒冷消除，腰脊胀痛明显减轻，精神转好，大便成形，仍一日三至四次，小便色黄。舌暗红，苔薄黄，脉沉缓。考虑辨证准确，药症相符，故续用初诊处方7剂以巩固疗效。7剂药毕，诸症悉除。

（蔡霞/撰文）

第十节 头及耳鼻咽喉疾病

一、口僻

【医案】

雷某，女，55岁，退休职工。既往无特殊病史。因"右耳如蒙，口眼㖞斜2个月"于2022年12月12日就诊。

2个月前，患者无明显诱因右侧耳廓出现疱疹；6日后突发口眼歪斜,右侧面部不适,右耳如蒙,外院先后诊断为右耳单纯疱疹、面神经麻痹。经中西医门诊及住院治疗,右耳疱疹痊愈,面神经麻痹病情好转。

初诊:形体肥胖,右耳如蒙,时有瘙痒,口眼歪斜,咽喉痰滞,唾液自出,进餐时食物滞留于病侧颊齿之间,不易入睡,寐则多梦,大便正常,小便调匀。舌暗红,苔薄黄,脉细。

体格检查:血压 109/69mmHg,口眼左斜,鼻唇沟变浅,双肺呼吸音弱,心率 75 次/分,律齐,腹软,双下肢无水肿。

西医诊断:面神经炎。

中医辨病:口僻。

辨证:肝阳偏亢,风痰上扰,经脉痹阻。

治法:平肝潜阳,化痰息风,通经活络。

方药:导痰汤加减。

处方:茯苓 15g,法半夏 10g,麸炒枳实 15g,胆南星 5g,天麻 10g,炒僵蚕 10g,地龙 15g,酒黄芩 10g,防风 10g,乌梢蛇 10g,炙甘草 3g。

上方 7 剂,1 日 1 剂,以水煎煮,取汁 600mL,分早、中、晚 3 次温服。嘱患者进食时细嚼慢咽,忌辛辣刺激之物。

二诊:形体肥胖,右耳如蒙消除,唾液自出及进餐时食物滞留于病侧颊齿之间亦愈,口眼歪斜明显好转,咽喉痰滞,不易入睡,寐则多梦,大便正常,小便调匀。舌暗红,苔薄黄,脉细。

辨证:肝阳偏亢,风痰上扰,经脉痹阻,肺脾气虚。

治法:平肝潜阳,化痰息风,通经活络,补益肺脾。

方药:半夏白术天麻汤合玉屏风散加减。

处方:茯苓 15g,法半夏 10g,陈皮 10g,白术 15g,天麻

10g，黄芪 15g，防风 10g，炒僵蚕 10g，黄芩 10g，地龙 15g，乌梢蛇 10g。

上方 7 剂，1 日 1 剂，煎法、服法同前。饮食宜忌同前。半月后电话随访，患者告知口眼歪斜愈加好转，睡眠改善，咽喉痰滞症状消除。

【按】

口僻，是以口眼向一侧歪斜为主要表现的病证。《灵枢·经筋》较早提出口僻，该篇记载："足阳明之筋……卒口僻，急者目不合。"自《内经》以后，历代医家对口僻都有论述，并将口僻归属于中风门。例如《诸病源候论·偏风口㖞候》说："偏风口㖞，是体虚受风，风入于夹口之筋也。足阳明之筋，上夹于口，其筋偏虚，而风因乘之，使其经筋偏急不调，故令口僻也。"又如《类证治裁》说："口眼㖞斜，血液衰涸，不能荣润筋脉。"再如《金匮翼》卷一说："风入耳中，亦令口㖞。"凡此等等，皆说明正气不足，络脉空虚，卫外不固，风邪乘虚入侵面部，或风邪夹寒、热、湿、痰等邪入侵面部，导致气血痹阻，病侧筋脉弛缓不用，口僻之病即成。

本例口僻患者，形体肥胖，故知平素脾虚痰盛。右侧耳廓疱疹 6 日后突发口眼歪斜，表明病初内有肝胆湿热上蒸于耳，外有风邪入侵面部经脉。今素体痰盛，湿热蕴结，复感风邪，扇动肝阳，致令湿热熏蒸，肝阳偏亢，阳亢化风，风痰上扰，面部病侧阳明、少阳、厥阴经脉气血痹阻，经筋弛缓不用，最终发为口僻，故见口眼歪斜，咽喉痰滞，唾液自出，进餐时食物滞留于病侧颊齿之间。肝火偏旺，阴血不足，痰热内扰，心神失养，故不易入睡，寐则多梦。土虚木乘，气机郁结，邪壅于耳，清窍失荣，故右耳如蒙，时发瘙痒。舌暗红，苔薄黄，脉细，皆为肝阳偏亢，风痰上扰，经脉痹阻之象。

导痰汤由二陈汤加南星、枳实而成，具有燥湿祛痰、行气开郁之功。主治痰涎壅盛、胸膈痞塞、咳嗽恶心、肝风挟痰、头痛眩晕等证。本例口僻病程 2 个月，就诊之际肝胆湿热已除，目前以肝阳偏亢、风痰上扰、经脉痹阻为主要病机，故首诊选用导痰汤加减治疗。方中茯苓健脾渗湿，半夏燥湿祛痰，胆南星燥湿化痰，枳实化痰除痞，黄芩清肝泻火，僵蚕祛散风热，天麻平肝息风，地龙息风通络，防风祛风胜湿，乌梢蛇祛风止痉，炙甘草缓急和药。11 味药相互配合，共奏平肝潜阳、化痰息风、通经活络之功。

二诊时，患者右耳如蒙瘙痒消除，唾液自出及进餐时食物滞留于病侧颊齿之间亦愈，口眼歪斜明显好转，余症同前。舌暗红，苔薄黄，脉细。考虑本例口僻之成，内因缘于正气虚弱、素体痰盛、络脉空虚、卫外不固，所以二诊运用半夏白术天麻汤合玉屏风散加减治疗。方用半夏燥湿化痰，白术健脾益气，天麻息风止痉，茯苓健脾渗湿，陈皮理气化痰，僵蚕祛散风热，黄芩清肝泻火，地龙息风通络，乌梢蛇祛风止痉，黄芪益气实卫，防风祛风御风。11 味药相互配合，共奏平肝潜阳、化痰息风、通经活络、补益肺脾之功。

（陈正阳/撰文）

二、口疮

口疮，即西医学中的口腔溃疡，是一种常见的口腔黏膜疾病。按照发病原因，口腔溃疡可分为复发性阿弗他口腔溃疡、创伤性口腔溃疡、全身系统疾病引起的口腔溃疡三类。其发病与遗传、环境、免疫、感染、全身系统疾病关系密切。典型症状是口腔黏膜出现溃疡，大者如黄豆，小者如米粒，周围充血，表面附着黄色溃烂腐膜，中央凹陷，灼痛明显。病情轻者，溃疡数月发生一次；病情重者，溃疡此起彼伏，数十年不愈。并且具有周期性、复发性及自限性的特点。

复发性阿弗他口腔溃疡的病因复杂，在外因方面，多与风、火、燥邪上犯，或口腔不洁，邪毒内侵相关。正如《素问·至真要大论》所说："诸痛痒疮，皆属于心。"亦如《奇效良方》记载："口疮者，脾气凝滞，风热加之而然。"在内因方面，脏腑功能失调，病邪即可循经上犯口腔而发为口疮。口腔是肺胃之门户，"喉为肺系，所以受气"；"咽为胃系，所以受水谷"；舌为心之苗窍；脾开窍于口，足太阴脾经连舌本、散舌下；足厥阴肝经络舌本；足少阴肾经循喉咙，夹舌本。所以《太平圣惠方》有言："夫手少阴心之经也，心气通于舌；足太阴脾之经也，脾气通于口；腑有热，乘于心脾，气冲于口与舌，故令口舌生疮也。"《内科摘要》还说："或中气虚弱，痰气不利，口舌生疮。"

口腔溃疡为虚实夹杂之证，病机多为脏腑虚损，火热循经上炎，熏蒸口舌而发病。临床治疗宜从虚、火两方面着手，扶正祛邪，清中寓补。倘口腔溃疡久病不愈，或过服寒凉药物，导致正气损伤，脏腑衰败，邪从寒化，又必温阳散寒，补益脾肾。《景岳全书·口舌》记载："口舌生疮，固多由上焦之热，治宜清火；然酒色、劳倦过度、脉虚而中气不足者，又非寒凉可治，故虽久用清凉终不见效，此当察其所由，或补心脾，或滋肾水；或以理中汤，或以蜜附子之类反而治之，方可痊愈。此寒热之当辨也。"

【医案】

患者廖某，女，65 岁，退休工人。既往无特殊病史。因"反复口腔溃烂，口苦、口干、口臭 30 年"于 2023 年 8 月 26 日就诊。

患者 30 年前无明显诱因出现口腔溃烂，口苦、口干、口臭。

初诊：口腔溃烂，此起彼伏，灼痛明显，口苦、口干、口臭，渴喜饮水，易感外邪，大便成形，一日一至两次，小便色黄。舌暗红，苔黄，脉沉弦。

体格检查：血压 90/61mmHg，双肺呼吸音粗，心率 73 次/分，律齐，腹软，双下肢无水肿。

西医诊断：复发性阿弗他口腔溃疡。

中医辨病：口疮。

辨证：肝火胃热，循经上炎，肺脾气虚，肾精不足。

治法：清胃泻火，疏肝理脾，补肺滋肾，益气实卫。

方药：清胃散合玉屏风散加减。

处方：酒黄连 6g，当归 15g，生地黄 15g，牡丹皮 10g，黄芪 30g，防风 10g，麸炒白术 15g，麦冬 15g，酒川牛膝 15g，生石膏 30g，白花蛇舌草 15g。

上方 7 剂，1 日 1 剂，以清洁饮用水煎煮，生石膏先煎，取汁 600mL，分早、中、晚 3 次温服。嘱患者饮食清淡而富于营养，不宜食用生姜、辣椒、花椒、羊肉、牛肉等辛辣刺激与补阳助火之物。

2023 年 9 月 4 日二诊：口腔溃烂已愈，口苦口干口臭好转，轻微头晕，易感外邪，大便成形，一日一至两次，小便色黄。舌暗红，苔黄，脉沉弦。

续予前方 7 剂，煎法、服法同前，饮食宜忌同前。7 剂药毕，诸症悉除。

【按】

本例反复口腔溃烂 30 年，西医诊断为"复发性阿弗他口腔溃疡"，中医诊断为"口疮"。患者女性，65 岁，症见口苦口干口臭，易感外邪，可知早已存在脏腑失调，肝火胃热，肺肾两虚，卫外不固的病理基础。今肾阴亏损，不能抑阳，肝郁化火，横逆犯胃，肝火胃热，循经上炎，熏蒸口腔，发为口疮，故口腔溃烂，此起彼伏，灼痛明显，口苦口干口臭，渴喜饮水。肺气虚弱，卫表不固，腠理空疏，故易感外邪。胃热炽盛，热移膀胱，故小便色黄。舌暗红，苔黄，脉沉弦，皆为肝火胃热，循经上炎之象。

本例复发性阿弗他口腔溃疡，证属肝火胃热，循经上炎，肺脾气虚，肾精不足，故选用清胃散合玉屏风散加减治疗。方中黄连清热泻火，当归养血活血，生地黄、牡丹皮清热凉血，麦冬养阴生津，黄芪大补元气，白术健脾益气，防风祛风御风，牛膝引热下行，石膏清气泄热，白花蛇舌草清热解毒。11 味药物合用，共奏清胃泻火、疏肝理脾、补肺滋肾、益气实卫之功。

二诊时，患者口腔溃烂已愈，口苦口干口臭好转，轻微头晕，舌暗红，苔黄，脉沉弦。二诊所见表明辨证准确，疗效明显。其新增之轻微头晕，考虑系外感风邪所致。故续予初诊处方 7 剂，煎法、服法同前，饮食宜忌同前。7 剂药毕，诸症悉除。

经云："正气存内，邪不可干。"复发性阿弗他口腔溃疡的发生，与自身免疫力的强弱密切相关。故治疗用药当注意扶助正气，增强机体抗病能力。平时亦应加强体育锻炼，保持情志舒畅，饮食清淡而富于营养。这些药养结合措施，对复发性阿弗他口腔溃疡的康复大有裨益。

（秦莉/撰文）

第二章　外科疾病

一、湿疹

消风散出自《外科正宗》，由防风、荆芥、牛蒡子、蝉蜕、苦参、当归、生地黄、胡麻、知母、石膏、苍术、木通、甘草组成，具有疏风养血、清热除湿的功效。主治风疹、湿疹、瘾疹，症见皮肤疹出色红，或遍身云片斑点，瘙痒，抓破后渗出津水，苔白或苔黄，脉浮数等。

玉屏风散出自《丹溪心法》，由黄芪、炒白术、防风组成，具有健脾益气、固表止汗的功效。主治表虚自汗，虚人腠理不固，易感风邪等。夏斌老师常常运用消风散合玉屏风散加减治疗湿疹，疗效甚好，举例如下：

【医案1】

张某，女，24岁，工人。既往无特殊。因"皮肤丘疹，潮红瘙痒1周"于2022年6月2日就诊。

初诊症见：皮肤丘疹，潮红瘙痒，抓后津水流溢，饮食如常，二便调匀，月经提前，色红量少，经期一周，经前白带增多。舌淡红，苔薄白黄，脉沉缓。

西医诊断：急性湿疹。

中医辨病：湿疮。

辨证：肺脾气虚，湿热蕴结，郁阻肌肤。

治法：清热利湿，养血祛风，补益肺脾。

方药：消风散合玉屏风散加减。

处方：防风10g，蝉蜕6g，僵蚕10g，苦参10g，黄柏10g，地肤子 15g，白鲜皮 10g，生地黄 15g，黄芪 30g，白术 15g，生甘草 3g。

上方 7 剂，1 日 1 剂，以水煎煮，取汁 600mL，分早、中、晚 3 次温服。忌食生姜、花椒、牛肉、羊肉、海产品等辛辣和腥膻之物。

2022 年 6 月 10 日二诊：皮肤丘疹减少，潮红瘙痒减轻，抓后已不流津水，饮食如常，二便调匀，月经提前，色红量少，经期一周，经前白带增多。舌淡红，苔薄黄，脉沉缓。

处方：防风 10g，蝉蜕 6g，僵蚕 10g，白鲜皮 10g，萆薢 15g，黄柏 10g，地肤子 15g，生地黄 15g，当归 15g，黄芪 30g，白术 15g。

上方 7 剂，1 日 1 剂，煎法、服法同前。饮食禁忌同前。7 剂药毕，湿疹痊愈。

【医案 2】

蒋某，女，26 岁，工人。产后 3 个月，正值哺乳期。因"皮肤丘疹，潮红瘙痒 2 周"于 2022 年 6 月 13 日就诊。

2 周前，患者食虾后出现皮肤丘疹，口服抗组胺西药、外用糖皮质激素软膏涂搽，症状反复发作。

初诊症见：皮肤丘疹，细者如粟，大者若豆，潮红瘙痒，抓后津水流溢，饮食如常，二便调匀。舌淡红，苔白黄，脉沉缓。

西医诊断：急性湿疹。

中医辨病：湿疮。

辨证：肺脾气虚，湿邪内生，郁而化热，壅遏肌肤。

治法：清热利湿，养血祛风，健脾和胃，补肺益卫。

方药：消风散合玉屏风散加减。

处方：防风 10g，僵蚕 10g，通草 6g，地肤子 15g，白鲜皮 10g，黄柏 10g，生地黄 15g，当归 15g，黄芪 30g，白术 15g，生甘草 3g。

上方 7 剂，1 日 1 剂，以水煎煮，取汁 600mL，分早、中、晚 3 次温服。忌食生姜、花椒、牛肉、羊肉、虾蟹、海产品等辛辣和腥膻之物。

2022 年 6 月 23 日二诊：皮肤丘疹减少，潮红瘙痒好转，抓后已不流津水，饮食如常，二便调匀。舌淡红，苔薄黄，脉沉缓。

处方：防风 10g，通草 6g，地肤子 15g，白鲜皮 10g，黄柏 10g，生地黄 15g，当归 15g，白芍 15g，黄芪 30g，白术 15g，生甘草 3g。

上方 7 剂，1 日 1 剂，煎法、服法同前。饮食禁忌同前。7 剂药毕，湿疹痊愈。

【按】

湿疹是一种多形性皮损，瘙痒渗液，对称分布，反复发作的过敏性皮肤病。急性期皮损以红斑、丘疱疹为主，有渗出倾向，病因病机侧重湿热浸淫。亚急性期皮损以丘疹、结痂、鳞屑为主，夜间瘙痒明显，病因病机侧重脾虚湿蕴。慢性期皮损以皮肤肥厚、苔藓样变为主，易反复发作，病因病机侧重血虚风燥。

中医古籍无湿疹病名，《内经》有浸淫疮记载，湿疹属湿疮范畴。《诸病源候论》有云："诸久疮者……为风湿所乘，湿热相搏，故头面身体皆生疮。"还说："浸淫疮是心家有风热，发于肌肤。""病疮者，由肤腠虚，风湿之气，折于血气，结聚所生。"

这指出肌腠空疏，表卫不固，风、湿、热邪外袭人体，郁于肌肤腠理，即可发为湿疮。《医宗金鉴·外科心法·浸淫疮》曰："此证初生如疥，瘙痒无时，蔓延不止，抓津黄水，浸淫成片，由心火脾湿受风而成。"认为心火旺盛，脾虚生湿，复感外风，或风自内生，湿热郁于肌肤腠理，也会导致湿疮发生。

湿疮根据不同的症状和部位，有不同的名称。湿疮发于全身，滋水较多者，叫浸淫疮；湿疮发于全身，以丘疹为主者，叫血风疮；湿疮发于耳部者，叫旋耳疮；湿疮发于手足部者，叫病疮；湿疮发于脐部者，叫脐疮；湿疮发于乳头部者，叫乳头风；湿疮发于四肢弯曲部者，叫四弯风；湿疮发于女阴部者，叫阴湿疮；湿疮发于阴囊部者，叫肾囊风。

总结古今医籍记载，湿疮多由先天禀赋不耐，后天失养，卫气虚弱，腠里空疏，复感风、湿、热、毒等邪，内不得疏泄，外不能透达，浸淫血脉，郁于肌肤腠理之间所致。或饮食不节，过食腥发动风、肥甘厚腻、浓茶烟酒、辛辣刺激之品，伤及脾胃，导致湿邪内生，湿郁化热，壅遏肌肤而发为湿疮。

湿疮与肺脾生理、病理关系甚为密切。盖脾主运化，主肌肉四肢。脾不健运，水湿停滞，湿邪内蕴，郁久化热，湿热互结，充斥体表腠理，浸淫肌肤，于是湿疮之病即成。肺主气，主宣发肃降，外合皮毛。肺卫不足，易感外邪，风湿或风热之邪外袭，浸淫血脉，郁于肌肤腠理之间，湿疮之病亦成。

湿疮的治疗，以清热利湿止痒为主，急性者宜清热利湿，慢性者宜养血润肤。目前高校教科书对湿疮的辨证论治：湿热蕴肤证，常用龙胆泻肝汤合萆薢渗湿汤加减以清热利湿止痒。脾虚湿蕴证，常用除湿胃苓汤或参苓白术散加减以健脾利湿止痒。血虚风燥证，常用当归饮子或四物消风饮加减以养血润肤，祛风止痒。

消风散的药理药效学及临床运用研究表明，消风散具有抗炎、抗过敏、止痒、抗变态反应和免疫调节作用[1]。

现代药理研究，玉屏风散对机体免疫功能呈双向调节作用，是一种有效的免疫调节剂。对物理、化学等有害因素刺激具有非特异性的抵抗作用，在过敏原中和、减少变态反应性疾病的复发方面疗效显著[2]。

夏斌老师认为，湿疮之成，与肺、脾的生理病理密切相关；消风散、玉屏风散的药理作用，对湿疮的治疗大有裨益。湿疮由肺脾气虚，湿热蕴结，浸淫血脉，郁阻肌肤者，可以选用清热除湿、养血祛风的消风散，配合健脾益肺、固表实卫的玉屏风散加减治疗。本文两则案例，因其病机证候相同，所以治疗方法、遣用方剂亦同。方中防风祛风散寒；蝉蜕散风除热，使风去则痒止。"治风先治血，血行风自灭"，故以生地黄养血凉血，当归养血活血，使血充则风消。再配黄芪、白术健脾益气，伍苦参、白鲜皮、萆薢、地肤子清热除湿，加僵蚕祛风止痒，用黄柏清热燥湿，合通草清热利湿，遣甘草补中解毒。上述药物，医案 1 未用通草、白芍；医案 2 未用蝉蜕、苦参、萆薢。诸药相伍，具有清热利湿、养血祛风、健脾和胃、补肺益卫之功。由于组方合理，药病相符，所以两例湿疮，每例仅仅用药14 剂，皆能得以速愈。

【参考文献】

[1] 黄晓青，朱凯云. 消风散的药理药效研究及临床运用概况 [J]. 江西中医药，2012，43（1）：69 – 71.

［2］赵子中，高雅丽，刘文芳，等．玉屏风散现代药理研究及皮
　　　肤科研究进展［J］．中国中西医结合皮肤性病学杂志，
　　　2018，17（2）：187-189．

（蔡霞／撰文）

二、肾囊风

玉屏风散载于元代危亦林《世医得效方》，由黄芪、炒白术、防风组成，具有健脾益气、固表止汗、增强免疫力的功效。主治表虚自汗，虚人腠理不固，易感风邪。玉屏风散名噪中外，以益气固表见长，有"丙种球蛋白"的美称。正如《医宗金鉴》所说："夫以防风之善驱风，得黄芪以固表，则外有所卫；得白术以固里，则内有所据。风邪去而不复来。此欲散风邪者，当倚如屏，珍如玉也。"

疾病是人体在一定条件下的邪正斗争反应，是人与自然界协调斗争的病理现象，与机体正气盛衰密切相关。正气旺盛，卫外固密，病邪难以入侵，人体就不易发生疾病；正气虚弱，卫外不固，病邪乘虚而入，人体就容易发生疾病。《灵枢·百病始生》说："此必因虚邪之风，与其身形，两虚相得，乃客其形。"

跟师临床辨证论治，发现夏斌老师格外重视顾护正气。特别是小儿、老年人及表虚不固易感外邪者，其处方多联合应用玉屏风散，以期补益肺脾之气，增强机体免疫力。举例如下：

【医案】

赵某，男，51岁，工人。既往嗜烟好酒，有前列腺炎、糜烂性胃炎病史。因"反复阴囊丘疹瘙痒，囊皮皲裂8年"于2018年

1 月 28 日就诊。

初诊：阴囊满布丘疹，细小如粟，潮湿瘙痒，囊皮皲裂，触之即痛，常自汗出，易感外邪，感邪即难以治愈。精神不减，饮食如常，大便调匀，小便色黄。舌暗红，苔薄少，脉沉缓。

体格检查：血压 140/88mmHg，生命体征平稳，双肺呼吸音清晰，心率 66 次/分，律齐，腹软，双下肢无水肿。

西医诊断：阴囊湿疹；自发性多汗症？

中医辨病：肾囊风；汗证。

辨证：肝肾阴虚，湿热下注，卫气虚弱，营阴不守。

治法：清热利湿，滋养肝肾，补益肺脾，固表敛汗。

方药：知柏地黄丸合玉屏风散。

处方：生地黄 15g，山药 30g，山茱萸 10g，茯苓 15g，泽泻 10g，牡丹皮 10g，知母 10g，黄柏 10g，黄芪 30g，白术 15g，防风 10g。

上方 7 剂，1 日 1 剂，以水煎煮，取汁 600mL，分早、中、晚 3 次温服。

二诊：常自汗出已止，阴囊丘疹减少，瘙痒明显好转，囊皮皲裂愈合。舌暗红，苔薄少，脉沉缓。

中医辨病、辨证、治法同前。

方药：参苓白术散合四妙丸、玉屏风散加减。

处方：党参 15g，黄芪 30g，山药 30g，茯苓 15g，黄柏 10g，白术 15g，防风 10g，天麻 10g，苍术 10g，怀牛膝 15g，薏苡仁 30g。

上方 7 剂，1 日 1 剂，用法同前。

患者 3 个月后因感冒就医，询及前诊，述服中药 7 剂以后，肾囊风、常自汗出皆愈，两种病证至此次感冒就诊时均未复发。

【按】

夏斌老师指出，本例主病为肾囊风，次病为汗证，疾病的发生与肺、脾、肝、肾病因病理相关。就体质而言，患者既往有糜烂性胃炎，可知脾胃素虚；曾患前列腺炎，表明肝肾不足。日常生活方面，嗜烟好酒，即存在上述病证高发因素。烟为纯阳辛辣伤肺之品，酒为助生湿热损害脾胃肝肾之物。今患者湿热内生，下注肝肾，积聚阴囊肌肤，日久不得宣泄，复因外之湿热侵袭，内外湿热相合，湿热壅盛，邪正搏结，化燥生风，终致肾囊风病发生。

盖肺主气，主宣发肃降，外合皮毛；脾主运化，主升清，主肌肉及四肢；肝肾同源，皆居下焦；肝之经脉过阴器，肾子之裹为肾囊。《素问·评热病论》曰："邪之所凑，其气必虚。"今肝肾不足，湿热下注，因此湿热蕴结肝肾相关之阴囊，小便色黄。肺脾气虚，卫外不固，腠理空虚，营阴不守，所以患者常自汗出，易感外邪，感邪即难以治愈。肺脾两虚，升清降浊紊乱，湿热壅滞阴囊，于是阴囊皮肤丘疹，潮湿瘙痒。湿热化燥化火，熏灼阴囊肌肤，故见阴囊皮肤皲裂，触之即痛。舌暗红，苔薄少，脉沉缓，皆为肝肾阴虚、湿热化燥、卫气虚弱之征。

患者病机属肝肾阴虚，湿热下注，卫气虚弱，营阴不守，所以首诊用知柏地黄丸清热利湿，滋养肝肾；伍玉屏风散补益肺脾，固表止汗，增强自身免疫力。方中生地黄滋肾填精；山茱萸滋肾益肝；山药滋肾补脾；泽泻甘淡渗湿，泻肾降浊；牡丹皮苦寒泄热，清肝泻火；茯苓甘淡利水，渗脾泄湿；知母、黄柏滋阴泻火；黄芪补脾肺之气；白术培土生金；防风升阳祛风，与黄芪联用，固表而不留邪，祛邪而不伤正。诸药相伍，共奏清热利湿、滋养肝肾、补益卫气、固表止汗之功。

二诊诸症悉减，故改用参苓白术散合玉屏风散、四妙丸加减，着重健脾和胃，清热利湿，补益肺肾，杜绝湿热滋生之源。正如《成方便读》所载："大凡表虚不能卫外者，皆当先建立中气，故以白术之补脾建中者为君，以脾旺则四脏之气皆得受荫，表自固而邪不干；而复以黄芪固表益卫，得防风之善行善走者，相畏相使，其功益彰，则黄芪自不虑其固邪，防风亦不虑其散表。此散中寓补，补内兼疏。"

玉屏风散临床运用广泛，目前多用于治疗或预防小儿、成人反复发作的上呼吸道感染，以及治疗过敏性鼻炎、慢性荨麻疹、支气管哮喘、伤风感冒易致病情复发、表虚不固自汗者。随着现代药理研究的不断探索，相信玉屏风散的治疗领域还会逐渐扩大，对适宜病种的疗效会让医患双方更加满意。

（秦莉/撰文）

三、鹅掌风

鹅掌风是皮肤科较为常见的疾病，其病名出自《外科正宗》，因手部或手足皮肤粗糙干裂如鹅掌而得名，相当于西医学中致病性真菌引起的手癣、足癣。

鹅掌风以手部或手足皮肤出现水疱、瘙痒脱屑、粗糙变厚、干燥皲裂，或时发隐痛为主要表现，正如《医宗金鉴·外科心法要诀·鹅掌风》所描述："此疾生于掌心……初起紫白斑点，叠起白皮，坚硬且厚，干枯燥裂，延及遍手。"《外科秘录》亦记载："鹅掌风生于手掌之上……不独犯于手掌，而兼能犯于足面，白屑堆起，皮破血出，或疼或痒者有之。"

鹅掌风病程较长，病势缠绵，多经久不愈。夏斌老师常用消风散合玉屏风散加减进行内治，临床收效明显。

【医案】

金某，男，50岁，工人。既往有高脂血症病史。因"反复手足皮肤丘疹、脱屑、皲裂6年"于2019年4月22日就诊。

6年前，患者无明显诱因出现咽喉痰滞，手足皮肤丘疹，干燥脱屑，时见皲裂，未就医治疗。

初诊：上腭不适，咽喉痰滞，手足皮肤丘疹，以手掌尤甚，干燥脱屑，或见皲裂，双膝下外侧久行即痛，睡眠鼾声响亮，饮食如常，二便调匀。舌偏暗，苔薄黄，脉沉缓。

体格检查：血压130/80mmHg，双肺呼吸音清晰，心率78次/分，律齐，腹软，双下肢无水肿。

西医诊断：手癣；足癣。

中医辨病：鹅掌风。

辨证：肺脾气虚，风邪虫邪外袭，湿热夹痰，郁久化燥。

治法：清热利湿，养血祛风，杀虫止痒，化痰散结，补益肺脾。

方药：消风散合玉屏风散加减。

处方：苦参10g，生地黄15g，当归15g，白僵蚕10g，蝉蜕6g，地肤子15g，防风10g，黄芪30g，白术15g，白鲜皮10g，生甘草3g。

上方7剂，1日1剂，以水煎煮，取汁600mL，分早、中、晚3次口服。

二诊：手足皮肤丘疹减少，皮肤皲裂、干燥脱屑好转，余症同前。舌偏暗，苔薄黄，脉沉缓。

处方：苦参10g，生地黄15g，当归15g，白僵蚕10g，蝉蜕6g，地肤子15g，防风10g，黄芪30g，白术15g，白鲜皮10g，白芥子10g。

上方7剂，1日1剂，煎法、服法同前。

三诊：诸症悉减，舌偏暗，苔薄黄，脉沉缓。

予二诊处方14剂，煎服方法同前。14剂中药服毕，患处部分皮肤稍厚，鹅掌风基本治愈。全程医疗无外治参与，均为内服中药，随访至今，未见复发。

【按】

本例患者以手足皮肤丘疹，手掌尤甚，皮肤干燥、脱屑、皲裂为主要表现就医，伴随上腭不适、咽喉痰滞二症均不甚重，结合舌苔脉象分析，鹅掌风诊断明确。患者既往有咽喉痰滞、高脂血症病史，可知素体痰盛，肺脾两虚。究其病因病机，乃肺脾气虚，卫表不固，风邪虫邪外袭，感染湿热，痰饮内停，诸邪相互搏结，凝聚肌肤，郁滞腠理，气血不能荣润患处，导致手掌、足部肌肤失养，从而发为鹅掌风。

鹅掌风的症状主要表现为皮损，可见红斑、水疱、渗出、结痂、鳞屑、干燥、皲裂等多种表现，好发于手部，部分患者可累及足部。临床主要分为水疱鳞屑型、角化增厚型，本例属角化增厚型。一般而言，鹅掌风病风热偏盛者，多表现为皮肤丘疹、瘙痒脱屑；湿热偏盛者，多表现为皮肤丘疹、渗液流滋、瘙痒结痂；风热或湿热化燥者，则多表现为皮肤丘疹、瘙痒脱屑、干燥皲裂。

盖肺主宣发肃降，在体合皮毛；脾主运化升清，在体合肌肉。肺虚则卫外不固，风邪、虫邪乘虚而入，影响宣发肃降，致使水湿内停，变生痰饮；脾虚则运化失司，水谷精微不能布散，湿邪内积，郁久化热，遂致湿热内生。

今风邪、虫邪、湿热、痰饮相互搏结，凝滞手掌、足部肌肤，诸邪稽留，渐渐化燥，导致气血运行违和，不能荣润患处，故手掌、足部出现皮肤丘疹、干燥、脱屑、皲裂。水湿内渍，郁久化热，炼液为痰，痰热上壅，故上腭不适，咽喉痰滞；痰浊内盛，上壅咽喉，睡眠之时咳痰活动减少，咽喉气息流通不畅，故鼾声响亮。脾主四肢，脾虚气弱，不能散津，湿热下注，经脉失养，故久行则双膝以下外侧疼痛。舌偏暗，苔薄白微黄，脉沉缓，皆为水湿内停、郁久化热之象。

综上所述，本例病证与肺、脾生理病理关系密切，病机主要是肺脾气虚，外感风邪、虫邪，湿热夹痰，郁久化燥。玉屏风散主治肺脾气虚，卫表不固，腠理空疏所致病证；消风散主治风邪外袭，与湿热相搏，浸淫肌肤，郁滞腠理所致病证。故本例鹅掌风，夏斌老师予消风散合玉屏风散加减治疗。方中防风发表祛风，除湿止痒；苦参、地肤子清热燥湿，杀虫止痒；僵蚕、蝉蜕疏风透疹，化痰散结；生地黄、当归滋阴润燥，养血活血；玉屏风散益气固表，增强自身免疫力[1]；甘草清热解毒、调和诸药。11 味药物配合，共奏疏风养血、清热除湿、杀虫止痒、化痰散结、补益肺脾之功。

二诊手足皮肤丘疹减少，皮肤皲裂、干燥脱屑好转。故二诊、三诊皆去作用稍逊的生甘草，加白芥子以通络杀虫、化痰散结，其余药物不变，照旧遣用。

纵观本例病证全程医疗，无外治参与，均为内治。夏斌老师于祛风之中伍以除湿清热、杀虫止痒、化痰散结、补血活血、滋阴润燥之品，再配玉屏风散健脾益肺，增强自身免疫力，终使本例鹅掌风病风邪得去，湿热得除，血脉调和，病情好转，逐渐向愈。

【参考文献】

[1] 赵子中，高雅丽，刘文芳，等. 玉屏风散现代药理研究及皮肤科研究进展［J］. 中国中西医结合皮肤性病学杂志，2018，17（2）：187-189.

（秦莉/撰文）

四、外伤胸痛咳喘

【医案】

余某，女，50岁，农民工。既往无特殊。因"外伤胸痛，咳喘心悸2个月"于2020年3月15日就诊。

2个月前，患者因车祸外伤出现胸痛、咳嗽、呼吸困难，气喘心悸，住重庆市某区人民医院，诊断为"肋骨骨折、肺挫伤"，经西医输液及对症治疗两周出院。出院后患者仍胸痛、咳嗽，呼吸困难，气喘心悸，活动尤甚。胸部CT平扫示：肋骨骨折；肺大疱；局限性粘连性气胸；左肺小结节。

初诊：头晕头胀，胸闷胸痛，呼吸困难，气喘心悸，行走时气喘心悸尤甚，咳嗽痰少，语声低微，足软无力，饮食尚可，二便调匀。舌淡红，苔薄白微黄，脉弦数。

体格检查：血压130/90mmHg，双肺呼吸音弱，散在干、湿啰音，心率102次/分，律齐，腹软，双下肢无水肿。

西医诊断：肋骨骨折；肺挫伤；局限性粘连性气胸；窦性心动过速。

中医辨病：胸痛；咳嗽。

辨证：痰瘀互结，邪郁化热，肺气壅遏，胸络痹阻。

治法：清热化痰，宽胸散结，泻肺通痹，止咳平喘。

方药：二陈汤合小陷胸汤、二母散、葶苈大枣泻肺汤加减。

处方：茯苓 15g，法半夏 10g，陈皮 10g，酒黄连 6g，瓜蒌 10g，知母 10g，浙贝母 10g，炒葶苈子 10g，大枣 15g，甘草 3g。

上方 6 剂，1 日 1 剂，以水煎煮，取汁 600mL，分早、中、晚 3 次温服。

二诊：胸痛、咳嗽减轻，呼吸困难好转，仍气喘心悸，行走尤甚，喷嚏流涕，喜深吸气，饮食如常，二便调匀。舌淡红，苔薄白微黄，脉弦数。体格检查同前。

西医诊断、中医辨病、辨证同前。

治法：清热化痰，宽胸散结，养血活血，止咳平喘。

方药：小陷胸汤合二母散、丹参饮、葶苈大枣泻肺汤加减。

处方：酒黄连 6g，法半夏 10g，瓜蒌 10g，知母 10g，浙贝母 10g，炒葶苈子 10g，酒丹参 15g，檀香 3g，砂仁 6g，防风 10g，大枣 15g。

上方 10 剂，1 日 1 剂，以水煎煮，檀香、砂仁后下，取汁 600mL，分早、中、晚 3 次温服。

三诊：胸痛、咳嗽减轻，呼吸困难及气喘心悸好转，喷嚏流涕，喜深吸气，饮食如常，二便调匀。舌淡红，苔薄白微黄，脉弦数。体格检查同前。

西医诊断、中医辨病、辨证、治法同前。

守二诊处方5剂，煎法服法同前。

四诊：胸痛、咳嗽减轻，呼吸困难与气喘消除，行走心悸好转，偶有喷嚏，喜深吸气，饮食如常，二便调匀。舌淡红，苔薄白微黄，脉弦数。

体格检查：血压130/84mmHg，双肺呼吸音弱，少许干、湿啰音，心率96次/分，律齐，腹软，双下肢无水肿。

处方：瓜蒌皮10g，酒黄连6g，法半夏10g，盐知母10g，浙贝母10g，酒丹参15g，檀香3g，砂仁6g，炒葶苈子10g，蜜桑白皮15g，防风10g。

上方4剂，1日1剂，以水煎煮，檀香、砂仁后下，取汁600mL，分早、中、晚3次温服。

五诊：胸痛、咳嗽已止，气喘心悸消除，偶有头痛，喷嚏流涕，喜深吸气，饮食如常，二便调匀。舌淡红，苔薄白微黄，脉弦缓。

体格检查：血压126/84mmHg，双肺呼吸音弱，心率90次/分，律齐，腹软，双下肢无水肿。

处方：瓜蒌皮10g，酒黄连6g，法半夏10g，盐知母10g，浙贝母10g，酒丹参15g，檀香3g，砂仁6g，炒葶苈子10g，麸炒枳实15g，防风10g。

上方4剂，1日1剂，以水煎煮，檀香、砂仁后下，取汁600mL，分早、中、晚3次温服。

【按】

《金匮要略》有言："千般疢难，不越三条……以此详之，病由都尽。"总括疾病之成，一者，经络受邪，入脏腑；二者，四肢九窍，血脉相传，壅塞不通；三者，房事、金刀、虫兽所伤。

该患者的疾苦，也不离上述发病原因，由车祸外伤造成。

《正体类要·序》曾说："肢体损于外，则气血伤于内，营卫有所不贯，脏腑由之不和。"人体是一个有机整体，外伤似乎病在皮肉筋骨，但受到外力重创的局部损害，每能导致脏腑、经络、气血功能紊乱，一系列的病理现象必然随之而来。

清代医家沈金鳌所著的《杂病源流犀烛·卷二十七·筋骨皮肉毛发病源流》说："筋也者，所以束节络骨，绊肉绷皮，为一身之关纽，利全体之运动者也。"人体因外力导致骨折，势必伤及皮肉、筋脉、气血、脏腑。脉络破损，血溢脉外，离经之血不去，即成瘀血。该患者所伤在胸，瘀血阻滞，不通则痛，故主症即是胸痛。肺脏受损，宣降失常，水湿凝聚，痰自内生，痰瘀互结，闭阻于肺，上凌于心，故见咳嗽咳痰、呼吸困难、气喘心悸。言语、行走则震动胸部，气血耗伤加剧，故语声低微，行走时气喘心悸尤甚。痰瘀阻于胸中，清阳不升，浊阴不降，故见头晕头胀、足软无力。舌淡红，苔薄白微黄，脉弦数，皆为痰瘀互结、邪郁化热之征。

本例胸痛、咳喘、心悸，初诊方选二陈汤合小陷胸汤、二母散、葶苈大枣泻肺汤治疗。二陈汤由半夏、陈皮、茯苓、甘草组成。半夏燥湿化痰，和胃降逆；陈皮理气行滞，燥湿化痰；茯苓健脾渗湿；甘草健脾和中。小陷胸汤由黄连、半夏、瓜蒌组成。瓜蒌清热涤痰，宽胸散结；黄连苦寒泻火，直折邪热；半夏降逆消痞，化痰开结。二母散由知母、贝母组成。知母清热生津，贝母化痰止咳。葶苈大枣泻肺汤由葶苈子、大枣组成。葶苈子泻肺平喘，大枣甘缓补中。上述四方十药配合运用，具有清热化痰、宽胸散结、泻肺通痹、止咳平喘之功。

二诊胸痛、咳嗽减轻，新见喷嚏、流涕，此外感风邪所致。喜深吸气，乃痰瘀阻肺之象。考虑到本例诸症，均系外伤皮肉、筋骨，内伤脏腑、气血而成，病变与痰饮、郁热、气滞、瘀血密切相关，故调整治法。在初诊处方基础上去茯苓、陈皮，加防风以祛风散寒止痛；伍丹参饮以行气活血通络。11味药相配，共奏清热化痰、宽胸散结、养血活血、止咳平喘之功。

三至五诊，诸症逐渐减轻，故效不更法更方，或守前诊处方续服；或用桑白皮易大枣；或取枳实代桑白皮；以治肺、治气、治血、治痰为要务。门诊治疗历时1个月，总共服药29剂，疾病行将痊愈，疗效十分显著。

（蔡霞/撰文）

五、瘰疬

【医案】

钟某，女，41岁，国家公务员。平素性情急躁，有扁桃体炎史、肺结核病史，肺结核已治愈。因"两侧颈部包块，患处烘热不适2周"于2022年5月19日就诊。

患者2周前无明显诱因两侧颈部出现包块，患处烘热不适，未就医治疗。

初诊：两侧颈部包块，患处烘热不适，精神未减，饮食如常，大便秘结，间日一行，小便调匀。经净二日，平素月经提前，色红量少，两至三日即止。舌暗红，苔薄黄，脉沉缓。

体格检查：血压130/80mmHg，气管居中，两侧颈部扪及多个核块，大者如中指头，小者如食指尖，质软，活动，无明显压痛。双肺呼吸音清晰，心率 84 次/分，律齐。腹平坦，双下肢无水肿。

西医诊断：颈淋巴结结核。

中医辨病：瘰疬。

辨证：肝郁气滞，痰热互结。

治法：疏肝理气，化痰散结，清热解毒，活血消肿。

方药：四逆散合五味消毒饮加减。

处方：北柴胡 10g，麸炒枳实 15g，白芍 15g，蒲公英 30g，天葵子 10g，白花蛇舌草 15g，白芷 10g，郁金 10g，夏枯草 15g，连翘 15g，甘草 3g。

上方 7 剂，1 日 1 剂，以水煎煮，取汁 600mL，分早、中、晚 3 次温服。嘱患者保持精神愉快，适当锻炼，增加营养，忌辛辣刺激性食物。

2022 年 5 月 26 日二诊：两侧颈部包块，患处烘热不适，精神未减，饮食如常，大便秘结，间日一行，小便调匀。舌暗红，苔薄黄，脉沉缓。

治法：清热泻火，解毒消肿，化痰散结。

方药：五味消毒饮加减。

处方：忍冬藤 15g，紫花地丁 15g，猫爪草 15g，板蓝根 15g，蒲公英 30g，天葵子 10g，白花蛇舌草 15g，白芷 10g，夏枯草 15g，连翘 15g，甘草 3g。

上方 7 剂，1 日 1 剂，用法同前。精神调摄、饮食宜忌同前。

2022 年 6 月 7 日三诊：两侧颈部包块如初，患处烘热不适减轻，晨起口苦口干，舌暗红，苔薄黄，脉沉缓。

予二诊处方去白芷，加郁金 10g，取药 7 剂，用法同前。精神调摄、饮食宜忌同前。

2022年6月14日四诊：两侧颈部包块较前缩小，患处烘热不适减轻，晨起口苦口干，偶有咳嗽，饮食如常，二便调匀。舌暗红，苔薄黄，脉沉缓。

予三诊处方去甘草，加灵芝15g，取药7剂，用法同前。精神调摄、饮食宜忌同前。

2022年6月21日五诊：两侧颈部包块明显缩小，患处烘热不适消除，晨起口苦口干好转，偶有咳嗽鼻塞，饮食如常，二便调匀。舌暗红，苔薄黄，脉沉缓。

治法：二母散合五味消毒饮加减。

处方：忍冬藤15g，紫花地丁15g，猫爪草15g，连翘15g，蒲公英30g，天葵子10g，知母10g，浙贝母10g，郁金10g，夏枯草15g，板蓝根15g。

上方7剂，1日1剂，用法同前。精神调摄、饮食宜忌同前。

【按】

瘰疬，俗称老鼠疮、疬子颈，以体虚儿童或青年多见，好发于颈部及耳后。因患处可扪及大小不等的核块，成串分布，状如贯珠，历历可数，故名瘰疬。《灵枢·寒热》记载："寒热瘰疬，在于颈腋者，皆何气使生？岐伯曰，此皆鼠瘘寒热之毒气也，留于脉而不去也。"《河间六书·瘰疬》也说："夫瘰疬者，经所谓结核是也。或在耳前后，连及颈颔，下连缺盆，皆为瘰疬。"瘰疬起病缓慢，初期核块如豆，触压不痛，肤色正常。中期核块渐大，与皮粘连，成脓时皮色转为暗红。后期肿块溃破，脓水清稀，杂败絮样物，此愈彼烂，经久不敛，形成窦道，愈后遗留凹陷性瘢痕。

　　瘰疬是一种慢性感染性疾病。病理与肝、胆、脾、肺、肾相关，病因主要责之于痰。多为情志不畅，肝郁气滞，乘脾伤胃，痰浊内生，结于颈项；或肝郁化火，下灼肾阴，或木火刑金，肺阴耗损，肺肾阴亏，虚火内炽，炼液为痰，结于颈项；或禀赋薄弱，久病不愈，正气亏损，痰浊内生，复因邪毒入侵，以致痰浊、邪毒结于颈项，不得外泄，发为瘰疬。本病相当于西医学的颈部淋巴结结核。临床治疗气滞痰凝证，常用逍遥散合二陈汤加减以疏肝健脾、化痰散结；热郁肉腐证，常用增液汤合透脓散加减以清热解毒、托毒透脓；阴虚火旺证，常用六味地黄丸合清骨散加减以滋补肺肾、育阴清热；气血两虚证，常用香贝养荣汤加减以健脾化痰、益气养血。

　　本例瘰疬，患者女性，41岁，既往有扁桃体炎、肺结核病史，平素性情急躁，可知机体早已存在肺气虚弱，肝火偏盛。盖肺主气，主宣发肃降，外合皮毛；肺气虚弱，卫表不固，外邪入侵，宣降失常，水津不布，痰浊即随之而生。肝藏血，主疏泄，调畅情志。长期情志不畅，肝失疏泄，气机郁滞，脾不健运，胃失腐熟，痰浊亦因此而成。足厥阴肝经之脉起于足大趾外侧端，循股，环阴器，入腹夹胃，络胆，行喉咙之后；足少阳胆经之脉起于目外眦，行耳后，沿颈入缺盆，过膈络肝。《素问·评热病论》曰："邪之所凑，其气必虚。"今痰浊与肝胆火热相互交集，循经上扰，结于颈项经脉所虚之处，故两侧颈部出现包块，患处烘热不适。肺与大肠相表里，痰火内盛，肺热下移大肠，伤及津液，故大便秘结，间日一行。肝火偏盛，肝肾阴虚，精血受损，冲任不足，故月经提前，色红量少。舌暗红，苔薄黄，脉沉缓，皆为肝郁气滞、痰热互结之征。

本例瘰疬，病机重在肝郁气滞，痰热互结，故夏斌老师初诊选用四逆散合五味消毒饮加减。方中柴胡疏肝解郁；白芍益阴养血；枳实行气破结；蒲公英、天葵子、夏枯草清泄热毒，消痈散结；白花蛇舌草、连翘清热解毒；白芷消肿散结；郁金行气活血；炙甘草益气健脾。11味药物相互配合，有疏肝理气、化痰散结、清热解毒、活血消肿之功。

二诊，患者症状同前，舌脉不变。考虑到本例瘰疬之核块虽然不大，但伴有患处烘热，且兼大便秘结，间日一行，舌暗红，苔薄黄，热象明显，属于实证。故调整方药，改用五味消毒饮加减治疗。予初诊处方去柴胡、枳实、白芍、郁金，加忍冬藤、紫花地丁、猫爪草、板蓝根，着重清热解毒，化痰散结。

三诊，患者两侧颈部核块大小如初，患处烘热不适减轻，大便已趋调匀，新增晨起口苦口干，舌脉不变。提示肝胆之火上炎，热象仍重，夹有血瘀，故予二诊处方去白芷，加郁金以行气开郁、凉血活血。

四诊，患者两侧颈部核块缩小，偶有咳嗽，考虑肺脾气虚，宿痰未除，故予三诊处方去甘草，加灵芝以益气敛肺、化痰止咳。

五诊，患者两侧颈部核块明显缩小，偶有咳嗽、鼻塞，此乃风邪外袭、痰热内蕴所致。故予四诊处方，去灵芝、白花蛇舌草，加知母、浙贝母以清热化痰、肃肺止咳。

（秦莉/撰文）

第三章　妇科疾病

一、女性更年期综合征

女性更年期综合征，是女性绝经前后性激素波动或减少，导致生理和心理改变的一系列临床症状，属中医学"绝经前后诸症"范畴。本病多发生于 40~60 岁，除月经紊乱以外，常伴烘热汗出、激动易怒，或情绪低落、心烦失眠等症，严重影响中老年女性的生活质量。中医中药在缓解更年期综合征症状方面有较好的疗效，现介绍夏斌老师治疗女性更年期综合征验案 1 则如下：

【医案】

郭某，女，55 岁，退休工人。既往有高血压、慢性胃炎病史。因"反复阵热汗出 1 个月，头晕头痛 3 天"于 2020 年 4 月 12 日就诊。

1 个月前，患者无明显诱因出现阵阵发热，热即汗出，间断口服三九感冒颗粒，症状反复发作。3 天前受凉后兼见头晕头痛，仍自服三九感冒颗粒，未就医治疗。

初诊：畏寒发热，热即汗出，头晕头痛，餐后嗳气，心烦失眠，入睡困难，易感外邪，大便干燥，间日一行，小便色黄，尿出灼热。舌质红，苔薄黄，脉沉弦。

体格检查：体温 36.6℃，呼吸 18 次/分，血压 100/70mmHg，双肺呼吸音清晰，心率 78 次/分，律齐，腹软，双下肢无水肿。

西医诊断：急性上呼吸道感染；女性更年期综合征。

中医辨病：感冒；绝经前后诸症。

辨证：风邪外袭，肝阳偏亢，肾精不足，阴虚内热。

治则：祛风散邪，养阴清热，滋补肾精，增液润燥。

方药：青蒿鳖甲汤合百合地黄汤、增液汤加减。

处方：青蒿 10g，醋鳖甲 15g，生地黄 15g，知母 10g，牡丹皮 10g，百合 15g，麦冬 15g，玄参 15g，地骨皮 15g，建曲 15g，防风 10g。

上方 7 剂，1 日 1 剂，以水煎煮，醋鳖甲先煎，取汁 600mL，分早、中、晚 3 次口服。

二诊：头晕头痛已止，畏寒恶冷亦除，仍阵阵发热，热即汗出，心烦失眠，入睡困难，大便成形，1 日 1 次，小便色黄，尿出灼烫。舌质红，苔薄黄，脉沉弦。

西医诊断：女性更年期综合征。

中医辨病：绝经前后诸症。

辨证：肝肾不足，阴虚内热，心神失养。

治法：育阴清热，滋养肝肾，补心安神。

方药：清骨散合百合地黄汤加减。

处方：青蒿 10g，醋鳖甲 15g，生地黄 15g，知母 10g，牡丹皮 10g，百合 15g，秦艽 10g，银柴胡 10g，天麻 10g，乌梅 10g，地骨皮 15g。

上方 7 剂，1 日 1 剂，用法同前。

三诊：发热汗出减轻，心烦失眠改善，大便正常，小便调匀。舌质红，苔薄黄，脉沉弦。

效不更药，仍予二诊处方 7 剂，煎法服法同前。7 剂药毕，诸症悉除。

【按】

女性更年期综合征发生于妇女绝经前后。《素问·上古天真论》记载：女子"七七任脉虚，太冲脉衰少，天癸竭，地道不通。"表明肾气渐衰，冲任亏虚，精血不足，天癸将绝是妇女机体的阶段性生理现象。部分妇女由于体质、精神或其他因素的影响，不能适应这种生理变化，就会引发机体阴阳失调，脏腑功能紊乱等一系列女性更年期综合征。

本例女性更年期综合征，年龄 55 岁，正值围绝经期，以反复发热汗出为主诉就诊，兼见心烦失眠、大便秘结，既往有高血压、慢性胃炎病史。由此推之，患者平素即存在木强土弱，脾胃两虚，肝火偏旺，肾阴不足的病理情况。

今肝气旺盛，气有余便是火，火热内灼，迫津外泄，故阵阵发热，热即汗出。火性上炎，扰动心神，故心烦失眠，入睡困难。肝气犯胃，胃失和降，故餐后嗳气。风邪外袭，卫表不和，故畏寒发热。风邪上扰，清窍不利，故头晕头痛。阴虚内热，耗伤津液，故大便秘结，间日一行。热移膀胱，煎熬水液，故小便色黄，尿出灼热。舌质红，苔薄黄，脉沉弦，皆为肝阳偏亢，肾精不足，阴虚内热之征。

青蒿鳖甲汤出自《温病条辨》，原为温病后期，阴液耗伤，邪伏阴分而设，有养阴透热之功。百合地黄汤出自《金匮要略》，原为百合病不经吐、下、发汗，病形如初者而设，有滋养心肺、凉血清热、调和百脉之功。增液汤出自《温病条辨》，原为阳明温病，津液不足，大便秘结而设，有滋阴清热、润燥通便之功。由于本例主要病机为肝阳偏亢，肾精不足，阴虚内热，津伤肠燥，故夏斌老师首诊选用青蒿鳖甲汤合百合地黄汤、增液汤加减治疗。

方中鳖甲滋阴退热；青蒿清热透邪，知母滋阴降火，牡丹皮凉肝透热，百合清心安神，生地黄滋肾填精，玄参滋阴润燥，麦冬养阴生津，地骨皮清退虚热，防风祛风散邪，建曲健脾和胃。11 味药物配伍，共奏祛风散邪、养阴清热、滋补肾精、增液润燥之功。

二诊患者头晕头痛已止，畏寒恶冷消除，说明感冒痊愈。发热汗出减轻，大便秘结好转，提示药证相符。故侧重滋阴清热，调和阴阳，以治疗绝经前后诸症为主，方选清骨散合百合地黄汤加减。予初诊处方去麦冬、玄参、防风，加秦艽、银柴胡以祛风透邪；增乌梅敛阴止汗；伍天麻平肝潜阳。11 味药物配合，共奏育阴清热、滋养肝肾、补心安神之功。三诊诸症悉减，故续投二诊原方以巩固疗效。

（蔡霞/撰文）

二、青春期月经失调

【医案】

李某，女，14 岁，在校初中学生。既往无特殊，月经 12 岁初潮。因"反复月经延后，经量减少 1 年"于 2022 年 7 月 4 日就诊。

1 年前，患者无明显诱因出现月经延后，经量减少，未就医治疗。

初诊：月经延后，经量减少，杂有血块，经行三至七日，带下不多。舌淡红，苔薄黄，脉沉缓。

体格检查：血压 86/55mmHg，双肺呼吸音清晰，心率 83 次/分，律齐，腹软，双下肢无水肿。

西医诊断：月经稀少。

中医辨病：月经后期；月经过少。

辨证：肝郁肾虚，气血两亏，冲任不足。

治法：疏肝理脾，益气养血，补肾调经。

方药：定经汤合归肾丸加减。

处方：北柴胡 6g，白芍 9g，当归 9g，茯苓 9g，生地黄 9g，山药 12g，盐菟丝子 9g，盐杜仲 9g，山萸肉 6g，枸杞子 6g，炙甘草 2g。

上方 7 剂，1 日 1 剂，以水煎煮，取汁 600mL，分早、中、晚 3 次口服。

2022 年 7 月 12 日二诊：月经延后，经量减少，杂有血块，经行三至七日，带下不多。舌淡红，苔薄黄，脉沉缓。

处方：北柴胡 6g，白芍 9g，当归 9g，茯苓 9g，生地黄 9g，山药 12g，盐菟丝子 9g，盐杜仲 9g，山萸肉 6g，枸杞子 6g，黄芪 12g。

上方 7 剂，1 日 1 剂，用法同前。

2022 年 7 月 19 日三诊：月经延后，经量减少，杂有血块，经行三至七日，带下不多。舌淡红，苔薄黄，脉沉缓。

处方：北柴胡 9g，白芍 12g，当归 12g，茯苓 12g，生地黄 12g，山药 15g，盐菟丝子 12g，盐杜仲 12g，山萸肉 9g，枸杞子 9g，黄芪 15g。

上方 7 剂，1 日 1 剂，用法同前。

2022 年 7 月 28 日四诊：月经适来，平素月经延后，经量减少，杂有血块，经期三至七日，带下不多。舌淡红，苔薄黄，脉沉缓。

西医诊断、中医辨病、辨证、治法同前。

方药：大补元煎合归肾丸加减。

处方：党参片 12g，山药 15g，白芍 12g，地黄 12g，茯苓 12g，枸杞子 9g，盐杜仲 12g，山萸肉 9g，盐菟丝子 12g，炙甘草 3g。

上方 4 剂，1 日 1 剂，用法同前。

四诊以后，间断给予大补元煎合左归丸加减补益肾精，调理冲任。随访三个月，患者月经均按时来潮，经期 4~5 天，经色、经量正常。

【按】

女子进入青春期，身体和心理都会出现一系列重大变化，较明显的变化莫过于月经初潮。正如《素问·上古天真论》记载："女子七岁，肾气盛，齿更发长；二七而天癸至，任脉通，太冲脉盛，月事以时下。"月经是脏腑、天癸、气血、经络协同作用于胞宫的生理现象。两千多年前，女子月经初潮，平均年龄为14 岁；现代女子月经初潮，平均年龄为 12.5 岁。初潮是女子进入青春期的标志之一，青春期月经失调也多发于月经初潮阶段。

青春期月经失调，临床常见月经周期紊乱、经量异常、经期异常，或伴痛经、经行情志不畅等症。清代江涵暾《笔花医镜》有言："经者常也，月行有常度，经水有常期。其愆乎常者，皆病也。"青春期是儿童到成人的转变期，在身体方面，青春期男女，脏腑、气血、生殖功能尚不完善；在心理方面，青春期男女，大多自尊心强，容易受到环境影响。

本例患者年龄 14 岁，正值青春期，脏腑未充，天癸未盛，气血尚弱，复因情志不畅，肝气郁结，横逆犯脾，脾气受损，化源不足，以致肾精失养，天癸匮乏，冲任亏虚，血海蓄溢失常，故见月经后期、量少。又因肝郁气滞，疏泄失司，气滞血瘀，故经中夹有血块。舌淡红，苔薄黄，脉沉缓，此皆肝郁肾虚、气血不足、冲任失调之象。

肾为先天之本，脾为后天之本，女子以肝为先天，以血为本，故青春期月经失调的治疗，重在补肾填精，其次应健脾益气，再其次当疏肝补肝。《傅青主女科·调经》曾说："妇人有经来续断，或前或后无定期，人以为气血之虚也，谁知是肝气之郁结乎……肝郁则肾亦郁矣……方用定经汤。"

患者以月经延后，经量减少，杂有血块为主诉就医，病机侧重肝郁肾虚、冲任不足，所以夏斌老师选用定经汤合归肾丸加减治疗。方中柴胡疏肝解郁，当归、白芍养血调经，山药、茯苓健脾益气，生地黄、枸杞子滋阴补血，菟丝子、杜仲、山茱萸补益肝肾，炙甘草补中和药。11味药物配伍，共奏疏肝理脾、益气养血、补肾调经之功。

二诊症状不变，舌脉同前。考虑到青春期天癸始至，肾气渐盛，患者之前尚未用药干预此证，处方宜缓补为主，轻疏为辅，故予初诊处方去甘草，加黄芪以益气生血。

三诊患者月经仍未来潮，自度辨证无误，已轻投寓疏于补之方14剂，患者适应中药治疗，故予二诊处方增加药量服之。

四诊月经适来，此时血海由满而溢，气血自盛而虚，病机侧重气血两虚，冲任不足。由于前方当归养血活血，黄芪甘温补气，恐阳盛动血，有碍经期血行，故四诊去当归、黄芪，改用大补气血的大补元煎合滋补肾精的归肾丸加减治疗。四诊以后，间断给予大补元煎合左归丸随证加减补益肾精，调理冲任。

从本例青春期月经失调的辨证论治可以看出，青春期月经失调，病变部位在肝、脾、肾；病变机理多为肝郁肾虚，气血两亏，冲任不足；治疗须顺应人体发育的生理变化、月经周期的阴阳消长、冲任气血的盈亏规律，采用"经前疏肝补肾，经期健脾养血，经后调补冲任"的治疗法则，始能药证相符，获得满意疗效。

（蔡霞／撰文）

三、痛经

痛经是妇女在经期或经行前后出现小腹疼痛，或痛引腰骶，甚至剧痛难忍的疾病。痛经有原发性痛经和继发性痛经之分。原发性痛经者，生殖器官无明显器质性病变，常在月经初潮 1～2 年后发病，多见于青春期少女、已婚或已婚未育妇女。继发性痛经者，生殖器官有器质性病变，常因子宫内膜异位症、急慢性盆腔炎、肿瘤、子宫颈狭窄、阻塞、子宫前倾或后倾等疾病引起。

痛经的病位在冲任与胞宫，发病原因与情志内伤、六淫外袭密切相关。发病机制分两个方面：一方面是禀赋薄弱，肝肾不足，大病久病，气血亏虚，胞宫失养，"不荣则痛"；另一方面是外感风寒湿热，内因情志不调，肝气郁结，疏泄失常，气血瘀滞，"不通则痛"。

夏斌老师认为，痛经大多不是单一因素造成，属于虚实夹杂的病证。患者往往具有先天不足，后天失养，或兼气滞、兼寒凝、兼湿热、兼瘀血等邪合而为病。辨证当以寒热虚实为纲，治疗应分标本缓急，经期缓急止痛治其标，经前经后审证求因治其本。因肝藏血，主疏泄，"女子以肝为先天"；肾藏精，主生长发育与生殖，为先天之本。冲任的蓄溢、胞宫的濡养、月经的盈亏，均与肝气疏泄、肾气闭藏密切相关。故治疗月经病，尤须注重疏肝补肾。

【医案 1】

付某，女，28 岁，工人。既往无特殊，15 岁月经初潮。因"反复月经提前，经行小腹疼痛 13 年"于 2023 年 7 月 4 日就诊。

患者 13 年前月经初潮，出现经行小腹疼痛，此后渐渐月经提前。

初诊：经净二日，平素月经提前，或一个月二潮，色量正常，杂有少量血块，经行七日，经来小腹疼痛，带下微黄，黏稠量多。舌淡红，尖边无苔，中后苔薄黄，脉沉缓。

体格检查：血压 130/78mmHg，双肺呼吸音粗，心率 81 次/分，律齐，腹软，双下肢无水肿。

西医诊断：原发性痛经；月经不调。

中医辨病：痛经；月经先期；带下。

辨证：肝郁肾虚，胞宫失养，湿热下注，冲任不固。

治法：疏肝理脾，清热利湿，益气养血，补肾调经。

方药：归肾丸合二妙散加减。

处方：山药 15g，茯苓 15g，山萸肉 10g，生地黄 15g，盐杜仲 15g，盐菟丝子 15g，枸杞子 10g，白芍 15g，盐黄柏 10g，麸炒苍术 10g，炙甘草 3g。

上方 7 剂，1 日 1 剂，以清洁饮用水煎煮，取汁 600mL，分早、中、晚 3 次温服。

2023 年 7 月 20 日二诊：咳嗽阵作，咽痛喉痒，痰中偶杂少量血丝，月经适来，已行一日，提前一周即至，经来小腹疼痛，带下微黄，黏稠量多。舌淡红，尖边无苔，中后苔薄黄，脉沉缓。

辨证：风热外袭，肺失清肃，肝郁脾虚，肾阴不足。

治法：健脾化痰，清泄郁热，疏肝理脾，补益肾阴。

方药：二母散合二陈汤、左归饮加减。

处方：茯苓 15g，法半夏 10g，陈皮 10g，盐知母 10g，浙贝母 10g，山药 15g，山萸肉 10g，生地黄 15g，白芍 15g，酒黄芩 10g，炙甘草 3g。

上方 7 剂，1 日 1 剂，用法同前。

2023 年 8 月 8 日三诊：咳嗽咽痛喉痒已止，痰中杂血亦愈，经净十三日，带下微黄，黏稠量多。舌淡红，尖边无苔，中后苔薄黄，脉沉缓。

辨证：肝郁肾虚，胞宫失养，湿热下注，冲任不固。

治法：疏肝理脾，养血调经，补益肾阴，固摄冲任。

方药：左归饮合二至丸、二妙散加减。

处方：山药 15g，山萸肉 10g，生地黄 15g，茯苓 15g，枸杞子 10g，白芍 15g，墨旱莲 15g，酒女贞子 15g，盐黄柏 10g，麸炒苍术 10g，炙甘草 6g。

上方 7 剂，1 日 1 剂，用法同前。

2023 年 8 月 21 日四诊：经净两日，此次月经提前四日即至，经来未见小腹疼痛，带下微黄，黏稠量多。舌淡红，尖边无苔，中后苔薄黄，脉沉缓。

辨证：肝郁肾虚，胞宫失养，湿热下注，冲任不固。

治法：疏肝理脾，养血调经，补益肾阴，固摄冲任。

方药：左归饮合调肝汤、二妙散加减。

处方：山药 15g，山萸肉 10g，生地黄 15g，白芍 15g，茯苓 15g，枸杞子 10g，墨旱莲 15g，酒女贞子 15g，盐黄柏 10g，麸炒苍术 10g，醋香附 10g。

上方 7 剂，1 日 1 剂，用法同前。

2023 年 9 月 4 日五诊：睡眠短浅，容易惊醒，腰骶疼痛，带下不多。舌淡红，尖边无苔，中后苔薄黄，脉沉缓。

治法：疏肝理脾，养血调经，补益肾阴，固摄冲任。

方药：左归饮合二至丸、二妙散加减。

处方：山药 15g，山萸肉 10g，生地黄 15g，白芍 15g，茯苓 15g，枸杞子 10g，墨旱莲 15g，酒女贞子 15g，盐黄柏 10g，麸炒苍术 10g，百合 15g。

上方 7 剂，1 日 1 剂，用法同前。7 剂药毕，诸症悉除。

【按】

本例青年女子，从 15 岁月经初潮起即出现经期小腹疼痛，此后渐渐月经提前，带下微黄，黏稠量多，故"痛经、月经先期、带下"诊断成立。纵观本例疾病，一方面，患者禀赋薄弱，肾精不足，难以生髓化血，导致气血虚弱，胞宫失养；另一方面，患者肝气郁结，血脉瘀滞，导致冲任、胞宫气血运行不畅。上述两方面因素相合作祟，冲任失调，不通不荣，最终发为月经先期及痛经之病，故患者症见月经提前，或一个月二潮，杂少量血块，经期小腹疼痛。肝气郁结，脾肾两虚，水湿内生，湿郁化热，湿热下注，故患者症见带下色黄，黏稠量多。舌淡红，尖边无苔，中后苔薄黄，脉沉缓，皆为肝郁肾虚、气血不足、湿热流注下焦之象。

本例痛经，病机证候可以概括为肝郁肾虚，胞宫失养；月经先期，病机证候可以概括为肝郁肾虚，冲任不固；带下过多，病机证候可以概括为脾肾两虚，湿热下注。故夏斌老师首诊选用归肾丸合二妙散加减治疗。方中生地黄补肾填精；山萸肉补肾益肝；山药滋肾补脾；茯苓健脾胜湿；杜仲、菟丝子补益肝肾；枸杞子滋养肝肾；白芍养血柔肝；黄柏、苍术清热利湿；炙甘草健脾益气，缓急止痛。11味药物相互配合，共奏疏肝理脾、清热利湿、益气养血、补肾调经之功。

二诊患者咳嗽阵作，咽痛喉痒，痰中偶夹少量血丝，月经适来，已行一日，提前一周而至，经来小腹疼痛，带下微黄，黏稠量多。舌淡红，尖边无苔，中后苔薄黄，脉沉缓。此诊新增之咳嗽阵作，咽痛喉痒，痰中带血，乃外感风热，肺失清肃所致。兼有肝郁脾虚，肾阴不足表现。故二诊选用二母散合二陈汤伍左归饮加减治疗。方中知母清肺泄热，浙贝母清热化痰，茯苓健脾渗湿，陈皮理气消痰，半夏燥湿化痰，黄芩清热凉血，生地黄滋阴补血，山萸肉补益肝肾，山药健脾益肾，白芍养血柔肝，炙甘草和中缓急。11味药物合用，共奏健脾化痰、清泄郁热、疏肝理脾、补益肾阴之功。

三诊患者咳嗽、咽痛、喉痒已止，痰中带血亦愈，经净十三日，带下微黄，黏稠量多，舌淡红，尖边无苔，中后苔薄黄，脉沉缓。此时外感咳嗽已愈，重在补益肝肾，调理气血治其本，故予左归饮合二至丸、二妙散加减。方中山药健脾益肾，山萸肉补肾益肝，生地黄补肾填精，茯苓健脾渗湿，枸杞子滋补肝肾，白芍养血柔肝，墨旱莲、女贞子固摄冲任，黄柏、苍术清热燥湿，炙甘草调中和药。11 味药物合用，共奏疏肝理脾、养血调经、补益肾阴、固摄冲任之功。

四诊患者痛经已止，经期基本正常，带下微黄，黏稠量多。舌淡红，尖边无苔，中后苔薄黄，脉沉缓。此诊以带下异常为主要表现，考虑患者常有情志不遂，肝气郁结，故治疗予三诊处方去甘草，加香附以增强疏肝理气；其他药物不变，照旧施与。

五诊患者睡眠短浅，容易惊醒，腰骶疼痛，带下不多。舌淡红，尖边无苔，中后苔薄黄，脉沉缓。考虑痛经、月经先期、带下过多三种主病已愈，睡眠短浅，容易惊醒属于偶发，腰骶疼痛乃肝肾不足兼症，故于四诊处方去香附，加百合以清心安神，其余药物不变，仍照旧施用。

纵观本例原发性痛经、月经先期、带下过多病证，夏斌老师在治疗过程中，将疏肝、理脾、养血、补肾贯穿始终，以调理胞宫、气血为主线，根据患者临床症状随症加减，或止痛，或行气，或清热，或利湿，标本缓急，主次有序，所以三病得以迅速治愈。

（秦莉/撰文）

【医案2】

袁某，女，13 岁，在校初中学生。既往无特殊病史。因"反复月经周期无定，经行小腹疼痛 6 个月"于 2022 年 8 月 15 日就诊。

患者 6 个月前无明显诱因出现月经周期无定，经行小腹疼痛；11 岁月经初潮，末次月经 2022 年 7 月 21 日，学习压力大，经常晚睡。

初诊：脐腹胀痛，时有发作，月经先后无定期，色量正常，夹少量血块，经行七日，经来小腹疼痛，带下色黄，黏稠量多。舌尖红，苔薄黄，脉沉缓。

体格检查：双肺呼吸音清晰，心率80次/分，律齐，腹软，全腹无压痛及反跳痛，双下肢无水肿。

西医诊断：月经不规则；原发性痛经。

中医辨病：月经先后无定期；痛经。

辨证：肝郁肾虚，胞宫失养。

治法：疏肝解郁，健脾和胃，益气养血，补肾调经。

方药：定经汤合戊己丸加减。

处方：柴胡6g，生地黄9g，白芍15g，茯苓9g，白术9g，菟丝子9g，黄连3g，吴茱萸1.5g，当归6g，建曲9g，炙甘草3g。

上方4剂，1日1剂，以水煎煮，取汁600mL，分早、中、晚3次温服。嘱患者生活规律，劳逸结合，保持良好心态，注意饮食营养。

二诊（2022年8月22日）：昨日月经来潮，今日小腹疼痛，其痛较上次月经来潮减轻，喜温喜按，轻微恶心，无明显血块，纳食不减，睡眠如常，二便调匀。舌淡红，苔薄白微黄，脉沉缓。

辨证：冲任虚寒，气滞血瘀。

治法：温经散寒，养血祛瘀。

方药：温经汤加减。

处方：吴茱萸1.5g，肉桂1.5g，当归6g，白芍9g，川芎6g，牡丹皮6g，乌药6g，干姜3g，党参9g，艾叶6g，炙甘草3g。

上方4剂，1日1剂，以水煎煮，肉桂后下，取汁600mL，分早、中、晚 3 次温服。生活调摄、饮食宜忌同前。嘱经净后继续服用初诊方药。

2023 年 3 月来院医治痤疮，询其月经情况，诉 2022 年 8 月 22 日就诊后，服初诊方 10 余剂，月经基本规律，提前延后不过一两日，经行小腹轻微隐痛，不影响生活及学习。

【按】

本例患者 13 岁，在校学生，11 岁月经初潮，可知禀赋不足，肾气虚弱。学习压力过大，经常晚睡熬夜，难免情志失调，肝气郁结。今肝气郁结，疏泄失常，肾气虚弱，冲任不足，经血不能应时而下，故月经先后无定期。肝气郁结，气机不利，故脐腹胀痛，经来小腹疼痛；气机不利，血行受阻，故月经杂有血块。肾虚水湿积滞，肝郁日久化火，湿热内生，伤及任带，故带下色黄、黏稠量多。舌尖红，苔薄黄，脉沉缓，皆为肝郁肾虚，胞宫失养之征。

本例月经先后无定期、痛经，患者为学龄少女，月经初潮未及两年即发病，证属肝郁肾虚，胞宫失养，兼肝气横逆之脐腹胀痛，湿热伤及任带之带下黄稠量多。《傅青主女科》所载定经汤，集疏肝、健脾、养血、补肾功效于一方，是针对肝血不足、肝气郁结，最终导致肾精不足、肾气郁结而创立的肝肾同治方剂。《太平惠民和剂局方》所载戊己丸，有疏肝和脾之功。故初诊选用定经汤合戊己丸加减治疗。方中柴胡疏肝解郁，白术健脾益气，茯苓健脾渗湿，当归、白芍养血柔肝，菟丝子、生地黄补肾填精，黄连清热泻火，吴茱萸疏肝降逆，建曲消食和胃，炙甘草益气补中。11 味药相互配合，共奏疏肝解郁、健脾和胃、益气养血、补肾调经之功。

二诊患者月经适来，小腹疼痛，喜温喜按，轻微恶心，无明显血块。考虑此乃肝郁肾虚，寒凝气滞，瘀阻胞脉所致。正如《陈素庵妇科补解·调经门》所说："妇女经欲来而腹痛者，气滞也。""妇人经正来而腹痛者，血滞也。"故予《金匮要略》温经汤加减。方中吴茱萸、肉桂温经散寒，当归、白芍、川芎养血活血，乌药行气止痛，艾叶温经止痛，干姜温胃止呕，牡丹皮祛瘀退热，党参、炙甘草益气健脾。11 味药相互配合，共奏温经理气、活血止痛之功。

由于本例月经先后无定期、痛经，病机以肝郁肾虚、胞宫失养为主，病情虚实夹杂，治宜攻补兼施。故不在痛经之时，仍用初诊处方疏肝理脾、补肾调经，治病求本。

（秦春花/撰文）

第四章　儿科疾病

一、小儿感冒

【医案】

陈某，女，5 岁，幼托儿童。既往有腺样体肥大、过敏性鼻炎、鼻窦炎病史。因"反复头昏鼻塞，咳嗽食少 1 周"于 2022 年 9 月 1 日就诊。

1 周前，患儿受凉后出现头昏、鼻塞，偶有咳嗽，经中西医治疗病情好转。

初诊：鼻塞、喷嚏，口臭、咽干，夜间咳嗽，饮食减少，大便成形，或一日一次，或间日一行，小便色黄。舌尖边红，苔薄黄，脉浮数。

体格检查：一般情况可，双肺呼吸音粗，心率 120 次/分，律齐，无杂音，腹软，四肢活动自如。

西医诊断：急性上呼吸道感染。

中医辨病：感冒。

辨证：禀赋不耐，肺脾气虚，风寒外袭，邪郁化热。

治法：疏风散寒，清泄郁热，理气化痰，宣肺止咳。

方药：银翘散合防风汤加减。

处方：金银花 8g，连翘 8g，桔梗 4g，炒牛蒡子 4g，防风 4g，葛根 8g，蜜款冬花 4g，黄芩 4g，建曲 8g，甘草 2g。

上方 4 剂，1 日 1 剂，以水煎煮，金银花后下，取汁 300mL，分早、中、晚 3 次温服。嘱患儿远离烟尘、异味环境，饮食不宜过咸，忌生姜、辣椒、狗肉、羊肉等生火助阳之物。

再诊拟用银翘散合玉屏风散随证加减治疗。

【按】

小儿在生理方面，有脏腑娇嫩、形气未充、生机蓬勃、发育迅速的特点。在病理方面，有发病容易、传变迅速、脏气清灵、易趋康复的特点。风为六淫之首，百病之长，当机体防御功能减弱，卫外调节疏懈时，风邪易与其他外邪相互结合，共同侵袭人体导致疾病发生。风性轻扬，多犯上焦。正如《素问·太阴阳明论》所云："伤于风者，上先受之。"肺居胸中，为五脏华盖，主宣发肃降，职司呼吸。气道是呼吸之气出入通路，喉为其系，开窍于鼻。《素问·咳论》有言："皮毛者，肺之合也。皮毛先受邪气，邪气以从其合也。"皮毛与肺表里相合，乃一身之藩篱。故外邪侵袭人体，多从口鼻、皮毛而入。

本例小儿既往有过敏性鼻炎、鼻窦炎病史，可知禀赋不耐，肺脾气虚的身体状况早已存在。今卫表不固，腠理疏松，风寒上受，肺气失宣，故鼻塞、喷嚏。风寒袭肺，邪郁化热，肺失宣降，气道不利，夜间睡眠气道不利加重，故夜间咳嗽。邪郁化热，热伤津液，故口臭、咽干，小便色黄。脾为肺之母，肺为脾之子，子病及母，脾不健运，胃失腐熟，故饮食减少，大便不调。舌尖边红，苔薄黄，脉浮数，均为风寒外袭、邪郁化热之征。

本例小儿感冒，本虚标实。病因病机可以概括为禀赋不耐，肺脾气虚，风寒外袭，邪郁化热。治疗上既需祛除外邪，又需补益肺脾。然初诊以邪实为主，本虚为辅，故夏斌老师方选银翘散合防风汤加减治疗。方中金银花疏散风热，连翘清热解毒，桔梗宣肺祛痰，牛蒡子宣肺利咽，防风解表祛风，葛根解肌退热，款冬花下气止咳，黄芩清泄肺热，建曲消食和胃，甘草补中和药。

10 味药相互配合，共奏疏风散寒、清泄郁热、理气化痰、宣肺止咳之功。

禀赋不耐，肺脾气虚，既往有慢性鼻炎、慢性鼻窦炎的小儿感冒，因其体质较差，虚实相兼，病程稍长。考虑再诊患者之外邪应该剩余不多，故拟用银翘散合玉屏风散随证加减以清泄上焦，补益肺脾。

（郭俊宏/撰文）

二、小儿咳嗽

【医案】

唐某，男，3 岁 6 个月，幼儿园小班学生。既往有鼻窦炎、扁桃体炎史。因"咳嗽流涕，活动汗出 2 天"于 2023 年 11 月 7 日就诊。

患儿 2 天前受凉后出现发热、咳嗽，鼻塞流涕，活动汗出，其母喂服咽扁颗粒、雪梨止咳糖浆，未就医治疗。

初诊：咳嗽流涕，活动汗出，睡眠盗汗，饮食尚可，大便干燥，一日一次，小便短少。舌尖边红，苔薄黄，脉浮数。

体格检查：体温 36.9℃，咽红，双肺呼吸音粗，心率 137 次/分，律齐，腹软，无压痛，四肢活动自如。

西医诊断：急性上呼吸道感染。

中医辨病：咳嗽；鼻渊。

辨证：风寒外袭，邪郁化热，肺失宣肃，卫表不固。

治法：疏风散寒，清泄郁热，宣肺通窍，化痰止咳。

方药：银翘散合二母散、防风汤加减。

213

処方：金銀花6g，连翘6g，牛蒡子3g，桔梗3g，防风3g，白芷3g，葛根6g，浙贝母3g，知母3g，黄芩3g，甘草2g。

上方2剂，1日1剂，以水煎煮，金银花后下，取汁300mL，分早、中、晚3次温服。嘱患儿多喝温开水，饮食清淡而富于营养，忌生姜、辣椒等刺激之物。

二诊：咳嗽流涕明显好转，活动汗出，睡眠盗汗，饮食尚可，大便先下干燥，后下如常，一日一次，小便短少。舌尖边红，苔薄黄，脉浮数。

体格检查：体温36.6℃，咽稍红，双肺呼吸音粗，心率110次/分，律齐，腹软，无压痛，四肢活动自如。

辨证：风寒外袭，邪郁化热，肺脾气虚，卫表不固。

治法：疏风通窍，清泄郁热，化痰止咳，补益肺脾。

方药：银翘散合二母散、玉屏风散加减。

处方：金银花6g，连翘6g，牛蒡子3g，桔梗3g，知母3g，浙贝母3g，防风3g，白术6g，黄芪6g，白芷3g，甘草2g。

上方4剂，1日1剂，用法同前。生活调理，饮食宜忌同前。

3日后其母电话告知，患儿无明显咳嗽，咽喉偶有痰滞，余症悉除。

【按】

咳嗽是多种肺系疾病的一个重要症状，在中医学中，咳嗽又是具有独立性的一种病证。小儿形气未充，肌肤柔嫩，卫外功能较差，冷暖不知自调，常因外界气候变化影响肺气宣降而引起咳嗽，并且多与鼻渊同时发病。肺位最高，容易遭受外邪侵犯。肺主气，司呼吸，开窍于鼻，在液为涕。今风寒上受，壅遏鼻窍，肺气失宣，引发鼻渊，故鼻塞流涕。风寒化热，肺失清肃，故症

214

见咳嗽。风寒犯表，寒郁化热，正邪交争，卫表失和，故症见身热、活动汗出。卫气既与汗出相关，又与睡眠相关，目瞑之时，卫气行阴，不能外出固表，以致腠理空疏，故睡眠盗汗。邪郁化热，津液受伤，故大便干燥，小便短少。舌尖边红，苔薄黄，脉浮数，皆为风寒化热，肺失清肃之象。

银翘散出自《温病条辨》，原为温病初起而设，具有辛凉透表、清热解毒的功效。本例咳嗽、鼻渊，患儿初诊发热、鼻塞已止，咳嗽流涕较甚，证情偏实。病机可以概括为风寒外袭，邪郁化热，肺失宣肃，卫表不固。治宜攻邪为主，邪去则正安，所以初诊选用银翘散合《急救仙方》之二母散、《症因脉治》之防风汤加减治疗。

初诊方中金银花疏散风热，连翘清热解毒，牛蒡子利咽散结，桔梗宣肺祛痰，知母清热滋阴，浙贝母化痰止咳，防风祛风解表，白芷通利鼻窍，葛根解肌退热，黄芩清肺泄热，甘草调中和药。11味药物相互配伍，共奏疏风散寒、清泄郁热、宣肺通窍、化痰止咳之功。

二诊咳嗽流涕明显好转，仍活动汗出，睡眠盗汗，大便先下干燥，后下如常，小便短少。舌尖边红，苔薄黄，脉浮数。此时邪气已去大半，活动汗出，睡眠盗汗症状突出，证情虚实相兼。病机可以概括为风寒外袭，邪郁化热，肺脾气虚，卫表不固。治宜攻补兼施，寓补于攻，所以选用银翘散合二母散、玉屏风散加减治疗。于初诊处方去黄芩、葛根，加黄芪益气实卫，伍白术补气健脾；其余药物照旧施用。11味药物相互配合，共奏疏风通窍、清泄郁热、化痰止咳、补益肺脾之功。

（秦春花/撰文）

三、小儿不寐

不寐是以经常不能获得正常睡眠为特征的一类病证，主要表现为睡眠时间和深度的不足。轻者入睡困难，或寐而易醒，或醒后不能再寐；重者彻夜不能入寐。

不寐可发生于各个年龄段，以老年人、更年期妇女、生活不规律、心理压力较大者多见，小儿不寐者较少。由于小儿为"纯阳之体"，在生理上有生机蓬勃、发育迅速的特点；在病理上有诸般邪气易从热化的趋向；在五脏方面有"肝常有余，脾常不足"的特性。所以，小儿不寐多与肝气横逆、痰热内扰相关。

【医案】

陈某，男，6 岁，幼儿园大班生。平素多动少静。因"反复睡眠易醒，夜间脐腹时有疼痛 5 年"于 2023 年 10 月 12 日就诊。

5 年前，患儿无明显诱因出现夜间脐腹时有疼痛，睡眠不深，经常翻动，容易惊醒。曾在某医院检查，未发现器质性病变。

初诊：夜间脐腹时有疼痛，睡眠不深，经常翻动，容易惊醒，寐则磨牙，饮食如常，二便调匀。舌尖边红，苔薄黄，脉沉缓。

体格检查：一般情况可，双肺呼吸音清晰，心率 92 次/分，律齐，腹软，四肢活动自如。

西医诊断：儿童睡眠障碍；腹痛。

中医辨病：不寐；腹痛。

辨证：肝气乘脾，痰热内扰，阴弱阳浮，心神失养。

治法：健脾化痰，清胆和胃，补益肝血，养心安神。

方药：温胆汤合酸枣仁汤加减。

处方：茯苓7g，姜半夏3g，陈皮4g，竹茹4g，枳实4g，知母4g，酸枣仁7g，珍珠母9g，白芍7g，丹参4g，甘草1.5g。

上方3剂，1日1剂，以水煎煮，珍珠母先煎，取汁300mL，分早、中、晚3次温服。嘱养成按时睡觉习惯，保持睡眠环境安静，饮食营养易于消化，晚餐不宜过饱，忌生姜、辣椒、牛肉、羊肉、含酒精饮料等生阳动风及有刺激性之物。

二诊：患儿诸症均有减轻，饮食如常，二便调匀。舌尖边红，苔薄黄，脉沉缓。

处方：茯苓7g，法半夏3g，陈皮4g，竹茹4g，枳实4g，知母4g，酸枣仁7g，珍珠母9g，白芍7g，丹参4g，甘草1.5g。

上方7剂，1日1剂，煎法、服法同前，生活调理、饮食宜忌同前。

三诊：夜间脐腹疼痛已止，睡眠易醒及睡眠之中经常翻动症状亦愈，寐则磨牙好转，饮食如常，大便偶杂未消化食物，小便调匀。舌尖边红，苔薄黄，脉沉缓。

处方：茯苓7g，法半夏3g，陈皮4g，竹茹4g，枳实4g，知母4g，酸枣仁7g，珍珠母9g，白芍7g，建曲7g，甘草1.5g。

上方7剂，1日1剂，煎法、服法同前，生活调理、饮食宜忌同前。7剂药毕，诸症悉除。

【按】

正常的睡眠有赖于人体的"阴平阳秘"。正如《素问·阴阳应象大论》所言："阴在内，阳之守也；阳在外，阴之使也。"只有脏腑调和，气血充足，心神安定，心血得静，卫阳能入于阴，才能睡眠安稳。若心脾两虚，化生之源不足；或阴虚火旺；或宿食停滞；或肝火扰神；或心胆气虚，导致心神不安，心血不静，阴阳失调，营卫不和，阳不入阴，不寐之病即成。

本例患儿年幼，脾禀未充，胃气不足，运化力弱，加之自理能力欠缺，饮食不知调节，以致宿食停滞，酿为痰热，壅遏于中，胃气不和。复因少阳之气升发太过，伤及肝血，魂无所藏，心神失养，阴弱阳浮，阳不入阴，故睡眠不深，睡眠之中身体经常翻动。脐周有多条经脉循行，肚脐旁开 0.5 寸是肾经；旁开 2 寸是胃经；旁开 4 寸是脾经。肝气横逆，乘脾犯胃，宿食内停，胃肠壅滞，故夜间脐腹时有疼痛，大便偶杂未消化食物。足阳明胃经入齿，肝胆火旺，风阳内动，痰热上扰，胃失和降，心神不宁，故寐则磨牙，容易惊醒。舌尖边红，苔薄黄，脉沉缓，均为痰热内扰、肝血不足、阴弱阳浮、心神失养之象。

考温胆汤载于《三因极一病证方论》，由半夏、竹茹、枳实、陈皮、茯苓、甘草组成，具有理气化痰、清胆和胃的功用，主治胆胃不和、痰热内扰之虚烦不眠证。酸枣仁汤出自《金匮要略》，由酸枣仁、茯苓、知母、川芎、甘草组成，具有养血安神、清热除烦的功用，主治虚劳虚烦不得眠证。故夏斌老师首诊选用温胆汤合酸枣仁汤加减治疗。首诊方中半夏燥湿化痰，竹茹清热化痰，枳实行气消痰，陈皮理气健脾，茯苓益气宁心，酸枣仁养血安神，知母滋阴清热，珍珠母安神定惊，白芍养血柔肝，丹参清心活血，甘草益气调中。11 味药物相互配伍，共奏健脾化痰、清胆和胃、补益肝血、养心安神之功。

二诊患儿诸症均有减轻，舌尖边红，苔薄黄，脉沉缓。因辨证准确，药病相符。故于初诊处方去姜半夏，改用长于燥湿、温性较弱的法半夏，其余药物不变，照旧使用，取药 7 剂，煎法服法同前。

　　三诊夜间脐腹疼痛已止，睡眠易醒及睡眠之中经常翻动的症状亦愈，寐则磨牙好转，新增大便偶杂未消化食物。舌尖边红，苔薄黄，脉沉缓。考虑大便偶杂未消化食物为脾胃虚弱、运化失司所致，故于二诊处方去丹参，加建曲以益脾和胃、消食化积，其余药物不变，照旧使用，取药 7 剂，煎法服法同前。7 剂药毕，诸症悉除。两个月后随访，睡眠正常，夜间未再发生脐腹疼痛。

（蔡霞/撰文）

第五章　医论医话

第一节　病证治疗

一、咳嗽的辨证论治

咳嗽既是肺系疾病的主要症状，又是以症状命名的肺系疾病。咳嗽在临床极为常见，成因十分复杂。《医学三字经》说："肺为脏腑之华盖，呼之则虚，吸之则满，只受本脏之正气，受不得外来之客气，客气干之则呛而咳矣。亦只受得脏腑之清气，受不得脏腑之病气，病气干之，亦呛而咳矣。"

两千多年前，《素问·咳论》就指出："五脏六腑皆令人咳，非独肺也。"强调肺脏受邪和脏腑功能失调均能导致咳嗽，并将咳嗽分为五脏咳和六腑咳。待到明代，《景岳全书·咳嗽》把咳嗽分为外感、内伤两大类，这种分类方法简单明了，对辨证论治有提纲挈领的作用，至今仍指导着咳嗽的诊断与治疗。

外感咳嗽，指六淫之邪从口鼻或皮毛而入，肺气被束，壅遏不畅，肺失宣降，肺气上逆而发生的咳嗽。因风为六淫之首，故外感咳嗽常以风邪为先导，或风夹寒邪，或风夹热邪，或风夹燥邪，两者共同侵犯肺脏而发病。正如《景岳全书·咳嗽》所说："六气皆令人咳，风寒为主。"

外感咳嗽起病急，病程短，常伴肺卫表证，属于邪实，治疗以宣肺散邪为原则。根据病邪性质，临床通常按照风寒袭肺、风热犯肺、风燥伤肺进行辨证。风寒袭肺者，多见咳嗽声重，咽喉瘙痒，痰稀色白，常兼头痛鼻塞，时流清涕，畏寒无汗，肢体酸痛，舌淡红，苔薄白，脉浮或浮紧。宜三拗汤合止嗽散加减，疏风散寒，宣肺止咳。

风热犯肺者，多见咳嗽气粗，喉燥咽痛，痰稠色黄，咳时汗出，常兼头痛身楚，鼻流浊涕，口渴喜饮，发热恶风，舌尖红，苔薄黄，脉浮数或浮滑。宜桑菊饮加减，疏风清热，宣肺止咳。

风燥伤肺证属温燥者，多见干咳连声，咽喉瘙痒，或咽喉涩痛，唇鼻干燥，无痰或痰少而黏，不易咳吐，或痰中带有血丝，常兼头痛鼻塞，身热微寒，口干喜饮，舌质红，苔薄白或薄黄，干而少津，脉浮数。宜桑杏汤加减，疏风清热，润燥止咳。风燥伤肺证属凉燥者，是燥证与风寒并见之疾，常表现为干咳无痰或咳嗽少痰，鼻燥咽干，畏寒发热，头痛无汗，舌淡红，苔薄白而干，宜杏苏散加减，疏风散寒，润燥止咳。

内伤咳嗽，指肺系疾病迁延不愈，肺脏虚弱，肺主气的功能失调，以致肃降无权，肺气上逆而发生的咳嗽；或机体其他脏腑功能失调，病变涉及于肺，导致肺气上逆而发生的咳嗽。内伤咳嗽起病缓，病程长，咳嗽反复发作，经年不愈，多无肺卫表证，属于虚实夹杂，本虚标实。临床常见痰湿蕴肺、痰热郁肺、肝火犯肺、肺阴亏耗等证。治疗以祛邪扶正，标本兼治为原则。

痰湿蕴肺者，以咳嗽声重，痰黏量多，痰出咳平，体倦食少，胸闷脘痞，舌淡红，边有齿痕，苔白腻，脉濡滑为辨证要点。宜二陈汤合三子养亲汤加减，燥湿化痰，理气止咳。

痰热郁肺者，以咳嗽气粗，痰黄黏稠，或咳吐血痰，口干喜饮，舌质红，苔薄黄腻，脉滑数为辨证要点。宜清金化痰汤加减，清热化痰，肃肺止咳。

肝火犯肺者，以咳嗽气短，咳时面赤，口苦咽干，喉间痰滞，胸胁胀痛，咳唾尤甚，舌质红，苔薄黄少津，脉弦数为辨证要点。宜黄芩泻白散合黛蛤散加减，清肺泻肝，化痰止咳。

肺阴亏耗者，以咳声短促，痰少黏白，或痰中夹血，消瘦神倦，潮热盗汗，口燥咽干，舌质红，少苔，脉细数为辨证要点。宜沙参麦冬汤加减，养阴清热，润肺止咳。

夏斌老师认为，外感咳嗽临床以风热犯肺，或邪郁化热之证多见，常用桑菊饮合二母散、止嗽散加减，疏风清热，宣肺止咳。遇风寒袭肺或邪从寒化者，常用三拗汤合金沸草散加减，疏风散寒，宣肺止咳。

内伤咳嗽邪实与正虚共存，痰为主要病理因素，病久多气虚夹瘀，治疗以祛痰为主，夹瘀者稍佐活血化瘀，注意顾护正气。临床以痰热郁肺或痰湿蕴肺之证多见。内伤咳嗽急性期以治标为主，治本为辅。痰热郁肺者，常用小陷胸汤合二母散、止嗽散清热化痰，宽胸散结；痰湿蕴肺者，常用苓桂术甘汤合二陈汤、三子养亲汤燥湿化痰，理气止咳。

内伤咳嗽缓解期以扶正为主，祛邪为辅。临床以肺脾气虚、肺阴亏耗、肺肾气虚之证多见。肺脾气虚，痰饮内停者，常用六君子汤合玉屏风散、三子养亲汤加减，健脾补肺，化痰止咳。证偏热者，加知母、贝母清热化痰；证偏寒者，加杏仁、厚朴温肺豁痰。肺阴亏耗，气津两伤者，常用生脉散合沙参麦冬汤加减，益气养阴，润肺止咳。肺肾气虚，痰热内蕴咳喘者，常用人参蛤蚧散加减，补肺益肾，止咳定喘。肺肾气虚，痰饮内停咳喘者，常用六君子汤合玉屏风散、参蛤散加减，补益肺肾，止咳定喘。

咳嗽的发生、转归，与身体素质、正气强弱密切相关。故夏斌老师强调提高机体卫外功能，增强自身免疫力，正所谓"正气存内，邪不可干"。平素体质较弱之人，须加强锻炼；常自汗出者，可服用玉屏风散。如有感冒，应及时就医。

（秦莉/撰文）

二、胃痛的辨证论治

胃痛，又名"胃脘痛"，是以上腹部近心窝处疼痛为主要表现的一种病证，常兼见恶心呕吐、嗳气反酸、痛连胁背、脘腹胀满等症。正如《灵枢·邪气脏腑病形》所说："胃病者，腹胀，胃脘当心而痛。"西医学中的急慢性胃炎、消化性溃疡、功能性消化不良、胃痉挛、胃神经官能症等疾病，均可出现此类症状。

胃为阳土，喜润恶燥，为五脏六腑之大源，乃多气多血之腑，主受纳腐熟水谷，其气以和降为顺。但凡感受外邪、内伤饮食、情志失调、劳倦过度，皆可伤及胃腑，导致胃失和降，气机郁滞，胃脘出现疼痛。

胃痛早期多由外邪、饮食、情志所伤，胃失通降造成，以邪实为主。实则邪扰胃腑，于是"不通则痛"。胃痛后期病变伤及脾脏，常见脾虚之象，虚则胃失所养，于是"不荣则痛"。胃痛的病变主体虽然在胃，但肝、脾的病理趋向在胃痛的发病中起着重要作用，胆、肾的病理影响在胃痛的发病中也与之相关。

胃痛的治疗以理气和胃止痛为基本原则，审证求因、辨证施治是有效治疗的前提和依据。胃痛临床常按以下证型处方用药：

1. 寒邪客胃证

寒邪客胃证以胃痛暴作，畏寒喜暖，得温痛减，遇寒痛增，舌淡苔白，脉弦紧为辨证要点。病机可概括为阳气被遏，气机阻滞。治宜良附丸加减，温胃散寒，理气止痛。

2. 饮食停滞证

饮食停滞证以脘腹胀痛，嗳腐吞酸，大便不爽，苔厚腻，脉滑为辨证要点。病机可概括为饮食停滞，胃气阻塞。治宜保和丸加减，消食导滞，和胃止痛。

3. 肝气犯胃证

肝气犯胃证以胃脘胀痛，攻撑连胁，嗳气频繁，苔薄白，脉沉弦为辨证要点。病机可概括为肝气郁结，横逆犯胃。治宜柴胡疏肝散加减，疏肝理气，和胃止痛。

4. 肝胃郁热证

肝胃郁热证以胃脘灼痛，泛酸嘈杂，心烦口苦，舌红苔黄，脉弦数为辨证要点。病机可概括为肝郁化热，邪热犯胃。治宜化肝煎合左金丸加减，疏肝理气，泄热和胃。

5. 瘀血停滞证

瘀血停滞证以胃脘疼痛，痛有定处，硬满拒按，舌紫黯，脉涩为辨证要点。病机可概括为气滞日久，瘀血内停。治宜失笑散合丹参饮加减，活血化瘀，散结止痛。

6. 湿热中阻证

湿热中阻证以胃脘灼痛，胸闷脘痞，纳呆呕恶，大便不畅，苔黄腻，脉滑数为辨证要点。病机可概括为湿热中阻，气机不畅。治宜连朴饮合清中汤加减，清热化湿，理气和胃。

7. 胃阴亏虚证

胃阴亏虚证以胃脘隐痛，口燥咽干，大便干燥，舌红少苔，脉细数为辨证要点。病机可概括为郁热伤阴，胃失濡养。治宜一贯煎合芍药甘草汤加减，滋阴益胃，和中止痛。

8. 脾胃虚寒证

脾胃虚寒证以胃痛隐隐，喜温喜按，泛吐清水，舌淡苔白，脉虚或迟为辨证要点。病机可概括为脾胃虚寒，中阳不振。治宜黄芪建中汤加减，温中健脾，和胃止痛。

夏斌老师认为，胃痛病证，虚实夹杂者多见。虚以脾胃气虚、痰湿内生为主，木能克土，胃虚常为肝气所乘；实与肝郁化火、气滞血瘀相关，土受木制，肝实多会横逆犯胃。故临床常用香砂六君子汤合左金丸、丹参饮为基础方随证加减治疗胃痛。肝胃不和者，酌加柴胡、香附、枳壳以疏肝和胃；胃阴不足者，酌加沙参、玉竹、石斛以滋养胃阴；脾胃虚寒者，去左金丸，酌加黄芪、桂枝、干姜以益气温中；脾胃气虚较甚者，酌加黄芪、山药、莲子以益气养胃。夏斌老师还重视情志、饮食调摄，经常嘱咐患者保持精神愉快，性格开朗，少进辛辣、酸甜之物，饮食以清淡易于消化为原则。

(秦莉/撰文)

三、痰饮的辨证论治

痰饮是临床常见疾病。痰饮既是水液代谢障碍的病理产物，又是疾病发生发展的致病因素。它为病广泛，症状繁多，病势缠绵，治疗不易。痰饮病的理论和临床，应该深入细致地重点研究。

(一) 痰饮的历史沿革

痰饮是人体水液输布、运化失常，导致水液停积于某些部位的病证。

早在《内经》就有"饮"和"积饮"的阐述，但无"痰"字出现。例如，《素问·六元正纪大论》记载："太阴所至，为积饮否隔。"《素问·至真要大论》记载："湿淫所胜……民病饮积心痛。"《金匮要略》首创"痰饮"病名，所论痰饮，实为"淡饮"。痰，古作淡。东汉许慎《说文解字》曰："淡，薄味也。从水，炎声。"淡与澹通，形容水的淡荡流动貌。饮，本义为喝，也指可以喝的汤水。清代段玉裁《说文解字注》称："歓，歠也。易蒙卦虞注曰，水流入口为饮。引伸之，可饮之物谓之饮。"因此，痰饮，古籍有称为淡饮、流饮者。例如，晋代王叔和《脉经》、唐代孙思邈《千金翼方》均称痰饮为淡饮；隋代巢元方《诸病源候论》有痰饮、流饮的阐述。

东汉张仲景《金匮要略》是继《内经》设立专篇讨论痰饮的第一部医学著作，它承先启后，病脉证并治，为后世医家研究痰饮奠定了理论和实践基础。《金匮要略·痰饮咳嗽病脉证并治第十二》对痰饮的病因、病机、症状、证候、论治进行详细的阐述。在辨证上，该篇指出，狭义的痰饮，有痰饮、悬饮、溢饮、支饮等四饮之分。在论治上，该篇提出了温化、发汗、利尿、逐水四大法则，以"温药和之""因势利导"为治疗总则。《金匮要略》取得的这些成就，对痰饮辨证论治，具有划时代、里程碑的重要意义。

（二）痰饮与脏腑的关系

1. 痰饮与脏的关系

正常生理状态下，水液的吸收、疏布和排泄，主要依赖肺、脾、肾三脏的气化功能。人体水液的代谢包括脾之转输上行，肺之通调下降，肾之蒸化开合三个重要环节。节制在肺，输散在脾，敷布在肾。正如《素问·经脉别论》所说："饮入于胃，游溢精气，上输于脾，脾气散精，上归于肺，通调水道，下输膀胱，水精四布，五经并行。"病理状态下，肺之通调功能涩滞，脾之转输功能无权，肾之蒸化功能失职，三者互为影响，就会导致水液停积成为痰饮。

2. 痰饮与腑的关系

水液的疏布和排泄还与三焦的作用密不可分。清代邹澍《本经疏证》记载："饮入于胃，分布于脾，通调于肺，流行于三焦，滤于肾，出于皮毛，归于膀胱。""水者，节制于肺，输引于脾，敷布于肾，通调于三焦、膀胱。"这说明肺、脾、肾、三焦、膀胱在水液代谢生理功能上，有着相互为用的密切关系。三焦主持全身气化，为内脏之外府，是运行水谷津液的通道。若三焦气化失常，阳虚阴盛，或脉道壅塞，水液不运，则水液停积成为痰饮。正如《圣济总录·痰饮统论》所说："若三焦气塞，脉道壅闭，则水饮停积，不得宣行，聚成痰饮。"

（三）痰饮水湿的关系

痰、饮、水、湿均为津液不归正化停积而成，同出一源，关系密切。故有"水积成饮，饮凝成痰""饮为痰之渐，痰为饮之化""饮清稀而痰稠浊"等说法。从隋唐至金元时期，在痰饮的基础上，逐渐发展了痰的病理学说，倡"百病兼痰"论，饮病的学说发展相对滞后。金元以降，痰病学说受到众多杰出医家高度重视，痰的研究日臻完善，有了崭新突破。正如元代医家《丹溪心法》所说："百病之中，多兼有痰者，世所不知也。"清代医家喻家言《医门法律》也说："夫人之病痰火者，十之八九。"

对于痰、饮、水、湿，大抵说来，痰多稠浊，因热煎熬而成，痰之为病，无处不到，变化多端；饮为稀涎，因寒积聚而成，饮之为病，多停积体内局部；水是流动液体，有阴水阳水之分，水之为病，可泛滥全身；湿是水的弥散，无固定形体，其性黏滞，可从五气同化相兼为病。

（四）痰饮与瘀血的关系

《南阳活人书》说："痰，胸上水病也。"可见痰和痰饮均为体内水液停聚所致。《说文解字》曰："瘀，积血也。"说明瘀血为血液运行不畅停积而成。痰和瘀亦是同源异物，与水津、血液的病理变化相关，均为有形的病理产物，是作用于机体的致病因素。

就其形成而言，痰和瘀的产生大多与气虚、气滞有关。气虚、气滞则水停湿聚成痰；气虚、气滞则血流不畅成瘀。痰和瘀相互影响，相互转化。痰和痰饮内停，阻滞气机，妨碍血行，可以形成瘀血；瘀血内生，阻滞气机，妨碍水液代谢，可以形成痰和痰饮。正如《血证论·瘀血》所说："血积既久，亦能化为痰水。"

就其致病而言，痰和瘀都具有阻滞气机，病程较长，致病广泛的特点。痰随气动，变化无常。如朱震亨《丹溪心法》所说："痰之一物，随气升降，无处不到。"痰的临床表现变化莫测、虚实夹杂、表里不一、形形色色。瘀血停滞，以疼痛、肿块、出血、发绀为共同特征，根据停留部位的不同，有不同的症状表现。痰与瘀同为阴邪，往往发病怪异，病势缠绵，相互交织，难以分离，故常常痰瘀互结为患。

（五）痰饮的病因病机

1．外感寒湿

气候湿冷，或冒雨涉水，久坐湿地，风寒水湿浸渍机体，伤及表卫，困遏中阳，脾胃运化失常，导致水湿停积，变生痰饮。正如《素问·至真要大论》所说："太阴之胜……独胜则湿气内郁……饮发于中。"

2．饮食不当

恣食生冷，暴饮过量茶水，均可阻遏中阳，脾失健运，胃失腐熟，导致水湿停滞，而为痰饮。正如《金匮要略·痰饮咳嗽病脉证并治第十二》说："夫病人饮水多，必暴喘满。凡食少饮多，水停心下，甚者则悸，微者短气。"

3．劳欲所伤

劳欲太过，七情内伤，气郁水停；或年事过高，久病不复，素体虚弱，脾肾阳气不足，脾失健运，肾失蒸腾，三焦气化不利，导致水液积聚，变生痰饮。正如《儒门事亲·饮当去水温补转剧论》说："人因劳役远来，乘困饮水，脾胃力衰。"

（六）痰饮的临床表现

痰与痰饮有广义、狭义及有形、无形之分。广义痰饮，是痰饮病的总称；狭义痰饮，已如前述。广义之痰与痰饮，既指排出体外之有形痰液及痰饮中之"四饮"，也包含表现为痰饮特异之症状体征，还涵盖运用痰饮理论可阐释、治疗之病证。

有形的痰和痰饮，多指呼吸道咳出的痰浊、稀涎，它视之可见，触之可及，闻之有声，是一种实质性的痰和痰饮。无形的痰和痰饮，指痰和痰饮作用于机体所表现的症状与体征，它只见其症，不可触及，无形可征，是一种看不到实质的痰和痰饮。

痰为阴邪，其性黏滞，为病缠绵，最易痹阻经脉气血运行；妨碍气机升降出入；影响水液正常代谢；凌心冲脑，蒙蔽神明；症状复杂，变化多端；尤易与瘀血相搏结，故其病变不仅广泛，且多顽怪，可涉及内、外、妇、儿诸科病证。

1. 痰或痰饮在肺

此证常因风寒湿热外袭，或咳喘日久，肺失宣降，水液不布，灼津成痰，积水成饮所致。多见咳嗽，痰多，胸闷，气喘。舌淡红，苔薄白，脉浮或滑等。

2. 痰或痰饮在心

此证常因七情所伤，或外感湿浊，阻塞气机，水津失布，成痰成饮，心血不畅，痰饮瘀血互结所致。多见舌青口燥，渴不欲饮，胸闷胸痛，咳唾痰沫，不得平卧，心悸怔忡。舌暗红，苔白腻或苔黄，脉滑等症。其中，痰迷心窍，蒙蔽神明，多见神昏，痴呆，或突然昏仆，不省人事，喉中痰鸣，两目上视，手足抽搐等。痰火扰心，心神不宁，多见心烦失眠，或躁狂妄动，言语错乱，打人毁物等。

3. 痰或痰饮在胃

此证常因饮食不节，思虑劳倦，脾失健运，胃失和降，生湿成痰成饮所致。多见倦怠嗜睡，身重乏力，恶心干哕，呕吐痰涎，食欲不振，胃脘胀满，腹中响鸣，大便溏泄。舌淡胖，苔白腻，脉濡缓等。

4. 痰或痰饮在肝胆

此证常因肝气郁结，肝胆疏泄失常，气结湿阻，成痰成饮，痰气交阻，痰热内扰所致。多见头晕耳鸣，口苦呕恶，胸闷胁胀，急躁易怒，惊悸易寐。舌质红，苔白腻或苔黄，脉弦滑等。

5. 痰或痰饮在经络筋骨

此证常因多种原因形成的痰或痰饮，流窜经络筋骨，气血不畅，筋脉瘀滞所致。多见肢体麻木，关节肿胀疼痛，或瘰疬痰核，或半身不遂。舌淡红或暗红，苔白腻，脉弦滑等。

6. 痰或痰饮在头颈

此证常因七情内伤，或外感风湿热邪，津液输布排泄障碍，成痰成饮，上扰清空，痹阻气血所致。多见头晕目眩，头部沉重，瘰疬、瘿瘤、癌肿。舌暗红，苔白或黄，脉弦或滑等症。痰和痰饮在咽喉，痰气郁结，升降失常，多见咽中梗阻，如有物阻，吞之不下，吐之不出等。

7. 痰或痰饮在下焦

此证常因久病及肾，肾阳亏损，影响肾及膀胱蒸化功能，水液停蓄，或肾阴暗耗，虚火灼津，成痰成饮所致。多见头晕吐涎，喘逆气促，动则尤甚，或浮肿畏寒，腰膝冷痛，小腹胀满，脐下动悸，大便溏泻，小便淋沥、短涩或小便清长。舌淡胖或舌红，苔白或苔少，脉弦滑或细数等。

《金匮要略》有很多痰和痰饮症状表现的记载，诸如素盛今瘦、其形如肿、面色黧黑、目泣自出、口舌干燥、恶水不欲饮、吐涎沫、卒呕吐、振振身瞤、身体疼痛、少气身重、背寒冷如掌大、四肢历节痛、眩悸、短气而渴、短气不得卧、苦喘短气、不得息、胸满、胸胁支满、胁下支满、咳唾胁痛、嚏而胁痛、胁下痛引缺盆、心下坚、心下痞、心下悸、腹满、脐下有悸、水走肠间、沥沥有声。脉沉、脉沉紧、脉沉弦、脉伏、脉弦数、脉偏弦、脉浮细滑、脉实大数、脉虚、脉弱、脉微，凡此等等，临床辨证，可供参考。

（七）痰饮的辨证论治

痰饮的辨证论治，历来以《金匮要略》四饮为对象进行阐述，这是因为痰和痰饮导致的疾病实在太多，可以说比比皆是，数不胜数。除四饮以外，其他的辨证论治，只能散见于内科的咳嗽、胸痹、中风、癌症；外科的甲状腺疾病、瘰疬、痈疽、流注；妇科的乳腺疾病、闭经、带下、不孕；儿科的肺炎喘嗽、哮喘、惊风、痫病等各种疾病的痰和痰饮证候之中。

痰饮的辨证，首先应该辨明痰饮停积的部位，区分属于狭义痰饮、悬饮、溢饮、支饮之中的何种饮病。然后再从病史、症状、舌脉等方面，辨别其证候的标本、主次、缓急、虚实、表里、寒热。

痰饮的治疗，由于饮为阴邪，遇寒则凝，得温则行。而温药具有振奋阳气、开发腠理、通行水道的作用。温上则肺恢复宣发肃降，温中则脾恢复运化输布，温下则肾恢复蒸腾气化。故温阳化饮，急则治其标，缓则治其本，为痰饮的基本治疗原则。再者，痰饮证情尚有表里、上下之异，故又以因势利导、就近祛邪、随证治之为具体方法。

1. 痰饮

素体脾虚，运化失司，复因饮食不当，或外湿内侵，损伤脾阳，导致脾运不健，饮留胃肠的病证。正如《金匮要略·痰饮咳嗽病脉证并治第十二》所说："其人素盛今瘦，水走肠间，沥沥有声，谓之痰饮。"痰饮从不同的病性区分，临床表现有虚实两种证候。

（1）脾阳虚弱　属狭义痰饮的虚证，多见形体逐渐消瘦，头昏目眩，渴不欲饮，水入即吐，气短心悸，背部寒冷，胸胁支满，胃脘痞闷，食少便溏，舌苔白滑，脉弦细滑。治宜温脾化饮，方用苓桂术甘汤合小半夏加茯苓汤随证加减。

（2）饮留胃肠 属狭义痰饮的实证。多见口舌干燥，心下坚满或心下痛，水走肠间，沥沥有声，腹胀便秘，舌苔白或苔黄，脉沉弦或脉伏。治宜攻下逐饮，方用甘遂半夏汤或己椒苈黄丸随证加减。

2. 悬饮

肺虚卫弱，复感外邪，肺失宣降，导致饮停胸胁，络气不和的病证。正如《金匮要略·痰饮咳嗽病脉证并治第十二》所说："饮后水流在胁下，咳唾引痛，谓之悬饮。"根据悬饮的发生发展过程，临床表现有四种证候。

（1）邪犯胸肺 多见寒热往来，口苦咽干，咳嗽少痰，胸胁刺痛，心下痞硬，干呕气急，舌苔薄白或苔黄，脉弦数。治宜和解宣利，方用《医学入门》柴枳半夏汤，或《重订通俗伤寒论》柴胡陷胸汤随证加减。

（2）饮停胸胁 多见咳逆气喘，不得平卧，胸胁支满，甚则病侧胸廓隆起，咳唾引痛，舌苔白，脉沉弦。治宜逐水祛饮，方用十枣汤或控涎丹随证加减。不耐攻逐者，可用椒目瓜蒌汤加减以泻肺祛饮，降气化痰。

（3）络气不和 多见胸胁疼痛，灼热满闷，咳嗽咳痰，呼吸不畅，经久难愈，舌暗苔薄，脉弦。治宜理气和络，方用香附旋覆花汤随证加减。

（4）阴虚内热 多见形体消瘦，两颧色红，口干咽燥，胸胁闷痛，呛咳痰黏，手足心热，病久不复，舌红苔少，脉细弦。治宜滋阴清热，方用沙参麦冬汤合泻白散随证加减。

3. 溢饮

外感风寒，玄府闭塞，肺脾输布失职，导致水饮流溢四肢肌肤的病证。正如《金匮要略·痰饮咳嗽病脉证并治第十二》所说："饮水流行，归于四肢，当汗出而不汗出，身体疼重，谓之溢饮。"

此证多见恶寒无汗，干呕不渴，咳喘胸闷，痰多白沫，身体疼重，甚则肢体浮肿，舌苔白滑，脉弦紧。若外寒束表，内郁化热，则兼见发热烦躁，舌苔黄白相兼，脉转弦滑而数。

表寒里饮证，治宜发表化饮，方用小青龙汤随证加减。表寒外束，内有郁热证，治宜发表清里，方用大青龙汤随证加减。

4. 支饮

受寒饮冷，久咳致喘，迁延不愈，损伤肺脏，肺阳虚不能宣发运化，肺气虚不能肃降布散，导致饮邪留伏，支撑胸膈，上逆迫肺。正如《金匮要略·痰饮咳嗽病脉证并治第十二》所说："咳逆倚息，短气不得卧，其形如肿，谓之支饮。"

（1）**寒饮伏肺**　多见畏寒发热，背痛腰疼，身体瞤动，目泣自出，咳逆喘满，不得平卧，遇天寒受凉则病情加重，痰多白沫，经久不愈，舌苔白滑或白腻，脉弦紧。治宜温肺化饮，方用小青龙汤随证加减。

（2）**脾肾阳虚**　多见头昏神疲，怯寒肢冷，咳喘气短，动则尤甚，胸闷痰多，呕吐涎沫，小腹拘急，脐下动悸，足跗浮肿，舌胖大，苔白润或灰腻，脉细滑。治宜温补脾肾，化水祛饮。方用苓桂术甘汤、金匮肾气丸随证加减。

（八）附言

在辨证论治后，针对《金匮要略》的痰饮发病观，再说两个问题。

第一，《金匮要略》认为，痰饮的形成，外因主要是水液停积；内因主要是脾胃阳虚。《金匮要略·痰饮咳嗽病脉证并治第十二》原文第 2 条，在区分狭义的四饮时，充分体现了水液停积、脾胃虚弱的痰饮发病观。痰饮"水走肠间"；悬饮"饮后水流在胁下"；溢饮"饮水流行，归于四肢"；支饮"其形如肿"。这些文字表述，都与水液和脾胃相关，突出了水液和脾胃在痰饮形成中的重要作用。《金匮要略》的痰饮发病观，从治疗方面也可以得到印证。例如，"夫短气有微饮，当从小便去之，苓桂术甘汤主之，肾气丸亦主之。"这条经文明确指出，对微饮短气者，首先治脾，其次治肾。

支持《金匮要略》痰饮发病观的，还有现代高等医药院校中医教材。例如，五版教材在《金匮要略·痰饮咳嗽病脉证并治第十二》原文 1、2 条按语中说："今脾胃运化失常，以致水停为饮，随处留积。走于肠胃，则为痰饮；入于胁下，则为悬饮；外溢肌表，则为溢饮；上迫胸肺，则为支饮。"《中医内科学》认为，痰饮的发病机理，主要责之中阳素虚。中阳素虚，就是脾胃阳气素来虚弱。

第二，《金匮要略》治疗痰饮，还根据痰饮的内外、上下不同病情，采用了因势利导，就近祛邪的治疗方法。痰饮在上在肺，《金匮要略》就因势利导，在肺治肺，用宣肺肃肺，或泻肺逐饮治疗。例如，《金匮要略·痰饮咳嗽病脉证并治第十二》曰："支饮不得息，葶苈大枣泻肺汤主之。"由于此证属饮阻胸膈，痰涎壅盛，肺气闭塞，宣降失常，故选用葶苈大枣泻肺汤泻肺开闭，祛逐痰饮。若需逐水祛饮而不耐攻下，十枣汤、控涎丹之类峻剂非其所宜者，可选用椒目瓜蒌汤（组成：川椒目、瓜蒌仁、葶苈子、桑白皮、紫苏子、茯苓、半夏、橘红、白蒺藜、生姜）加减，以泻肺祛饮，降气化痰。

痰饮在下在膀胱，《金匮要略》就因势利导，在下治下，用化气利小便治疗。例如，《金匮要略·痰饮咳嗽病脉证并治第十二》记载："假令瘦人，脐下有悸，吐涎沫而癫眩，此水也，五苓散主之。"由于此证是痰饮结于下焦，膀胱气化不行，下焦水逆。所以用五苓散温阳化气，利水除饮。

痰饮在外在肌表，《金匮要略》就因势利导，在外治外，用发汗治疗。例如，《金匮要略·痰饮咳嗽病脉证并治第十二》记载："病溢饮者，当发其汗，大青龙汤主之，小青龙汤亦主之。"由于此证是饮溢体表，不得汗出。其中，表寒里饮兼有郁热者，用大青龙汤解表化饮，兼清郁热；表寒里饮不兼郁热者，用小青龙汤发汗解表，温化里饮。

痰饮在内在肠，《金匮要略》就因势利导，在内治内，用逐水通便治疗。例如，《金匮要略·痰饮咳嗽病脉证并治第十二》记载："腹满，口舌干燥，此肠间有水气，己椒苈黄丸主之。"由于此证是痰饮在肠，饮邪内结。所以用己椒苈黄丸分消水饮，导邪下行。

（九）结语

痰饮是人体水液输布、运化失常，导致水饮停积于某些部位的病证。痰饮的形成，外因多为起居不慎、外感寒湿、水湿浸渍、饮食不当、劳欲所伤等作用于机体，导致水湿不化，水饮乘机停积于所虚部位。内因不外乎素体阳虚，肺、脾、肾、三焦气化功能失调，导致水湿不化，水饮乘机停积于所虚部位。

痰饮的病理基础是阳气不足，水饮内停。痰饮的病理性质是阳虚阴盛，本虚标实。辨证首先需要辨明痰饮停积的部位，区分属于狭义痰饮、悬饮、溢饮、支饮中的何种饮病，然后再从病史、症状、舌脉等方面，辨别其证候的标本、主次、缓急、虚实、表里、寒热。

痰饮的治疗，以温阳化饮，急则治其标，缓则治其本为原则；以因势利导，就近祛邪，随证治之为具体方法。发汗、利水、攻逐是急则治其标之法，属权宜之计，用于痰饮标病突出的证候。温补脾肾是缓则治其本之法，属扶正固本，用于水饮渐去或已去，杜绝痰饮生成之源。

（夏斌／撰文）

四、眩晕的辨证论治

眩晕是临床常见病证，可见于高血压病。高血压病是以动脉血压增高为特征的全身血管性疾病，既是多种心、脑血管疾病的重要病因和危险因素，也是心、脑血管疾病死亡的主要原因。在当今中国社会，随着人们生活水平的提高和生活压力的增加，高血压病患者越来越多，发病率呈逐年上升趋势。

高血压按病因，可分为原发性高血压和继发性高血压；按起病缓急和病程进展，可分为缓进型高血压和急进型高血压。临床上以原发性高血压、缓进型高血压多见。高血压在中医学中又称为"风眩"，除体循环动脉血压明显持续升高外，头晕、头痛为首发或主要表现，严重者可见恶心、呕吐、乏力、心悸、视物模糊等症状，故属于"眩晕"范畴。正如《重订严氏济生方·眩晕门》所说："所谓眩晕者，眼花屋转，起则眩倒是也。"

眩晕病在历代医家记载颇多。《素问·至真要大论》云："诸风掉眩，皆属于肝。"《灵枢·海论》曰："髓海不足，则脑转耳鸣。"《金匮要略》认为痰饮是眩晕的主要发病原因，朱丹溪提出"无痰不作眩"，张景岳认为眩晕病"虚者居其八九"。《古今医统·眩晕宜审三虚》说："肥人眩运，气虚有痰；瘦人眩运，血虚有火；伤寒吐下后，必是阳虚。"凡此种种，足以说明眩晕在临床是很常见的一种疾病，古今医籍对其重视程度也非同一般。

后世医家将眩晕的病因病机大抵归纳为肝阳上亢、气血亏虚、肾精不足、痰湿中阻、瘀阻脑络等五个方面。这指出眩晕的病位在头脑清窍，病证多由髓海空虚，清窍失养，或痰火上逆，扰动清空而成。病变的发生发展与肝、脾、肾关系极为密切。

高血压病的常见病因病机，也可以说就是眩晕的常见病因病机，主要为禀赋不足，素体阴虚，导致阳气偏亢；或长期情志失调，急躁易怒，精神紧张，导致肝火旺盛；或饮食不节，肥甘厚味太过，嗜烟好酒，导致痰浊内生；或年老体衰，久病不复，导致肾精亏耗，最终发展为高血压病。

高血压病之成，不外风、火、痰、虚、瘀血五种因素作祟，各种病因病机可以单独出现，也可以相互影响，相互转化。随着病程迁延，久病不愈，瘀血内停，瘀阻脑络；眩晕日久，耗伤气血，阴阳失调，肝火旺盛，阳升风动；痰浊壅盛，气机不畅，气滞血瘀，痰瘀互结，随肝阳上扰清空，皆可出现高血压病症状，甚者骤然引发类中风，即西医学的出血性脑卒中、缺血性脑卒中疾病。

关于高血压病的治疗，夏斌老师主张中西医结合。西医治其标，将血压控制在正常或理想范围，预防脑卒中、心力衰竭、肾脏损害等严重并发症的发生。中医治其本，补虚泻实，调节阴阳，改善、消除患者眩晕、头痛、乏力、心悸等临床症状，减轻、防控靶器官的进一步损伤，提高患者生活质量，延长患者寿命。在具体用药时，建议根据辨证结果，相应给予天麻钩藤饮、镇肝熄风汤、归脾汤、八珍汤、左归饮、六味地黄丸、半夏白术天麻汤、涤痰汤、通窍活血汤、补阳还五汤等方随证加减，有针对性地进行既病防变，防治结合，祛邪扶正，标本兼顾的整体治疗。

根据张仲景痰饮理论，对于体型肥胖或辨证属于痰湿中阻，浊阴上逆，症见头晕目眩，经久不愈者，夏斌老师多在半夏白术天麻汤基础上合用泽泻汤加减以健脾利水，化痰和胃；对于阳虚水停，上泛清窍，症见头晕目眩，胸胁苦满者，多用茯苓桂枝白术甘草汤合半夏白术天麻汤加减以温化痰饮，降逆和胃；对于水饮停聚，膀胱气化不利，症见头晕目眩，呕吐涎沫，小腹动悸者，常选五苓散合小半夏汤加减以温阳化饮，降逆平冲。

研究表明，清热、活血中药有不同程度的降压作用，故夏斌老师临床多在主方中联用金银花、菊花、黄芩、夏枯草、丹参等药物。对高血压兼长期睡眠障碍，证属肝血不足，心神失养者，常在半夏白术天麻汤中加用酸枣仁汤或百合、龙骨、牡蛎、珍珠母等以安神定志、清热除烦。

夏斌老师认为，高血压病的降压治疗是重要举措。就降压效果而言，当前中医药无论近期或远期疗效，较之西医药均略逊一筹，故降压治疗应以首选西药为佳。此外，高血压病尤需注重调摄养护。患者日常当注意情志调畅，避免剧烈且持久的情绪压抑或激动，劳逸适度，保障睡眠。严格戒烟，控制饮酒，饮食宜清淡，忌食辛辣煎炸及肥甘厚腻之品。适度进行体育锻炼，力求达到或维持标准体重。采取长期规范的中西医结合治疗方案，必须坚持服用降压药物，定期监测血压，力争使血压持续稳定在理想水平。

（秦莉/撰文）

五、血液透析常见并发症的治疗

血液透析简称血透，是指血液透析机将体内血液引流至体外，利用半透膜原理，通过弥散、对流进行物质交换，清除体内毒素和多余水分，补充必要物质，再将净化后的血液回输到体内的全过程。

血液透析有单纯血液透析、血液滤过、血液透析滤过、血液灌流、血浆置换等多种方式，其中血液透析滤过治疗效果较好，该方式综合了血液透析和血液滤过的优点，对有毒物质的清除较为彻底。血浆置换方式临床上多用于急症、重症治疗，但因价格昂贵，目前使用较少。

随着生活质量的提高和人口老龄化的到来，高血压、糖尿病、慢性肾炎等终末期肾病逐年上升，慢性肾病已成为威胁人们健康的主要疾病。我国目前约有慢性肾病患者 1.2 亿，发病率高达 10.8%，其中尿毒症患者超过 300 万，每年新增尿毒症患者 10 万～15 万。尿毒症病变可以累及全身各个系统，常见的症状有高血压、全身乏力、食欲下降、恶心呕吐、贫血、水肿、腹泻、蛋白尿、血尿、无尿等。血液透析是大多数尿毒症患者的首选肾脏替代治疗方式，它既让尿毒症患者得以长期存活，也给尿毒症血液透析患者带来了并发症。血液透析并发症以皮肤瘙痒、食欲不振和贫血较为多见，中西医结合治疗，可望增强疗效，相得益彰。

1. 皮肤瘙痒

血液透析并发皮肤瘙痒，多为肾功能衰竭患者容易发生过敏反应，或电解质代谢障碍、氮质代谢产物对皮肤刺激等因素所致。中医学认为，肺主皮毛，脾主肌肉四肢，瘙痒发于皮肤肌表；肾者主水，肺为水之上源，二脏与瘙痒的病因湿邪相关；肺属金生水，肾属水为肺之子，两者既可母病及子，又可子盗母气。今肾病日久不愈，子盗母气，肺脾气虚，湿热、邪毒外袭，或体内湿邪得热，浸淫血脉，郁于肌肤腠理，化燥伤血，血虚生风，肌肤失于濡养，血液透析并发皮肤瘙痒之证即成。

血透皮肤瘙痒病位在皮肤，与肾关系密切。临床多表现为皮肤瘙痒，遍及周身，或皮肤粗糙，肌肤甲错，舌瘀红，苔薄黄，脉细数。证属湿热蕴结，血虚生风。治宜祛风养血，清热除湿。

血液透析并发皮肤瘙痒之湿热蕴结、血虚生风证，宜用四物消风散合玉屏风散加减治疗。四物消风散载于《外科真铨》，该方原为赤游风而设，具有养血活血、祛风止痒的功用。玉屏风散载于《丹溪心法》，该方原为表虚自汗、易感风邪而设，具有益气祛风、固表止汗的功用。《夏斌临证指导医案医话》说："玉屏风散……对物理、化学等有害因素刺激有非特异性抵抗力，在过敏原中和、减少变态反应性疾病的复发方面疗效明显。"

血液透析并发皮肤瘙痒之湿热蕴结、血虚生风证，基础方可取生地黄、当归、白鲜皮、黄芪、白术、防风。方中生地黄滋阴凉血，当归养血活血，白鲜皮清热燥湿，黄芪益气固表，白术益气补脾，防风祛风御风。6味药物相互配伍，具有祛风养血、清热除湿的功用。若湿热较重者，可酌加地肤子、半枝莲清热利湿。瘙痒较甚者，可酌加僵蚕、乌梢蛇祛风止痒。

2. 食欲不振

血液透析并发食欲不振，多为肾功能衰竭患者原有胃肠道疾病，或饮食受限，或血液透析不充分，或平时缺乏运动等因素所致。中医学认为，脾主运化升清，胃主受纳腐熟，脾胃的运化受纳有赖于脾胃阳气发挥作用；肾藏精化气，肾中阳气是五脏六腑阳气之根，脾胃的阳气需要肾中的阳气温煦蒸化。正如唐容川说："脾……体阴而用阳，不得命门火以生土，则土寒不化，食少虚羸。"今肾病日久，累及脾胃，运化不及，湿浊中阻，血液透析并发食欲不振之证即成。

血透食欲不振病位在脾胃，与肾关系密切。临床多表现为形体消瘦，神疲乏力，纳差少饥，饮食不化，舌质淡，苔薄白，脉虚缓。证属脾肾虚衰，浊毒内停。治宜健脾益肾，化湿和胃。

血液透析并发食欲不振之脾肾虚衰、浊毒内停证，宜用参苓白术散加减治疗。参苓白术散出自《太平惠民和剂局方》，该方原为脾胃气虚、夹有湿邪而设，具有益气健脾、渗湿止泻的功用。《夏斌临证指导医案医话》说："参苓白术散由四君子汤构架化裁而成，临床极其常用，主要作用是补气，其次才是渗湿。无论五脏六腑之气、经络之气、四肢百骸之气，皆有补益作用……既能作平补、康复调理药方，又能用治久病、疑难杂症。"

血液透析并发食欲不振之脾肾虚衰、浊毒内停证，基础方可取人参、白术、山药、莲子肉、薏苡仁、砂仁。方中人参大补元气，白术益气健脾，山药益气补脾，莲子肉健脾益肾，薏苡仁健脾除湿，砂仁温胃化浊。6味药物相互配伍，具有健脾补肾、开胃和中的功用。若宿食内停者，可酌加谷芽、麦芽消食导滞。脘腹隐痛者，可酌加佛手、白芍行气止痛。

3. 贫血

血液透析并发贫血，多为肾功能衰竭患者体内红细胞生成减少，红细胞破坏增多，或促红细胞生成素合成下降，或长期营养缺乏，造血原料不足等因素所致。中医学认为，肾为先天之本，内寓元阴元阳，肾藏精，精生髓，髓化血。肾精、肾阴是血液生成的物质基础，肾气、肾阳是血液化生的根本动力。脾胃为后天之本，气血生化之源。《灵枢·决气》说："中焦受气，取汁变化而赤，是谓血。"肾中阳气、阴精，有依赖于脾胃化生的气血充养。肾与脾的关系是先天生后天，后天养先天，先天后天相互补充、相互促进。今肾病日久，精气亏损，累及于脾，化源不足，血液透析并发贫血之证即成。

血透贫血病位在肾，与脾关系密切。临床多表现为神疲乏力，面色无华，口唇苍白，心悸气短，活动尤甚，舌质淡，苔薄少，脉细数或细弱。证属脾肾虚衰，精血不足。治宜健脾补肾，养血填精。

血液透析并发贫血之脾肾虚衰、精血不足证，宜用大补元煎加减治疗。大补元煎出自《景岳全书》，该方原为男女气血大损、精神失守之危重证候而设，具有救本培元、大补气血之功效。五脏六腑之阴，非肾阴不能滋助；五脏六腑之阳，非肾阳不能温养。《夏斌临证指导医案医话》说："大补元煎以补肾之精气为主，也就是补肾中元阴元阳。"

血液透析并发贫血之脾肾虚衰、精血不足证，基础方可取人参、山药、熟地黄、当归、山茱萸、白豆蔻。方中人参大补元气，山药补脾益肾；熟地黄滋阴补血；当归补血活血；山茱萸补益肝肾；补血药大多滋腻碍脾，故加白豆蔻温中化浊、开胃消食。6味药物相互配伍，具有健脾益肾、大补气血的功用。贫血较甚者，可酌加枸杞、阿胶填精补血。气虚明显者，可酌加黄芪、灵芝补益脾肾。

中药是预防和治疗疾病的物质，大多具有治疗作用及不良反应两面性，长期或过量使用含肾毒性的中药，对肾脏会造成一定的损害。归纳近年医药文献论述，具有肾毒性的中药包括以下几类：

（1）植物药 如雷公藤、马兜铃、青木香、钩藤、广防己、粉防己、防己、木通、泽泻、柴胡、苍耳子、麻黄、细辛、半夏、苍术、厚朴、槟榔、侧柏叶、山楂、益母草、桃仁、三七、威灵仙、独活、肉桂、补骨脂、松节、决明子、栀子、苦参、大青叶、野菊花、蒲公英、桑叶、天花粉、土贝母、野百合、山豆根、白头翁、土荆芥、土牛膝、牛膝、大蒜、冬虫夏草、胖大海、虎杖、番泻叶、大黄、荜澄茄、丁香、麝香、乌头、附子、使君子、苦楝皮、苦丁茶、金樱子根、朱砂莲、寻骨风、石榴皮、马钱子、木藜芦、千里光、狼毒、八角莲、鸦胆子、巴豆、商陆、牵牛子、芫花根、甘遂、白芥子、昆明山海棠、棉花子、钻地风、山慈菇、红豆杉、龙葵、芦荟、蓖麻子、天仙藤、洋金花、夹竹桃、千里香、矮地茶、大风子、望江南籽、千年健、红茴香、黑豆、皂荚、瓜蒂、常山、喜树、曼陀罗花等。

（2）动物药 如斑蝥、全蝎、蜈蚣、水蛭、鱼胆、蛇胆、蛇毒、红娘子、蟾蜍、麝香、海马、生蜂蜜等。

（3）矿物药 如含砷类（砒石、砒霜、雄黄、红粉、代赭石），含汞类（朱砂、升汞、轻粉），含铅类（铅丹、密陀僧），其他矿物类（明矾、胆矾、硼砂）等。

值得一提的是，药物进入人体以后，均需经过肝肾代谢。严格地说，绝大部分药物都具有一定的肾毒性，肾毒性药物并非都会导致肾功能不全。中药依法炮制，正确使用，合理配伍，按照《中药学》《中国药典》要求规范煎煮后，像益母草、泽泻、苍术、牛膝、半夏、大青叶、野菊花、蒲公英、桑叶等品，通过药物的相互作用，基本上可以减轻或消除肾毒性。

肾毒性中药多在原有肾脏疾病、老年人群、过量、长期单一服用某药或肾功能不全时发生毒性反应。出于慎重考虑，尿毒症血液透析患者，建议尽可能不服或少服药物。必须运用中药时，药味不能过多，药量不要过大，用药时间不宜超过 2 周。倘需继续用药，应间隔 1 周以上。

此外，本文立意在于与同道交流。尿毒症血液透析患者如需服用中药，应到中医肾病或血液透析科请专业医师辨病辨证后酌处方药，患者不可自行取药煎服。

（胡中海、夏斌/撰文）

六、不治已病治未病

中医养生学是在中医理论指导下，研究颐养身心、保持健康、预防疾病、延年益寿的一门实用学科。在医药卫生科技水平不断提高，医学目的和医学模式发生转变的 21 世纪，中医养生学依然可以与世界其他民族的预防医学相媲美，这足以说明中医养生学对人类健康做出了重大贡献。

中医养生学包括顺应自然、协调阴阳、形神共养、益气调息、节欲保精、饮食调节、谨慎起居、和调脏腑、通畅经络、动静适宜等一系列养生法则。20世纪全球医学界大讨论结论：最好的医学不是治好病的医学，而是使人不生病的医学。中医养生学正是这样一门医学。它在探索生存质量、延年益寿、预防疾病等方面，展示了中医药的前沿优势，取得了令人瞩目的突出成就。

治未病是中医养生学的内容之一，通常将其划分为三个层面：未病先防、既病防变、瘥后防复。所谓未病先防，就是采取多种措施，防止机体发生病变。未病也有三个含义：第一，机体处于健康状态，没有任何疾病；第二，机体已有潜在的病理信息，但尚未出现临床表现；第三，机体的某一器官组织有可能发生病变。《内经》率先提出"治未病"，主张未病先防，防重于治，预防为主。正如《素问·四气调神大论》记载："是故圣人不治已病治未病，不治已乱治未乱，此之谓也。夫病已成而后药之，乱已成而后治之，譬犹渴而穿井，斗而铸锥，不亦晚乎！"

将治未病提升到又一高度的是东汉医家张仲景，他在《金匮要略·脏腑经络先后病脉证第一》中告诉人们：正气固然决定着机体是否发病，但倘若邪气过于强悍，正气还是不能与之匹敌，疾病照样会因此而发生。所以该篇既有"若五脏元真通畅，人即安和"的记载，又有"客气邪风，中人多死"的论述。人类要想保持身体健康，远离疾病痛苦，尽可能延长自己的生命，就必须趋利避害，养生防病。要内养正气，外慎风寒，不使邪气侵犯经络；还要不触犯刑律，主动躲避禽兽伤害；房事耗精不要过度；衣着要适应气候变化；饮食要注意节制，不使形体衰弱，保持元真之气正常运行。正如《金匮要略·脏腑经络先后病脉证第一》所说："若人能养慎，不令邪风干忤经络……更能无犯王法、禽兽灾伤，房室勿令竭乏，服食节其冷、热、苦、酸、辛、甘，不遗形体有衰，病则无由入其腠理。"

　　既病防变是治未病的第二个层面。所谓既病防变，就是在病变发生后，把握先机，及时施治，预先固护。疾病有时防不胜防，很多疾病难以躲避，只能从容面对。一旦受到邪气侵袭，趁病邪尚未深入，抓紧时间早期治疗，便不会酿成大患。比如四肢刚刚感觉到沉重不适，就立即采用导引、吐纳、针灸、膏摩等治疗措施，使九窍通利，及时调治，人体就不会受到太大的伤害。正如《金匮要略·脏腑经络先后病脉证第一》所说："适中经络，未流传脏腑，即医治之。四肢才觉重滞，即导引、吐纳、针灸、膏摩，勿令九窍闭塞。"

　　张仲景的养生理念涵盖天、地、人诸多领域，涉及自然因素、生理因素、病理因素、心理因素、社会因素等医学观点，隐藏着"生物－心理－社会医学"模式的雏形。即便当今预防医学已经达到了较高水平，张仲景的学术思想仍不失为养生防病的优秀指南。特别是张氏"见肝之病，知肝传脾，当先实脾"的著名警句，早已成为"治未病"的一大法则，也为清代温病学家叶天士《温热论》"先安未受邪之地"的学术思想奠定了坚实的理论基础。

　　瘥后防复是治未病的第三个层面。所谓瘥后防复，就是在疾病初愈，或大邪已去、余邪未尽时，根据原病病邪、受邪部位、病机证候、发展变化、遗留症状、又发症状、体质情况等，给予适当的病后调理。或给予药物，或避风安居，莫过分操劳，勿伤于七情，暂停梳洗沐浴，禁久坐久行，节制饮食，糜粥自养，起居有常，暂戒房事，从而保证机体内环境稳定，避免疾病复发，维护机体阴阳的相对平衡。

世界卫生组织提出的健康四大基石：均衡营养、适量运动、充足睡眠、戒烟限酒。中医养生法则都涵盖了这些内容，可将其看作中医养生法则的常规举措。在治未病的三个层面中，这些举措对人们的生活行为具有一定的指导和警示作用。

《伤寒论·辨阴阳易差后劳复病脉证并治》记载了瘥后更发热、瘥后腰以下水气、瘥后喜唾、瘥后懊忱腹胀、瘥后日暮微烦、瘥后虚羸少气等证的治疗。例如，大病瘥后喜唾，缠绵不愈。张仲景认为此证是病后肺脾虚寒，水津不化，凝聚成饮，上溢于口所致。这种情况适宜运用温肺健脾、祛寒化饮的理中丸调理。所以《伤寒论·辨阴阳易差后劳复病脉证并治》原文第396条说："大病瘥后，喜唾，久不了了，胸上有寒，当以丸药温之，宜理中丸。"这里的"宜"指适宜、适合，即适合用理中丸调理。

再如，伤寒瘥后，虚羸少气，气逆欲吐。张仲景认为此证是病后精气虚衰，津亏火炽所致。这种情况需要运用清泄余热、益气养阴的竹叶石膏汤调治。所以《伤寒论·辨阴阳易差后劳复病脉证并治》原文第397条说："伤寒解后，虚羸少气，气逆欲吐，竹叶石膏汤主之。"这里的"主之"指主治，要用竹叶石膏汤主治。

又如，大病瘥后，日暮微烦。张仲景认为此证是大病初愈，脾胃尚弱，强与饮食，不易消化所致。这种情况无须服药，适当节制饮食，即可自行痊愈。所以《伤寒论·辨阴阳易差后劳复病脉证并治》原文第398条说："病人脉已解，而日暮微烦，以病新瘥，人强与食，脾胃气尚弱，不能消谷，故令微烦，损谷则愈。"这里的"损"指减少，"谷"指粮食，即减少饮食就会痊愈。

大病初愈，往往因为正气尚弱，调摄不当，致使疾病复发。根据导致疾病复发的原因，有劳复、食复、酒复、房复之分。大病瘥后，过于操劳而致疾病复发者，即劳复；饮食不节而致疾病复发者，即食复；饮酒过早而致疾病复发者，即酒复；房事过早而致疾病复发者，即女劳复（在《伤寒论》中称阴阳易）。清代陈道尧《伤寒辨证》解读阴阳易，认为男子大病新愈，女与之交，叫作"阳易"；女子大病新愈，男与之交，叫作"阴易"。不论阳易、阴易，统称阴阳易，或叫女劳复，是男女大病初愈后因房事失节或失当而发生的一种病证。

大病初愈，气血尚未平复，脏腑未坚，精神未充，若房事过早过频，耗伤阴精，损及肾气，每见憎寒发热、虚火上炎、头重难举、面部烘热、目涩昏花、心烦胸闷、饮食减少、腰背僵痛、腿膝拘急、小腹坠胀、少腹绞痛、阴缩入腹等。正如《伤寒论·辨阴阳易差后劳复病脉证并治》原文第 392 条说："伤寒阴阳易之为病，其人身体重，少气，少腹里急，或引阴中拘挛，热上冲胸，头重不欲举，眼中生花，膝胫拘急者，烧裈散主之。"烧裈散是张仲景创立的一首奇特药方，现代中医已经极少使用。裈指裤子，这里指内裤，烧裈即烧贴身近阴处内裤。男病用女性靠内阴处内裤一块烧灰内服；女病用男性靠内阴处内裤一块烧灰内服。其方寓有积极暗示、心理治疗效应。由于女子在生理、病理上比男子多经、带、胎、产，大病初愈即行房事，发病预后更差，所以《诸病源候论·伤寒交接劳复候》说："虽瘥尚虚，未平复，阳气不足，勿为劳也。男劳尚可，女劳即死。"

总之，治未病是中医养生学的重要内容之一，历代医家极其重视。《素问·上古天真论》记载："其知道者，法于阴阳，和于术数。"《丹溪心法·不治已病治未病》呼吁："与其救疗于有疾之后，不若摄养于无疾之先。"治未病用天人合一的系统整体观来看待人体，告诫人们要顺应自然规律，调摄精神，锻炼健身，预防疾病。治未病从不同层次、不同视角认识疾病，采取预防为主、摄养在先、早期诊断、早期治疗，先安未受邪之地的防治法则，维护机体健康，保障人们延年益寿。其基本理论和实践经验，在中医养生学中占有极其重要的地位，是中医学理论体系不可缺少的组成部分。

（夏斌/撰文）

七、常见病证的中医调养和护理

健康是指一个人在身体、精神和社会方面都处于良好状态。这种健康状态以人体内环境的相对稳定为基础。古今医家普遍认为，通过调整饮食结构、规范作息时间、参与体育锻炼、保持内心宁静等养生防病方法，可以有效地修复和维持机体内环境的相对稳定。在中医领域，调养方面尤为推崇"食养尽之"的理念；而在护理方面，则注重辨证施护的原则。现就常见病证的中医调养和护理要点概述如下，以供读者参考。

（一）感冒

感冒是由六淫邪气及时行病毒侵袭人体所引发的外感疾病。其主要症状包括鼻塞流涕、咳嗽喷嚏、头昏头痛、恶寒发热、全身不适等。当机体抵抗能力下降时，邪气易从皮毛、口鼻而入，侵犯肺卫发病。临床上常根据风寒感冒、风热感冒、暑湿感冒及体虚感冒的不同类型进行辨证论治。中医调护感冒的方法，主要在于摄养正气，驱除邪气。

1. 休息和保暖

应注意充分休息，避免过度疲劳。同时，需做好防寒保暖措施，适时增减衣物。减少前往公共场所的活动，对流性感冒患者进行隔离，以防止疾病流行。

2. 饮食调理

建议多喝白开水，保持饮食清淡，避免食用辛辣刺激性食物。轻度发热时宜以素食为主，热退后逐渐恢复正常饮食。

3. 中药防治

在时邪疫毒盛行期间，可采用中药进行预防。如贯众12g，板蓝根12g，生甘草3g，水煎服，1日1剂，连用2~3剂。此外，室内可使用食醋进行消毒，每立方米空间用食醋5~10mL，加水1~2倍稀释后加热熏蒸2小时，隔日1次，连用2~3次，以达到预防疾病的效果。

4. 体育锻炼

适当的体育锻炼能够增强体质，提高自身免疫能力，从而减少感受外邪的机会。

（二）咳嗽

咳嗽是人体的一种自我保护反应，旨在清除呼吸道内的异物和分泌物。在中医学中，咳嗽既是肺系疾病的一个主要症状，又是一种具有独立性的疾病，其形成主要源于肺失宣降、肺气上逆。咳嗽的原因多种多样，临床上极为常见，凡是六淫外邪侵犯肺部，或脏腑功能失调导致内邪干扰肺部，都可能引发咳嗽。正如《素问·咳论》所记载："五脏六腑皆令人咳，非独肺也。"清代医家陈修园也曾说："咳不离于肺，亦不止于肺。"中医调护咳嗽的方法，重点在于调节肺气的宣发与肃降，舒缓呼吸系统，并增强身体的抵抗力。

1. 防寒保暖

需密切关注气候变化，尤其在气候反常时，要加强防寒保暖措施，避免身体受凉。

2. 饮食调理

饮食应避免过于肥甘厚味，以免滋生痰湿。应戒除烟酒等不良嗜好。对于久咳导致肺虚、气阴两伤的人，可以选择食用雪梨、香蕉、西瓜、枇杷、百合、沙参、银耳、蜂蜜等食物，以益气养阴润肺。而风热、气火、风燥咳嗽的人，则应避免食用辣椒、芥末、香菜、茴香、八角、胡椒等辛辣香燥之物，以免伤阴化燥助热。适量饮用温开水有助于稀释痰液，从而减轻咳嗽症状。

3. 穴位按摩

通过用拇指按揉或轻拍肺俞穴，可以舒缓咳嗽；旋转按压膻中穴，有助于缓解咳嗽；按揉天突穴，则可以改善咳嗽症状。

4. 体育锻炼

适当参与体育锻炼能够增强体质，提高自身免疫能力，有助于抵抗咳嗽等呼吸道疾病。

（三）冠心病

冠状动脉粥样硬化性心脏病，是冠状动脉发生粥样硬化，导致管腔狭窄或闭塞，进而引起心肌缺血、缺氧或坏死的心脏病，简称冠心病，也称缺血性心脏病。冠心病分为无症状性心肌缺血、心绞痛、心肌梗死、缺血性心肌病、猝死等五种类型。在治疗方面，主要采用药物治疗、介入手术及冠脉旁路移植术。目前，冠心病尚不能彻底治愈，需要长期药物治疗。从中医角度看，冠心病属于胸痹范畴，其主要症状为胸部闷痛，甚则胸痛彻背，短气，喘息不得卧。中医调护方法，旨在改善心脏功能，促进血液循环，增强身体免疫力。

1. 精神调摄

保持乐观向上的心理状态，摒弃心理压力和焦虑情绪。避免情绪激动，不宜大怒、大悲、大喜等情志过激行为。

2. 饮食调理

饮食清淡，避免膏粱厚味、辛辣、刺激性食物，如肥猪肉、肥牛肉、肥羊肉、哺乳动物内脏、油炸食品、辣椒等。应以新鲜蔬菜、水果、全谷类食物为主，适量摄入蛋白质和低脂肪食品。禁忌烟酒。少量多次饮水，保持足够而合理的水分摄入，有助于稀释血液，减轻心脏负担。

3. 中药防治

选择丹参汤（丹参 5g，黄芪 5g，山楂 5g，红枣 5g，煎煮成汤），1 日 1 剂，分 3 次温服。该汤具有活血化瘀、调节血脂的作用。若突发心绞痛，应立即口服芳香温通药，如冠心苏合丸 1 丸口含服，或速效救心丸 15 粒口含服。同时，嘱咐患者保持镇静，卧床休息，并尽快送入医院救治。

4. 穴位按摩

用拇指按揉或轻拍心俞穴，可以缓解心慌、胸闷等症状。另外，用拇指按揉少商穴，也有助于调节心脏功能。

5. 体育锻炼

适当的散步、太极拳等有氧运动，可促进心血管血液循环，提高心肺功能。注意劳逸结合，动静结合，锻炼要适当、适量、适度，避免过度劳累对心脏产生负担。

6. 保暖防寒

注意天气变化，特别是天气突然转寒时，应适时增加衣服，避免外寒侵袭，以免引发冠心病和心绞痛。

（四）肠胃不适

肠胃不适是一种常见的消化系统症状，其原因多样且范围广泛，涵盖了胃痛、吐酸、嗳气、痞满、消化不良、消化性溃疡、胃癌、胃肠功能紊乱、肠道菌群失调、肠易激综合征等多种病证。夏斌老师在《夏斌临证指导医案医话》一书中提到："胃痛之病，五行生克制化无序，脾胃虚弱，虚实夹杂者较为常见。虚证多以脾胃气虚、痰湿内生为主；实证则与肝郁化火、气血瘀滞相关……对于此类患者，在进行药物治疗的同时，还需重视情志与饮食的调摄。应嘱咐患者保持愉快心情，减少辛辣、酸甜等刺激性食物的摄入，饮食以清淡、易于消化为原则。"中医调护肠胃不适的方法，主要着眼于调理脾胃功能，以改善消化系统症状并增强身体免疫力。

1. 饮食调理

避免食用过于油腻、辛辣、刺激性的食物，如肥猪肉、油炸食品、卤制品、辣椒、胡椒等。应选择易于消化、清淡、温和的食物，如粥、软饭、面条、新鲜蔬菜等。饮食应定时定量，避免饥饿过度或暴饮暴食，进食时应细嚼慢咽，确保食物与唾液充分混合。酒精和烟草对肠胃有刺激作用，应严格禁忌。

2. 中药防治

陈皮 10g，水煎代茶，可用于治疗口臭；陈皮 5g 与适量生姜片加水同煎，温服，可治疗胃寒、呕吐；将陈皮切丝后与茶叶一同存放，需要时取陈皮丝5g用开水冲泡后温服，其味清香可口，具有开胃、理气、提神的功效。荷叶茶富含纤维，可促进大肠蠕动，有助于排便和清除体内毒素。

3. 穴位按摩

用手指揉按中脘穴，有助于缓解胃部不适、腹胀等症状；按揉大横穴，则可舒缓脾胃疾病带来的不适症状。

4. 体育锻炼

适量的有氧运动，如散步、广场舞、瑜伽等，可促进肠胃蠕动，改善消化功能，有益于肠胃健康。

（五）中风

中风，也称脑卒中，是由于阴阳失调、气血逆乱，上犯于脑所引起的疾病。临床表现为突然昏仆、不省人事、半身不遂、口舌歪斜；或不经昏仆而突然出现半身不遂、口舌歪斜、言语不利、偏身麻木等症状。中风是中医四大病证之一，其发病率、病死率、致残率均极高。根据神志状态，中风可分为中经络（无神志障碍）和中脏腑（有神志障碍）。发病后在时间划分上，2周至1个月内为中风急性期，1个月至半年内为中风恢复期，半年以上则为中风后遗症期。中风之本为虚，标为实，属上盛下虚之证。急性期以治标为主，重在缓解标实症状；恢复期及后遗症期则多为虚实夹杂，治疗宜扶正祛邪，并配合针灸、推拿及其他康复方法。中医调护中风，主要目的在于改善脑部供血、促进神经功能恢复及预防并发症的发生。

1. 观察病情

中风急性期病情极不稳定，可能向好或向坏方向发展，因此应密切观察病情变化，重点关注神志、瞳神、气息、脉象等体征。中风常与高血压、高脂血症、糖尿病、心脏病等基础疾病相关，应定期监测血压、血脂、血糖，并按医嘱规范服药。

2. 防止并发症

中风患者并发症较多，需提前预防。对于不能自主运动的患者，应轻拍背部鼓励咳嗽吐痰，保持呼吸道通畅，避免肺部感染。勤翻身，保持衣物、床单干净平整，经常按摩受压部位，以改善局部血液循环，预防褥疮。同时，注意口腔、会阴部清洁卫生，以防感染。

3. 饮食调理

对于能进食的患者，应给予清淡饮食。急性期以流质饮食为宜，避免摄入高胆固醇、油腻、辛辣、刺激性食物，如肥肉、猪油、蛋黄、哺乳动物内脏、辣椒、胡椒等。选择易消化、营养丰富的食物，如新鲜蔬菜、水果、瘦肉、牛奶、豆类、全谷类食物。增加鱼类摄入，因其富含 Omega-3 脂肪酸，有助于改善脑功能和保护神经系统。每日食盐摄入量控制在 6g 以下，并禁忌烟酒、浓茶、咖啡。

4. 穴位按摩

用指腹旋转按摩风池穴，可缓解头痛、眩晕等症状；按揉合谷穴，则能促进脑部血液循环。

5. 康复训练

及早进行康复训练，包括语言、动作、认知等方面的恢复训练，有助于提高神经功能和生活能力。

6. 心理调节

保持积极乐观的心态，避免过度焦虑或抑郁。可通过参与兴趣爱好、与亲友交流等方式转移注意力、缓解压力。

7. 中药防治

中风与痰的关系密切。夏斌老师在《夏斌临证指导医案医话》中说："无痰不昏迷，无痰不成瘫。"因此，中风急性期痰迷心窍者，需涤痰开窍；恢复期风痰上扰者，应化痰息风；后遗症期痰阻经络者，则需豁痰通络。后遗症期可在医生指导下服用预防再次中风的药物。缺血性中风可选用银杏口服液、华佗再造丸等药物；出血性中风或兼有肝炎、肝硬化、心脏支架植入等情况的患者，因可能正在服用抗凝剂华法林，需预防凝血功能障碍，故预防再次中风的药物必须经医师处方，不得随意服用。

中风具有先兆症状，且存在明显的复发倾向。复发中风往往病情更重。中老年人，尤其是既往患有高血压、糖尿病、高脂血症、心血管疾病者，若出现一过性头晕、肢体麻木、筋惕肉眴、视野缺失、面部发麻、口角流涎、嘴唇发紧、语无伦次、反应迟钝等症状，多为中风先兆，应及早诊治，以防中风或中风复发。

（六）关节疼痛

关节疼痛属于中医痹证、历节范畴，多由风寒湿热等外邪侵入关节，气血经络痹阻所致，以关节疼痛、酸楚、重着、麻木，甚至关节肿大变形为主症。中医根据致病邪气的偏胜情况，把风邪偏胜者称为行痹，因风性善行数变，故为行痹；把寒邪偏胜者称为痛痹，因寒性凝滞收引，故为痛痹；把湿邪偏胜者称为着痹，因湿性黏滞留连，故为着痹。关节疼痛的实质是外邪侵袭，气血瘀滞，经络不通，不通则痛。中医调护方法在于调理气血，祛除病邪，疏通经络。

1. 饮食调理

阳虚体质者，应避免食用冰冷饮品、生冷水果、生冷海鲜等寒凉助湿之物，以保护脾胃，健全气血生化之源。可适当食用生姜、洋葱、龙眼、红枣、鳝鱼、草鱼、羊肉、牛肉等温补助热之物，以驱散寒湿，促进血液循环。阴虚体质者，可适当食用雪梨、柿子、冬瓜、银耳、海带、兔肉、鸭肉、乌鱼、鲫鱼等益气养阴之物，以增强机体阴属物质，使阳热之气不至过亢。

2. 药物防治

火麻仁汤（火麻仁 6g，熟地黄 9g，川芎 6g，煎煮成汤）具有活血化瘀、舒筋活络的作用。当归生姜汤（当归 9g，生姜 6g，煎煮成汤）具有温经散寒、活血止痛的作用。薏苡仁粥（薏苡仁末与大米同煮成粥）作为正餐食用，具有健脾益胃、利湿除痹、清热排脓的作用。它可以促进新陈代谢，减轻胃肠负担。此外，各种恶性肿瘤患者食用薏苡仁粥也有益处。

3. 穴位按摩

用拇指按揉阳陵泉穴，可以缓解膝关节疼痛。用拇指按揉曲池穴，可以缓解肩关节疼痛。

（七）糖尿病

糖尿病是一种慢性代谢性疾病，以高血糖为主要特征。长期高血糖会导致眼、肾、神经、心血管等多器官损害和功能障碍。糖尿病属中医"消渴"范畴，中医将其症状描述为口渴多饮、多食易饥、消瘦乏力等。该病由于阴津亏损，燥热内生，耗伤阴津，故见口渴多饮；因胃热炽盛，腐熟水谷功能亢进，故见多食易饥；因燥热伤阴，阴精耗损，不能濡养肌肉，故见消瘦乏力。中医调护方法在于平衡体内阴阳，调节机体气血，以改善糖尿病症状。

1. 饮食调理

饮食应定时定量，避免暴饮暴食。少吃油煎、油炸、肥肉及哺乳动物内脏等食物。烹调方式宜采用清蒸、水煮、凉拌、煲汤等。食盐控制在每日 6g 以内，主食以五谷类食物为主，每餐搭配适量蛋白质，如牛奶、鸡蛋、瘦肉及豆制品等。增加新鲜蔬菜摄入，选择苦瓜、芹菜、菠菜等低糖、高纤维的绿色蔬菜，有助于控制血糖。水果应少吃，并禁忌烟酒。

2. 合理运动

保持目标体重，防止肥胖。适度有氧运动，如散步、慢跑、太极拳等，有助于降低血糖并增加身体对胰岛素的敏感性。

3. 控制情绪

避免焦虑、抑郁等不良情绪，保持积极乐观的心态。多听音乐以缓解压力和焦虑。生活起居应有规律，节制情欲。《儒门事亲》曾说："不减滋味，不戒嗜欲，不节喜怒，病已而复作。能从此三项者，消渴亦不足忧矣。"

4. 经络调理

针刺穴位时，对于皮肤容易感染者，可改为按压穴位，以疏通经络气血，改善胰岛素敏感性和维持血糖稳定。阴虚者可取三阴交、太溪穴；肺有燥热者可取肺俞穴、太渊穴；胃热者可取合谷穴、足三里穴。使用中草药进行局部熏蒸，可以刺激穴位，促进气血运行，改善血液循环，起到疏经通络、活血化瘀的作用。熏蒸的药物须经医生辨证处方。

（八）高血压

高血压是一种以体循环动脉血压升高为主要特征，可伴有心、脑、肾、血管等靶器官损害的全身性疾病。高血压分为原发性高血压和继发性高血压两大类：原因不明的高血压称为原发性高血压，即原发性高血压病；原因明确的高血压是该种疾病的临床表现，称为继发性高血压，即继发性高血压病。成年人血压的正常标准为收缩压 90～139mmHg，舒张压 60～89mmHg，脉压差 30～40mmHg。若收缩压≥140mmHg，舒张压≥90mmHg，则可判断为血压升高；若血压持续升高，则可诊断为高血压。高血压属于中医眩晕、头痛、厥证等病范畴。其病因病理主要由肝肾阴虚、风阳上扰、气血亏虚、痰浊中阻、瘀血阻窍、阴阳失调、气机逆乱等导致清窍不利或清窍失养，从而引发高血压病。中医调护方法主要是调整阴阳平衡，规范气血运行，以降低血压、缓解症状。

1. 调整情绪

保持乐观、平和的心态，增强战胜疾病的信心，避免大喜大悲和过度焦虑。欣赏音乐有助于缓解压力和焦虑。

2. 饮食调理

饮食宜清淡且易于消化，禁忌烟酒。限制高盐食物，如咸菜、腌肉、盐蛋等，以免升高血压。摄入富含纤维和维生素的蔬菜、水果，如西红柿、苹果、香蕉、芹菜、黑木耳、海带、茄子、南瓜、黄瓜、胡萝卜等，有助于降低血压。

3. 体育锻炼

保证睡眠充足，注意劳逸结合。适度的有氧运动，如快走、游泳、太极拳、瑜伽等，有助于增强心肺功能，降低血压。深呼吸和放松训练可以缓解紧张情绪，有利于血压的控制。

4. 经络调理

刺激特定穴位，如人迎、曲池、太冲、合谷、足三里等，可以缓解高血压症状，调节气血运行，有利于血压的平稳。

5. 中药防治

丹参桑叶茶（丹参、桑叶适量，以白开水泡饮）具有疏风清热、活血化瘀、降低血压的作用。使用中药进行熏蒸，刺激穴位，有助于舒张血管、降低血压。但熏蒸药物须经医生辨证处方。高血压目前尚不能根治，必须长期服药，治疗以西药为主。患者应根据医嘱规范治疗，不得随意停用降压药。

（九）失眠

失眠，又称不寐、不得眠、不得卧、目不瞑，是指阳不入阴，以经常不能获得正常睡眠为特征的一种病证。失眠有轻有重，可以单独出现，也可与其他疾病同时出现。轻者入睡困难，或寐而易醒，或醒后不能再寐，或时寐时醒；严重者彻夜不能入寐。失眠与劳伤心脾、阳不交阴、阴虚火旺、肝阳扰动、心胆气虚、胃中不和等因素相关。中医调护方法主要是协调阴阳、补益气血、祛除病因、调理脾胃。

1. 调节情绪

保持愉快心情，勿贪欲妄想，正视现实，顺其自然。采用深呼吸、睡前温水泡脚等放松方式，缓解身心紧张，促进睡意产生。避免长时间看电视、玩手机、操作电脑等刺激性活动，以减少兴奋感。

2. 作息规律

睡眠环境宜安静，空气要清新。禁忌烟酒、浓茶、咖啡、巧克力等。保持规律的睡眠时间，睡前泡热水澡，听舒缓音乐，有助于进入睡眠状态。

3. 饮食调理

饮食应避免辣椒、花椒、胡椒等辛辣刺激之物，选择山药粥、莲子粥、百合粥等易于消化的食物，有助于健全消化道功能，避免睡前胃部不适。

4. 体育锻炼

轻症失眠患者可适当参加一些力所能及的体力劳动，以转移和缓解心理压力。重症失眠患者可适当进行体育锻炼，如气功、慢走、随意舒展身体等，以增强体质，放松身心，对失眠病证的康复大有裨益。

5. 中药防治

甘麦大枣汤（甘草 6g，小麦 9g，大枣 5 枚，煎煮成汤），1 日 1 剂，日服 3 次，具有养心安神、益气和中的功效，可改善神经衰弱症状，对更年期女性失眠有一定疗效。

百合 9 ~ 12g，泡水喝，睡前喝 1 次，具有润肺止咳、清心安神的功效。

桂圆莲子茶（桂圆 9g，莲子 4.5g，水煮 30 分钟以上，加适量红糖），喝汤吃药，具有养心血、益心气的作用。

炒酸枣仁 9g，打碎泡水喝，或用开水泡代茶饮，可以治疗失眠。若患者火热较重，酌加菊花 6g，莲子心 1.5g，以清热泻火；肝郁气滞者，酌加玫瑰花 3g，陈皮 3g，以行气和血；兼消化不良者，酌加陈皮 3g，炒麦芽 6g，以健脾和胃。

6. 穴位按摩

用拇指按压神门穴，可以舒缓紧张情绪，促进睡眠；用拇指按压内关穴，有助于放松身心，促进睡眠。

（任红君/撰文）

第二节　方药研究

一、二母陷胸止嗽汤治疗咳嗽

　　咳嗽是肺系疾病的主要证候。有声无痰谓之咳，有痰无声谓之嗽。由于咳与嗽多一并出现，痰与声难以截然分开，所以合称咳嗽。在中医学中，咳嗽既是其他疾病的伴随症状，又是以症状命名的独立病证。

　　咳嗽是临床常见病、多发病。正如《素问·咳论》所说："五脏六腑皆令人咳，非独肺也。"咳嗽分外感咳嗽、内伤咳嗽两大类。外感咳嗽，即外感六淫，侵袭肺系，导致肺失宣降，肺气上逆而形成的咳嗽。内伤咳嗽，即肺脏自病，或其他脏腑病变，内邪干肺，导致肺失肃降，肺气上逆而形成的咳嗽。《景岳全书·咳嗽》记载："咳嗽之要，止唯二证，何为二证？一曰外感，一曰内伤而尽之矣。"咳嗽的成因虽然复杂，但将其划分为外感、内伤两大类，辨证之时即可以提纲挈领，施治之际就有助于药证相符。

　　外感咳嗽临床常见风寒袭肺、风热犯肺、风燥伤肺三种证型。其中，以风热犯肺致肺失清肃、风寒袭肺邪郁化热、风寒外束肺热内郁，或外邪十去八九而痰热互结、肺失清肃等证型出现的频率较高。我院夏斌主任中医师经常运用自拟之二母陷胸止嗽汤随证加减，治疗上述咳嗽，多获良效。兹介绍二母陷胸止嗽汤方药证治如下：

263

组成：知母10g，浙贝母10g，黄连6g，半夏10g，瓜蒌10g，白前10g，桔梗10g，紫菀10g，百部10g，苦杏仁10g，厚朴10g。

用法：上11味，以水煎煮，取汁600mL，分早、中、晚3次温服。

功效：清热化痰，肃肺止咳。

主治：外感咳嗽。痰热互结，肺失清肃；或风热犯肺，肺失清肃；风寒袭肺，邪郁化热；风寒外束，肺热内郁。症见咳嗽喉痒，或咳嗽咽痛，胸闷气促，痰黄黏稠，舌质红，苔黄或白黄，脉浮弦或滑数。

【方解】

本方所治之证主要为外感咳嗽，经服解表宣肺药后，外邪十去八九，邪郁化热，痰热互结，肺失清肃，咳嗽仍然不止者。

方用知母清肺泄热；浙贝母清化热痰；黄连清泄上焦；半夏降逆消痰；瓜蒌化痰散结；白前、紫菀、百部止咳化痰；桔梗、苦杏仁、厚朴宣降肺气。11味药物合用，有清热化痰、肃肺止咳之功。

本方由二母散、小陷胸汤、止嗽散加减而成。二母散首载于《急救仙方》，由知母、贝母组成。其原为喘急咳嗽、痰涎壅盛而设，有清热润肺、化痰止咳之功，主治喘急咳嗽、痰涎壅盛、肺虚劳热。原方后注明："如喘急甚，加苦葶苈粉末；久咳不止，加马兜铃末，如无，以粟壳（去筋膜，不制）代之。"现代药理研究，二母散有抗病原微生物、解热、抗菌、止咳化痰作用，还能诱导肺癌细胞株凋亡。

小陷胸汤出自《伤寒论》，由黄连、半夏、瓜蒌组成。其原为伤寒表证误下，邪热内陷的小结胸病而设，有清热化痰、宽胸散结之功。主治痰热互结，胸脘痞闷，按之则痛，咳痰黄稠，苔黄腻，脉滑数。《古今名医方论》引程扶生注："以半夏之辛散之；黄连之苦泻之；瓜蒌之苦润涤之，所以除热散结于胸中也。"现代药理研究，小陷胸汤可以祛痰、止咳、抗炎，促进免疫功能，对呼吸系统有一定的积极影响，对病原微生物有一定的抑杀作用。

止嗽散载于《医学心悟》，由白前、百部、紫菀、桔梗、陈皮、荆芥、甘草组成。其原为外感咳嗽，经服解表宣肺药后，外邪十去八九，但肺失宣降，仍咳嗽不止者而设，有疏表宣肺、化痰止咳之功。《方剂学》教材曾说：止嗽散运用得宜，可治诸般咳嗽。《医学心悟》自释止嗽散曰："本方温润平和，不寒不热，既无攻击过当之虞，大有启门驱贼之势，是以客邪易散，肺气安宁，宜其投之有效欤？"现代药理研究，止嗽散有明显的镇咳、化痰作用，还可以延长哮喘的潜伏期。

《伤寒论·辨太阳病脉证并治》原文第 18 条说："喘家作，桂枝汤加厚朴、杏子佳。"经文指出风寒迫肺，宣降失常，肺寒气逆引发宿疾喘息的治疗，用桂枝汤解肌祛风，加入厚朴、杏子宣降肺气，是最适当的标本兼顾治疗方药。二母陷胸止嗽汤方中之所以配伍厚朴、苦杏仁，有三个含义：第一，厚朴、杏仁温而不热，宣降肺气之力极佳；第二，以厚朴、杏仁之温性，佐制黄连、知母之寒性；第三，二母陷胸止嗽汤主要为外感咳嗽，外邪十去八九，痰热互结，肺失清肃，咳嗽仍然不止而设，希冀外邪十去八九而用本方者，能够寒热并用以"和"之。尽管如此，就调整"宣发肃降"而言，二母陷胸止嗽汤仍以肃降肺气为主，宣通肺气为辅。所以二母陷胸止嗽汤的治法及功用，可归纳为清热化痰，肃肺止咳。

【加减运用】

二母陷胸止嗽汤运用得当，既治外感咳嗽，又治内伤咳嗽。在治疗外感咳嗽时，若风寒未净，头痛鼻塞者，可酌加荆芥、防风疏表散邪；若素体痰盛，兼有喘息者，可酌加葶苈子、桑白皮泻肺平喘；若燥热伤肺，干咳无痰者，可酌加麦冬、甘草润肺化痰；若肺气耗伤，久咳不止者，可酌加款冬花、五味子敛肺止咳；若郁热内扰，口渴心烦者，可酌加栀子、淡豆豉清热除烦。

西医学的上呼吸道感染、急性支气管炎、慢性支气管炎、慢性阻塞性肺气肿、慢性阻塞性肺疾病、慢性肺源性心脏病，凡证属风热犯肺，肺失清肃；风寒袭肺，肺热内郁；风寒外袭，邪郁化热；或外邪十去八九，痰热互结，肺失清肃，导致肺气上逆咳嗽者，皆可运用本方随证加减治疗。

【医案】

林某，男，70 岁，退休工人。既往无特殊。因"反复咳嗽喉痒 6 个月"于 2023 年 8 月 20 日就诊。

患者 6 个月前受凉后出现咳嗽喉痒，反复发作，经久不愈。

初诊：咳嗽喉痒，痰白黏稠，难以咳出，饮食尚可，二便调匀。舌暗红，苔薄白黄，脉弦而迟。

体格检查：血压 144/76mmHg，双肺呼吸音弱，心率 53 次/分，律齐，腹软，双下肢无水肿。

西医诊断：支气管炎；窦性心动过缓。

中医辨病：咳嗽。

辨证：风寒外袭，痰饮内停，邪郁化热，肺失宣肃。

治法：疏风散寒，清泄郁热，理气化痰，宣肺止咳。

方药：二母陷胸止嗽汤加减。

处方：酒黄连6g，法半夏10g，瓜蒌10g，知母10g，浙贝母10g，白前10g，蜜紫菀10g，桔梗10g，苦杏仁10g，蜜百部10g，防风10g。

上方7剂，1日1剂，以水煎煮，取汁600mL，分早、中、晚3次温服。

二诊：咳嗽喉痒好转，痰白黏稠，咳吐易出，饮食如常，二便调匀。舌暗红，苔薄黄，脉弦而迟。

处方：酒黄连6g，法半夏10g，瓜蒌10g，知母10g，浙贝母10g，白前10g，蜜紫菀10g，桔梗10g，苦杏仁10g，防风10g，麦冬15g。

上方7剂，1日1剂，煎法、服法同前。7剂药毕，2周后电话随访，咳嗽治愈。

（夏晓莲、夏斌/撰文）

二、参苓白术散临证运用

参苓白术散出自《太平惠民和剂局方》，由人参、茯苓、白术、山药、莲子、白扁豆、薏苡仁、砂仁、桔梗、炙甘草组成，具有益气健脾、渗湿止泻之功。主治脾虚湿盛所致饮食不化、胸脘痞闷、肠鸣泄泻、四肢乏力、形体消瘦、面色萎黄，舌淡苔白腻、脉虚缓等。夏斌老师常常运用参苓白术散治疗泄泻及其他证属脾虚湿盛的疾病，疗效较为满意，举例如下：

（一）泄泻

【医案】

赵某，女，64岁，退休工人。既往无特殊。因"反复大便稀薄，一日数次4年"于2018年5月28日就诊。

4年前患者无明显诱因出现大便稀薄，便次增多，屡经中医西医治疗，症状仍反复发作。

初诊：面色萎黄，前额闷痛，入夜口干，渴而少饮，纳差乏力，双足冷痛，大便稀薄，一日数次，小便调匀。舌偏暗，苔薄白微黄，脉沉缓。

西医诊断：慢性肠炎。

中医辨病：泄泻。

辨证：脾肾两虚，湿邪内蕴，风寒化热，胃肠不和。

治法：健脾益气，渗湿止泻，疏风祛邪，调和胃肠。

方药：参苓白术散加减。

处方：党参30g，茯苓15g，炒白术15g，怀山药30g，建曲15g，焦山楂15g，砂仁6g，白芷10g，连翘15g，薏苡仁30g，炙甘草3g。

上方4剂，1日1剂，以水煎煮，砂仁后下，取汁600mL，分早、中、晚3次温服。

二诊：前额闷痛，入夜口干，双足冷痛，大便或干或稀，或白或黄，一日三至四次，小便调匀。舌偏暗，苔薄白微黄，脉沉缓。

予初诊处方4剂，1日1剂，用法同前。

三诊：前额闷痛减轻，入夜口干好转，仍双足冷痛，大便稀软，杂有黏液，一日二次，小便调匀。舌偏暗，苔薄白微黄，脉沉缓。

仍予初诊处方 6 剂，1 日 1 剂，用法同前。

患者后因感冒来院就诊，诉大便不调等症基本消除。

【按】

泄泻的病变部位主要在脾，病理因素重点是湿，故《医宗必读》有"无湿不成泻"之说。就本病例而言，患者因脾胃气虚，水谷不化，升降失调，湿邪内生，故大便稀薄；脾失健运，胃不受谷，于是症见纳差；脾胃虚弱，气血精微难以化生，四肢肌肉失荣，故见面色萎黄，四肢乏力；湿为阴邪，易阻气机，气机郁滞，邪从热化，故入夜口干；久病体虚，易感外邪，邪犯阳明，故前额闷痛；湿邪趋下，筋脉阻滞，故双足冷痛。

综合上述症状仔细分析，可见脾虚与湿盛是导致泄泻的关键病因，所以运用参苓白术散酌情加减最为适宜。本例方中党参、茯苓、白术、山药健脾益气，砂仁醒脾化湿，薏苡仁健脾除湿，建曲、山楂消食导滞，连翘疏风清热利窍，白芷祛风散寒止痛，甘草调和诸药。全方旨在健脾益气，渗湿化湿，调和肠胃，疏风祛邪，平衡寒热，故服药 14 剂，泄泻得愈。

（二）汗证

【医案】

杨某，男，18 岁，在校学生，既往无特殊。因"反复手足心汗出 6 年"于 2018 年 7 月 4 日就诊。

6 年前，患者无明显诱因出现手足汗出，未就医治疗。

初诊：手足心汗出，紧张汗出尤甚，汗多时手足心汗出如洗，精神不减，饮食如常，二便调匀。舌淡红，苔薄白微黄，脉沉缓。

西医诊断：局限性多汗症。

中医辨病：汗证。

辨证：湿热蕴结，肺脾气虚，腠理空疏。

治法：清热利湿，健脾益肺，固表敛汗。

方药：参苓白术散合牡蛎散、三妙丸加减。

处方：党参 15g，茯苓 15g，炒白术 15g，黄芪 30g，牡蛎 30g，苍术 10g，黄柏 10g，牛膝 15g，浮小麦 30g，乌梅 10g，五味子 6g。

上方 8 剂，1 日 1 剂，以水煎煮，牡蛎先煎，取汁 600mL，分早、中、晚 3 次温服。

二诊：手足心汗出，紧张汗出尤甚，精神不减，饮食如常，二便调匀。舌淡红，苔薄白微黄，脉沉缓。

处方：黄芪 30g，炒白术 15g，牡蛎 30g，浮小麦 30g，苍术 10g，黄柏 10g，牛膝 15g，乌梅 10g，五味子 6g，白芍 30g，生地黄 30g。

上方 8 剂，1 日 1 剂，煎法、服法同前。

三诊：平素手足心汗出已止，紧张时仍有少量汗出，精神不减，饮食如常，二便调匀。舌淡红，苔薄白微黄，脉沉缓。

予二诊处方去生地黄以防滋腻太过，增怀山药健脾益气。取药 8 剂，1 日 1 剂，用法同前。

【按】

汗证的病变部位虽在卫表肌腠，但与肺、脾、心、肾病变机理密切相关，多因阳虚、阴虚造成，总由人体阴阳失调，营卫不和，腠理空疏，津液外泄所致。本例汗证与一般汗证不同者，既有肺脾气虚，又有湿热蕴结，故夏斌老师选参苓白术散为主方，合用牡蛎散、三妙丸加减以健脾益肺，调和营卫，固表敛汗，清利湿热。二诊病情几无变化，考虑到气血失调亦多汗出，故于初诊处方去党参、茯苓，加白芍酸甘敛阴，增生地黄养血凉血。三诊平素手足汗出已止，紧张时仍有少量汗出，故予二诊处方去生地黄以防滋腻太过，增怀山药健脾益气。由于辨证准确，遣方用药恰当，因此本例汗证，服用中药 24 剂即获满意疗效。

（三）带下病

【医案】

肖某，女，46 岁，饭店厨师。既往有高血压、慢性直肠炎、痔疮病史。因"白带色黄，量多味臭 2 周"于 2018 年 8 月 15 日就诊。

2 周前，患者无明显诱因出现白带增多，未就医治疗。

初诊：小腹隐痛，白带黄稠，量多味臭，月经不潮，过期月余，平素月经无定，或经水延后，或一个月二潮，色暗量少，经行五至六日，经前心烦失眠，小腹隐痛。舌偏暗，苔薄黄，脉细。

体格检查：血压 120/84mmHg，头颅五官无畸形，双肺呼吸音清晰，心率 85 次/分，律齐，无杂音，腹软，双下肢无水肿。

西医诊断：阴道炎；月经不规则。

中医辨病：带下过多（脾肾两虚，湿热下注）；月经先后无定期（肝郁脾虚，冲任失调）。

治法：疏肝理脾，清热利湿，补肾调经。

方药：参苓白术散合四妙丸加减。

处方：党参 30g，茯苓 15g，白术 15g，怀山药 30g，砂仁 6g，薏苡仁 30g，黄柏 10g，苍术 10g，牛膝 15g，黄芪 30g，赤芍 15g。

上方 6 剂，1 日 1 剂，以水煎煮，砂仁后下，取汁 600mL，分早、中、晚 3 次温服。

二诊：小腹隐痛已止，白带减少，臭味消除，仍带下黄稠，月经不潮。舌偏暗，苔薄黄，脉细。

药已见效，无须更换，投初诊处方 6 剂续服，用法同前。药后电告，带下痊愈，月经来潮。

【按】

"带下"之名，首见于《内经》。主要病因是湿邪，脾肾功能失常乃发病内在条件，病变部位重在前阴、胞宫。任脉损伤，带脉失约是带下病的核心机理。盖脾气虚弱，运化失职，水湿内停，湿浊下注，损伤任带二脉，导致任带固约无力，于是带下量多；湿郁化热，湿与热结，湿热下注，故带下色黄味臭。湿热蕴结，瘀阻胞脉，气机不畅，胞宫失养，故小腹隐痛。肝郁脾虚，脾失健运，影响气血生化，血海不能按时满溢，导致冲任失调，故经行超前错后。因本例带下、月经先后无定期，病机皆存在脾气虚弱，所以两种疾病均选参苓白术散为基础药方。由于当前疾病以带下为主，月经失调为辅，故具体给药时以参苓白术散联合四妙丸治之。诸药配合，共奏疏肝理脾、清热利湿、益气止带、补肾调经之功。

（四）粉刺

【医案】

周某，女，13 岁，在校学生，既往无特殊。因"反复面部丘疹2年"于2018年7月15日就诊。

2年前，患者无明显诱因出现面部丘疹，症状反复发作。

初诊：头发脱落，面部丘疹，按压有白色脂栓溢出，喜睡多寐，活动汗出，精神不减，饮食如常，二便调匀。舌淡红，苔薄白黄，脉沉缓。

西医诊断：痤疮。

中医辨病：粉刺。

辨证：肺脾气虚，湿热内盛，壅遏肌肤。

治法：清热利湿，补益肺脾。

方药：参苓白术散合玉屏风散加减。

处方：党参12g，白茯苓12g，白术12g，怀山药12g，砂仁3g，薏苡仁12g，黄芪24g，防风9g，僵蚕9g，蒲公英24g，地肤子12g。

上方6剂，1日1剂，以水煎煮，砂仁后下，取汁600mL，分早、中、晚3次温服。

上方患者家长曾在院外药房自购12剂，共计用量18剂，服药完毕，诸症悉除。随访至今，病未复发。

【按】

粉刺是一种发生于毛囊、皮脂腺的慢性炎症性皮肤病，因典型皮损可挤出白色半透明状粉汁，故称之为粉刺。正如《医宗金鉴·外科心法要诀·肺风粉刺》云："此证由肺经血热而成。每发于面鼻，起碎疙瘩，形如黍屑，色赤肿痛，破出白粉刺，日久皆成白屑，形如黍米白屑。"本病以皮肤散在性粉刺、丘疹、脓疱、结节及囊肿，伴皮脂溢出为临床特征，好发于颜面、胸背部，多见于青春期男女，西医学称之为痤疮。

本例患者为青春期少女，生机蓬勃，阳气偏盛，营血偏热。盖脾失健运，湿邪内聚，热与湿合，湿热壅阻肌肤，故见面部丘疹，按压有脂栓溢出。脾主运化，主肌肉，为后天之本；肺主气，主宣发肃降，外合皮毛。脾肺气虚，生化之源不足，宣发肃降功能减慢，脏腑组织、皮肤毛发缺少濡养，故喜睡多寐，头发脱落。肺卫气虚，腠理不密，营阴不能内守，津液外泄，故活动汗出。因本病病机属于肺脾气虚，既兼湿热阻滞，又夹卫表不固，所以选用参苓白术散合玉屏风散加减以清热利湿，补益肺脾。

【结语】

综上所述，参苓白术散原为脾虚夹湿而设，具有益气健脾、渗湿止泻之功，是临床运用广泛、疗效确切的中药方剂。各科医生只要周密细致地辨证分析，凡属脾虚夹湿者，根据"异病同治"的原则，该方适当化裁，用于治疗病机相同、证候相同的其他疾病，皆有显著良效。

（蔡霞/撰文）

三、酸枣仁汤治疗失眠

睡眠是高等脊椎动物不可或缺的自然休息状态。人的一生，大约有三分之一的时间在睡眠中度过。通过睡眠，机体功能才能得到复原与整合。有研究表明，人如果五天不睡觉，就会有生命危险。

睡眠对人体健康至关重要，经常不能获得正常睡眠的病症叫作失眠，中医又称"不寐"。失眠的主要表现是睡眠不足或睡眠质量不佳。失眠的发病率相当高，在普通人群中，有 10% 左右的人存在慢性失眠，倘若加上一过性失眠，则失眠患者高达 34%。

（一）睡眠的生理病理

《内经》率先奠定了睡眠医学的理论基础，指出卫气白天行于阳分，夜间入于阴分。卫气不能入于阴分而浮越于体表，造成夜间阳盛，精神亢奋，就会出现失眠。正如《灵枢·口问》所说："卫气昼日行于阳，夜半则行于阴。"《灵枢·大惑论》又说："卫气不得入于阴，常留于阳。留于阳则阳气满，阳气满则阳跷盛，不得入于阴则阴气虚，故目不瞑矣。"

目不瞑即失眠，失眠的原因甚多，诸如思虑劳倦，内伤心脾；阳不入阴，心肾不交；阴虚火旺，肝阳扰动；心胆气虚；胃中不和；劳逸失度；久病体虚；饮食不节；五志过极等，都能影响心神而导致失眠。然而，临床证实，失眠以心肝血虚、神不守舍引发较为多见。

神有广义、狭义之分。广义的神，指人的一切生命活动，是生命活动的外在表现。狭义的神，即神、魂、魄、意、志，是人的精神思维活动。它藏之于五脏，受制于五脏。正如《难经》所说："卧之安者，神藏于心，魂归于肝，意归于脾，魄藏于肺，志归于肾，五脏涵养五神……神机不安，亦可生本病。"

心藏脉，脉舍神：心为五脏六腑之大主，心动则五脏六腑皆摇。倘心受到伤害，神失濡养，就会导致失眠。

肝藏血，血舍魂：魂是人的本体意识，沟通人的感知本能与自觉意识。《素问·五脏生成》说："人卧血归于肝。"倘肝血不足，魂不守舍，就会导致失眠。

脾藏营，营舍意：意发于心，主于脾，其用为思，思为脾志。倘思虑过度，气机郁结，脾的运化功能受损，伤及营血，心神失养，就会导致失眠。

肺藏气，气舍魄：阳神曰魂，阴神曰魄。肺为气之主，倘气的升降出入功能受损，影响卫气营血生成及运行，就会出现失眠。

肾藏精，精舍志。志发于心，主于肾，肾在志为恐，恐伤肾，恐则气下。倘过度惊恐影响气机升降出入，打破五脏相互制约关系，心肾不交，水火不济，就会导致失眠。

综上所述，中医认为失眠之病，总由人体阴阳、气血、脏腑失衡所导致。

（二）酸枣仁汤概述

酸枣仁汤出自《金匮要略》，是治疗失眠病的常用方剂。正如《金匮要略·血痹虚劳病脉证并治第六》所说："虚劳虚烦不得眠，酸枣仁汤主之。"

组成：酸枣仁二升，甘草一两，知母二两，茯苓二两，川芎二两。

用法：上五味，以水八升，煮酸枣仁，得六升，内诸药，煮取三升，分温三服。

功效：养血安神，清热除烦。

主治：肝血不足，阴虚内热。症见虚劳虚烦不得眠，心悸盗汗，头目眩晕，咽干口燥，舌质红，脉细弦等。

方解：肝藏血，血舍魂；心主血，藏神。肝血不足，魂不守舍，虚热内扰，心神失养，故虚烦不得眠。肝血不足，虚阳上扰，故头目眩晕。肝血不足，阴虚内热，故咽干口燥，心悸盗汗。舌质红，脉细弦，皆心肝血虚、阴弱阳浮之征。方中酸枣仁养血补肝，宁心安神，为君药；茯苓宁心安神；知母滋阴润燥，清热除烦，为臣药；川芎调肝血，疏肝气，为佐药；甘草清热和药，为使药。五味药物相互配合，心肝同治，升阴潜阳，具有养血安神、清热除烦的功效。

（三）夏斌老师应用酸枣仁汤治疗失眠的经验

夏斌老师认为，凡证属"肝血不足，阴虚内热"者，均可应用酸枣仁汤治疗。但失眠的病机极其复杂，所以对于此类失眠，还须根据病机证候，联合其他方剂随证加减，方能提高疗效。

例如，兼痰热内扰、胆胃不和者，合温胆汤加减；兼心脾两虚者，合归脾汤加减；兼肝肾不足者，合六味地黄丸加减；兼阴虚火旺、心肾不交者，合百合知母汤、黄连阿胶汤加减；兼心肾不交、虚阳上扰者，合交泰丸加减；兼肝阳偏亢、痰浊中阻、风阳、风痰上扰者，合半夏白术天麻汤、天麻钩藤饮加减。

在药物治疗的同时，应耐心劝导患者解除烦恼、消除思想顾虑、避免情绪波动；戒烟限酒，忌饮浓茶咖啡；加强体育锻炼，培养良好生活习惯。需明确告知失眠患者，本病治疗需药物治疗、情志调摄与生活调养三管齐下，方能取得良好疗效。

（四）医案分享

【医案1】

患者张某，男，54岁，工人。主诉为反复入睡困难3年。患者3年前无明显诱因出现入睡困难，症状反复发作。

2022年6月27日初诊：平素工作压力较大。入睡困难，寐则多梦，活动汗出，口燥咽干，不欲饮水，纳食尚可，二便调匀。舌淡红，苔薄黄，脉沉涩。

体格检查：血压 96/62mmHg，双肺呼吸音清晰，心率 78 次/分，律齐，腹软，双下肢无水肿。

西医诊断：睡眠障碍。

中医辨病：不寐。

辨证：痰热内扰，肝血不足，阴虚阳浮，心神失养。

治法：解郁化痰，清胆和胃，补益肝血，养心安神。

方剂：温胆汤合酸枣仁汤加减。

处方：茯苓 15g，法半夏 10g，陈皮 10g，枳实 15g，竹茹 10g，酸枣仁 15g，知母 10g，川芎 10g，首乌藤 15g，百合 15g，合欢皮 15g。

上方 5 剂，1 日 1 剂，以水煎煮，取汁 600mL，分早、中、晚 3 次温服。嘱患者调整心理状态，保持乐观情绪，饮食清淡，不宜辛辣助火之物。

2022 年 7 月 25 日患者因咳嗽来院就诊，询问 6 月 27 日失眠治疗情况，诉服药 3 剂后即能安然入睡，活动汗出明显好转。

【医案 2】

郝某，男，82 岁，退休干部。主诉是反复睡眠多梦 4 年。患者 4 年前无明显诱因出现睡眠多梦，症状反复发作。

2023 年 4 月 21 日初诊：头晕耳鸣，听力下降，口苦口干，渴喜饮水，睡眠多梦，容易惊醒，醒后难以入睡，常感外邪，大便秘结，两至三日一次，小便调匀。舌暗红，舌前舌边无苔，舌中舌根苔薄黄，脉细弦。

既往史：有慢性鼻炎、慢性胃炎病史。

体格检查：血压 140/82mmHg，双肺呼吸音清晰，心率 88 次/分，律齐，腹软，无压痛及反跳痛，双下肢无水肿。

辅助检查：2023 年 3 月 18 日胃镜示慢性非萎缩性胃炎；胃底息肉。

西医诊断：睡眠障碍；神经性耳鸣。

中医辨病：不寐。

辨证：肝血亏虚，胆胃不和，痰热内扰，心神失养。

治法：清胆和胃，理气化痰，补益肝血，养心安神。

处方：温胆汤合酸枣仁汤加减。

用药：茯苓 15g，法半夏 10g，陈皮 10g，竹茹 15g，枳实 10g，知母 10g，川芎 6g，酸枣仁 15g，珍珠母 30g，白芍 30g，天花粉 15g，生地黄 15g。

上方 3 剂，1 日 1 剂，以水煎煮，珍珠母先煎，取汁 600mL，分早、中、晚 3 次温服。嘱患者调整心理状态，保持乐观情绪，饮食清淡，不宜肥甘厚味、辛辣刺激之物。

2023 年 4 月 24 日二诊：头晕口苦已止，口干喜饮减轻，睡眠明显好转，大便成形，一日一次，仍两耳响鸣，听力下降。舌暗红，舌前舌边无苔，舌中舌根苔薄黄，脉细弦。

予初诊处方去生地黄，加百合 15g，取药 5 剂，用法同前。情志调节、饮食宜忌同前。

（五）讨论

温胆汤出自《三因极一病证方论》，由半夏、竹茹、枳实、陈皮、茯苓、甘草组成，具有理气化痰、清胆和胃之功。主治胆胃不和，痰热内扰。症见心烦不眠、呕恶呃逆、惊悸不宁、癫痫等。温胆汤系二陈汤类方，方中二陈汤是有名的祛痰基础方；增加竹茹，在于清胆和胃，止呕除烦；配伍枳实，旨在行气消痰，使痰随气下。临床凡胆胃不和、痰热内扰，症见"呕""涎"

"烦""惊""悸"者，均可用温胆汤治之。

上述两例失眠，主要病机均为肝血不足，痰热内扰。所以运用酸枣仁汤合温胆汤加减治疗。方中酸枣仁补益肝血，茯苓宁心安神，知母滋阴清热，川芎养血调肝，半夏和胃化痰，竹茹清热除烦，枳实行气消痰，陈皮理气燥湿。8味药物，两例失眠均用，诸药配合，共奏理气化痰、清胆和胃、补益肝血、养心安神之功。

医案1失眠患者，中年男性，平素工作压力较大，难免情志失调，以"反复入睡困难3年"为主诉就医。证兼活动汗出、口燥咽干、不欲饮水、舌淡红、苔薄黄、脉沉涩。主要病机除肝血不足、痰热内扰外，考虑阴虚内热明显，夹有气滞血瘀。故在上述8味药的基础方上，有活血行气作用的川芎用量为10g；再加合欢皮安神解郁；增添首乌藤养心安神；配伍百合养阴除烦，清心安神。

医案2失眠患者，年老体衰，既往有慢性胃炎、慢性鼻炎病史，以"反复睡眠多梦4年"为主诉就医。证兼两耳响鸣、听力下降、口苦口干、渴喜饮水、大便秘结、二至三日一次、舌暗红、舌前舌边无苔、舌中舌根苔薄黄、脉细弦。主要病机除肝血不足、痰热内扰外，考虑夹有肝肾阴虚、内热化燥，故在上述8味药的基础方上，有活血行气作用的川芎用量为6g；再加白芍养肝血，滋肝阴；增添生地黄滋肾益阴；配伍天花粉生津润燥；遣用珍珠母平肝潜阳，镇心安神。

二诊患者诸证悉减，大便基本正常，故去生地黄，加百合、知母，构成百合知母汤以补虚清热、养阴润燥。由于两例失眠均审因辨证恰当、处方用药合理，故能取得良好疗效。

（秦春花/撰文）

四、酸枣仁汤证治知要

酸枣仁汤出自《金匮要略》，由酸枣仁、茯苓、知母、川芎、甘草组成。方中酸枣仁补肝血，敛心神；茯苓宁心安神；知母滋阴泻火；川芎活血行气；甘草清热润燥。五味中药相互配伍，具有补益肝血、养心安神、清热除烦、化瘀通脉的功效。酸枣仁汤原为虚劳虚烦不得眠而设。正如《金匮要略·血痹虚劳病脉证并治第六》所说："虚劳虚烦不得眠，酸枣仁汤主之。"

酸枣仁汤自东汉张仲景创立以来，迄今已有一千八百多年的运用历史。它的主治范围在药理研究和临床实践中稳步拓展，不仅能够治疗原创的虚劳虚烦不得眠、心悸盗汗、头目眩晕、口燥咽干、脉细弦等证，还能够治疗西医的心律失常、心肌缺血、胸憋闷、心绞痛、神经衰弱、神经性头痛、焦虑症、抑郁症、高血压等病症。酸枣仁汤之所以能够治疗这些心血管系统疾病和神经系统疾病，主要在于它具有以下四个方面的治疗作用。

1. 补益肝血，清热除烦，养心安神

神有广义、狭义之分。广义的神，指人的一切生命活动，是生命活动的外在表现；狭义的神，指神、魂、魄、意、志，是人的精神、意识、思维活动。它寓于五脏，而受制于五脏。正如《类经·藏象类》所说："神之为义有二，分言之：阳神为魂，阴神为魄，以及意志思虑之类，皆神也。"

"神"与心和肝、与虚烦失眠的关系密切。盖心主血脉，主神明，总统魂魄，兼赅意志；肝主疏泄，主藏血，为罢极之本，魂之所居。倘若肝血不足，魂无所藏；或营阴暗耗，虚热内生；或肝失疏泄，传送血液于心的功能降低，从而导致心神失养，便

可出现虚劳虚烦不得眠之证。

酸枣仁汤君药酸枣仁，甘酸性平，归心、肝、胆经。《本草纲目》肯定了酸枣仁对睡眠的双向调节作用，该书说："其仁甘而润，故熟用疗胆虚不得眠，烦渴虚汗之证；生用疗胆热好眠，皆足厥阴、少阳药也。"药理研究表明，酸枣仁有镇静、催眠、镇痛、抗惊厥、降温、降血压、降血脂、对抗心律失常、增强心肌收缩力、保护受损伤的心肌细胞等作用。由于疾病的发生首先是肝血不足，然后造成阴虚内热，心神失养，虚劳虚烦不得眠。病变部位在肝和心，病变机理涉及"肝魂"和"心神"。酸枣仁汤针对肝血不足，阴虚内热，血不养心，心神失养的病机证候立法组方。因此，虚劳虚烦不得眠者，适合用补益肝血、清热除烦、养心安神的酸枣仁汤治疗。

2. 补益肝血，清热除烦，滋阴宁心

"心跳"与心和肝、与心律失常、脉律不齐的关系极为密切。盖心主血脉，心为火脏，火属阳邪，其性炎上，易扰心阴；肝藏血，为心之母，肝为风木之脏，主升主动，体阴而用阳。倘若肝血不足，母病及子，君火亢盛，心阴暗耗，从而引发阴虚阳亢，心搏躁动无制，即可出现心律失常、心肌缺血、心悸怔忡、头目眩晕、口燥咽干、脉结代或脉促之证。

酸枣仁汤方中知母苦甘性寒，归肺、胃、肾经，既清热泻火，又滋阴润燥。《日华子本草》记载知母："润心肺，补虚乏，安心止惊悸。"药理研究表明，知母有抑制血小板聚集、抗炎[1]、抗菌、利尿等作用。由于疾病的发生首先是肝血不足，然后造成君火亢盛，心跳异常、心肌缺血、心悸怔忡、头目眩晕、脉结代或脉促。病变部位在肝和心，病变机理涉及"肝血""心跳"

"心肌缺血"和"脉律不齐"。因此，心律失常、心肌缺血、心悸怔忡、头目眩晕、脉结代或脉促者，适合用补益肝血，清热除烦，滋阴宁心的酸枣仁汤治疗。

3. 补益肝血，滋阴清热，化瘀通脉

"瘀血"与心和肝、与胸闷心痛的关系甚为密切。盖心主血脉，肝主疏泄。肝血充足，疏泄正常，则五脏六腑、四肢百骸得以濡养；反之，肝血不足，疏泄失常，则五脏六腑、四肢百骸血运不畅。倘若肝血不足，疏泄失常，血脉不充，血行缓慢，瘀血内生，从而导致心脉瘀阻，即可出现胸憋闷、心绞痛。

酸枣仁汤方中川芎味辛性温，归肝、胆、心包经，为血中之气药，能活血行气，通脉逐瘀。《景岳全书》记载川芎："破瘀蓄，通血脉，解结气，逐疼痛。"《药鉴》指出："川芎入心，则助心帅气而行血也。"药理研究表明，川芎水提物和生物碱具有扩张冠状动脉、增加冠状动脉血流量、改善心肌缺氧状态[2]、改善微循环、抑制血小板聚集、对抗血栓形成、对缺血性脑血管疾病有显著的预防作用。水煎剂对中枢神经有镇静、降压作用。由于疾病的发生首先是肝血不足，然后造成心脉瘀阻，出现胸憋闷、心绞痛。病变部位在肝和心，病变机理涉及"肝血""胸憋闷"和"心绞痛"。因此，胸憋闷、心绞痛者，适合用补益肝血，滋阴清热，化瘀通脉的酸枣仁汤治疗。

4. 补益肝血，清泻相火，滋养心阴

"相火"与心、肝、肾、与高血压、焦虑症等精神、神经性疾病的关系十分密切。盖肝藏血，血舍魂，肝为将军之官，谋虑出焉；心主血，藏神，心为君主之官，神明出焉；肾藏精，精生髓，髓聚于脑，脑为元神之府。若肝血不足，母病及子，心肝血

虚，血不养精生髓，导致髓海空虚，元神失养，即可出现神经衰弱、抑郁症、焦虑症等。倘心肝血虚，肾精不足，虚火上扰，风阳内动，即可出现高血压、神经性头痛等。

"相火"与"君火"相对而言，《格致余论·相火论》说："肝肾之阴，悉具相火。"心为火脏，恶热；肝为木脏，恶风；肾为水脏，恶燥。《本草通玄》说："知母苦寒……泻有余之相火，理消渴之烦蒸。"酸枣仁汤方中酸枣仁补肝血，养心阴，敛心神；知母清泻相火，滋阴润燥。二药相互配合，可补心肝之血，滋肾中之燥，致令阴升而阳潜。由于疾病的发生首先是肝血不足，然后造成心肝血虚，肾精不足，相火亢盛，风阳内动。病变部位在肝、心、肾，病变机理涉及"肝血"和"精神、神经性疾病"。因此，神经衰弱、抑郁症、焦虑症、高血压、神经性头痛等，适合用补益肝血，清泻相火，滋养心阴的酸枣仁汤治疗。

疾病发生的原因甚多，病变机理单一者少，发展过程有长有短，常以表里合病、阴阳协同、寒热互见、诸邪交错、亦虚亦实等证出现于临床。《金匮要略心典》记载："虚劳之人，肝气不荣，则魂不得藏，魂不藏故不得眠。酸枣仁补肝敛气，宜以为君。而魂既不归容，必有浊痰、燥火乘间而袭其舍者，烦之所由作也。故以知母、甘草清热滋燥，茯苓、川芎行气除痰，皆所以求肝之治而宅其魂也。"尤氏认为，虚劳虚烦不得眠的主要病机固然是肝血不足，魂不得藏，但与浊痰、燥火乘肝虚之际，袭其魂舍也不无关联。

笔者经验，倘若不寐属肝血不足，夹痰热内扰者，其证常兼痰多胸闷，惊悸不宁，治疗宜用酸枣仁汤合温胆汤，清热化痰，养血安神。倘若不寐属肝血不足，夹六郁致病者，其证常兼急躁易怒，口燥咽干，治疗宜用酸枣仁汤合越鞠丸、百合地黄汤，清肝解郁，养血安神。倘若不寐属肝血不足，夹心脾两虚者，其证常兼面色少华，心悸健忘，治疗宜用酸枣仁汤合归脾汤，补益肝血，健脾养心。

若"心律失常""心肌缺血""心悸怔忡"属肝血不足，夹痰瘀互结者，其证常兼心痛彻背，不得安卧，治疗宜用酸枣仁汤合瓜蒌薤白半夏汤、丹参饮，化痰祛瘀，养肝补心。若"心律失常""心肌缺血""心悸怔忡"属肝血不足，夹心脾两虚者，其证常兼神倦肢软，心慌气短，治疗宜用酸枣仁汤合归脾汤，滋养肝血，健脾补心。若"心律失常""心肌缺血""心悸怔忡"属肝血不足，夹心阴阳两虚者，阳虚即不能宣通脉气，阴虚即妨碍资生心血，其证常兼神疲气短，咳嗽吐痰，虚热时发，脉结代或脉促，治疗宜用酸枣仁汤合炙甘草汤，益气滋阴，补血复脉。

如"胸憋闷""心绞痛"属肝血不足，夹气滞血瘀者，其证常兼胸背刺痛，心悸怔忡，唇口青紫，脉涩，治疗宜用酸枣仁汤合血府逐瘀汤，补益肝血，行气开郁，祛瘀宽胸，通脉宁心。如"胸憋闷""心绞痛"属肝血不足，夹痰热互结者，其证常兼胸脘痞闷，咳痰黄稠，治疗宜用酸枣仁汤合小陷胸汤、丹参饮，清热化痰，宽胸散结，补益肝血，祛瘀养心。如"胸憋闷""心绞痛"属肝血不足，夹痰瘀互结者，其证常兼胸痛彻背，喘息咳唾，舌黯脉弦，治疗宜用酸枣仁汤合瓜蒌薤白半夏汤、丹参饮、失笑散，燥湿化痰，宽胸散结，行气逐瘀，养血宁心。

倘若"神经衰弱""抑郁症""焦虑症"属肝血不足，夹痰蒙心窍者，其证常兼噩梦易惊，言语不利，治疗宜用酸枣仁汤合涤痰汤，益气补血，涤痰开窍。倘若"神经衰弱""抑郁症""焦虑症"属肝血不足，夹阴虚内热者，其证常兼潮热汗出，心烦意乱，治疗宜用酸枣仁汤合六味地黄丸，育阴清热，滋养肝肾。

如果"高血压""神经性头痛"属肝血不足，夹痰浊中阻者，其证常兼头痛而晕，胸闷呕恶，舌紫脉弦，治疗宜用酸枣仁汤合半夏白术天麻汤，养血活血，化痰息风。如果"高血压""神经性头痛"属肝血不足，夹瘀阻脑络者，其证常兼头昏头痛，经久不愈，舌紫脉涩，治疗宜用酸枣仁汤合通窍活血汤，补益肝血，化瘀通络。

药理研究表明，酸枣仁汤具有镇静、催眠、抗抑郁、抗焦虑、抗惊厥、抗应激、降血压、降血脂、改善记忆、调节免疫功能、抗动脉粥样硬化、抗心律失常、保护心肌细胞、保护心脑血管、保护脑神经，以及保护和治疗肝细胞损伤等作用[3]。除以上讨论到的睡眠障碍、神经衰弱、神经性头痛、焦虑症、抑郁症、高血压、心悸盗汗、心律失常、心肌缺血、心绞痛外，凡西医诊断为心肌病、心脏神经官能症、肝炎、高脂血症、更年期综合征、自主神经功能紊乱等，属于肝阴不足、心血亏损、虚热内扰者，均可运用酸枣仁汤随证加减治疗。

【参考文献】

[1] 陈万生，韩军，李力，乔传卓. 知母总多糖的抗炎作用 [J]. 第二军医大学学报，1999，20（10）：758 - 760.

[2] 曲培向. 川芎药理作用研究进展 [J]. 内蒙古中医药，2010，29（3）：78 - 79.

[3] 朱秀美，杨国松，李秀才. 酸枣仁汤的药理学作用研究进展

[J]．中医临床研究，2013，14（5）：121－122.

（夏斌/撰文）

五、中医处方知多少

处方用药，古今医家历来重视。通观众多中医书籍，对处方的认识，虽仁者见仁，智者见智，但处方的要素及作用，还是明确和统一的。兹就处方含义、处方药味、处方用药三个方面谈谈中医处方。

1. 处方的含义

处方是医生为患者开具的药单，是药剂人员配药发药的依据。在众多医疗文书中，处方与患者的生命安全紧密相关，因此处方是医疗责任极为重要的法律凭证。处方由处方前记、处方正文、处方后记三部分组成。其中，处方正文是处方的主要部分，它包括药名、药量、用法等具体医嘱内容。

说到处方，就要说到方剂。方剂和处方一样，都是在辨证审因，确立治法后，根据制方原则组成的药方。处方和方剂，名称不同，使命相同。处方虽然不等同于方剂，但与方剂有密切关系。古时或古书中的一张处方，基本上就是一首方剂。例如，《金匮要略·肺痿肺痈咳嗽上气病脉证治第七》记载："咳而上气，喉中水鸡声，射干麻黄汤主之。"哮喘寒饮郁肺证，治疗应宣肺散寒，降逆化痰，张仲景的处方，就是一首方剂——射干麻黄汤。当然，像苓甘五味姜辛汤那样的加减变化也有，但张仲景在药证相符的处理方面，药味加减变化很少，基本上是一味药，不超过两味药。《金匮要略》以后的很多中医药著作，特别是宋、元、明、清与近现代医案，书中所载处方，有根据组方原则自处方药者，有运用成方随证加减者。前人运用成方随证加减者，例如《临证指南医案》卷二记载："某（44岁）寒热咳嗽，当以辛温治之，桂枝汤去芍加杏仁。"近现代运用成方随证加减者，例如，外感咳嗽风寒袭肺证，治疗应疏风散寒，宣肺止咳，当今临床医生的处方，就是三拗汤合止嗽散加减的一张药单。

我们知道，君、臣、佐、使是方剂的组成原则，由于医生的处方实指处方正文，而正文是方剂运用和变化之处，它既相当于古时或古书中的一首方剂，又蕴含着一首或几首方剂的缩影。因此，君、臣、佐、使不仅是方剂的组成原则，也是处方的组成原则。这一原则的实质，简单地说，"主治者，君也；辅治者，臣也"；佐有佐助、佐制、反佐的含义；使是引经、调和的意思。

就处方而言，君、臣、佐、使这一组成原则，既要体现在处方药物的组成上，又要体现在处方药物的书写上。例如，风寒感冒，在开具麻黄汤时，药物书写顺序是麻黄、桂枝、杏仁、炙甘草。因为该方麻黄为君，桂枝为臣，杏仁为佐，炙甘草为使药兼佐，所以应该这样书写。再如，太阴温病，在开具白虎汤时，药物书写顺序是石膏、知母、甘草、粳米。因为该方石膏为君，知母为臣，甘草、粳米二药共为佐使，所以应该这样书写。

2. 处方的药味

方剂有大、中、小之分，处方也有大、中、小之分。《内经》以3味药为小方；9味药为中方；13味药为大方。正如《素问·至真要大论》记载："君一臣二，制之小也。君一臣三佐五，制之中也。君一臣三佐九，制之大也。"《金匮要略》载方262首，绝大多数方剂的药物均在3~9味之间，只有竹叶汤、乌梅丸、温经汤、风引汤、大黄䗪虫丸、侯氏黑散、薯蓣丸、鳖甲煎丸等极少数方剂超过9味药物。

《内经》是我国现存最早的系统性中医学理论著作，内容广泛，阐述丰富，为后世医家研究中医药学奠定了理论和实践基础。《金匮要略》是我国现存最早的一部杂病证治专著，历代医家推崇备至，誉为"万世法""活人书"，在方药组成和方药运用方面，堪称"群方之祖"。如上所述，《内经》博大精深，居中医典籍之首，称9味药物组成的方剂为中方。《金匮要略》至今仍然指导着临床辨证论治，所载方剂多由3~9味药物组成。因此，我们有理由效法《内经》和《金匮要略》，把9作为基数，把10当作微调，把11确定为目标，这样，9至11味药的处方就是理想处方、目标处方。

药味过多过少的处方在医事活动中都不堪重任。药味过少的处方，或者可以用治病因病机单一的病证，但用治复杂的病证，往往难以为功。药味过多的处方，基本上属于弊病处方。弊病处方的突出弊端，在于药物产生相互作用后，会影响疗效，增加毒副反应。药味适中的理想处方或目标处方，能够通力合作，发挥团队优势，保证疗效，避免或减少毒副反应。

3. 处方的用药

说到处方，也要说到药物。药物是一种可以预防和治疗疾病的物质。国际上曾经把药物区分为中药、化学药、生物药三大类。所谓中药，即中医用药，与西医西药相对而言。在中国古代，中药被称作"毒药"。中医的"毒药"有广义和狭义之分。广义的毒药，是中医对一切中药的总称，包括有毒药和无毒药。正如《周礼·天官冢宰》记载："医师掌医之政令，聚毒药以供医事。"明代张景岳《本草正》有言："药以治病，因毒为能，所谓毒者，因气味之偏也。"正因为药物具有气味的偏性，药物才能预防疾病、治疗疾病，在医药卫生工作中发挥救死扶伤作用。

狭义的毒药，指气味偏性突出，具有不良反应的中药。成书于秦汉时期的《神农本草经》，按照有毒无毒，毒性大小，把中药分为三品。上品无毒，主养命以应天，如人参、甘草、大枣、地黄等；中品无毒或有毒，主养性以应人，如百合、当归、麻黄、黄芩等；下品大多有毒，主治病以应地，如大黄、乌头、甘遂、巴豆等。新中国颁布的《中华人民共和国药典》，把有毒中药分为三级：有大毒，如川乌、巴豆、马钱子、天仙子等；有毒，如白果、仙茅、山豆根、天南星等；有小毒，如苦杏仁、吴茱萸、川楝子、蛇床子等。

关于具有不良反应的中药，《素问·五常政大论》曾经告诫医者："大毒治病，十去其六；常毒治病，十去其七；小毒治病，十去其八；无毒治病，十去其九；谷肉果菜，食养尽之。"此条经文指出，药物具有一定的偏性、毒性，即使没有不良反应的药物，待到疾病好转到十分之九时，也不需要再用药物干预，而是要用饮食疗法，把剩下十分之一的疾病祛除干净。

根据中医学者统计，目前中药有 5000 余种，现存影响较大的中药书籍在 400 部以上，蜚声海外的明代李时珍《本草纲目》记录方剂 11000 多首，明代朱橚等编纂的《普济方》列出之方高达 61739 首。这些数字足以表明，中医药学确实是个伟大的宝库，中医药宝库有巨大的发掘空间。医治一般疾病，只需投以常用药物，药量执行《中国药典》常用量。急诊处方不超过 3 日用量；一般处方不超过 7 日用量；对于某些慢性病、老年病或特殊情况，在注明理由后，处方用量可适当延长。倘若临床疗效不满意，首先应该在辨病辨证方面去查找原因，在中医药宝库中去寻求疗效，而不必运用不良反应强烈的药物，并且避免随意加大药物用量，切实做到辨证准确，用药安全。

总之，临床辨证论治，要规范处方，合理用药，以确保患者生命安全为首务。孙思邈在《备急千金要方·诸论·论大医精诚第二》中曾说："省病诊疾，至意深心，详察形候，纤毫勿失，处判针药，无得参差。"此寥寥数语，可谓一针见血，至理名言。我辈同仁，应当互学互鉴，共进共勉。

附：

1.《金匮要略》9 味药组成的方剂 9 首，它们是桂枝芍药知母汤、《古今录验》续命汤、射干麻黄汤、厚朴麻黄汤、泽漆汤、小青龙加石膏汤、奔豚汤、《外台》柴胡桂枝汤、王不留行散。

2.《金匮要略》10 味药及以上组成的方剂 8 首，它们是竹叶汤（10 味药）、乌梅丸（10 味药）、温经汤（12 味药）、风引汤（12 味药）、大黄䗪虫丸（12 味药）、侯氏黑散（14 味药）、薯蓣丸、鳖甲煎丸（25 味药）。

3. 佐药意义

（1）佐助药：指配合君药、臣药以加强对主病、主证的治疗作用，或直接治疗次要病证的药物。例如，桂枝汤中的生姜、大枣。生姜既助桂枝解肌发表，又温胃止呕；大枣既益气补中，又滋脾生津。生姜、大枣合用，能振奋脾胃生发之气而调和营卫。

（2）佐制药：指消除或减弱君药、臣药峻烈之性与不良反应的药。例如，小青龙汤中的五味子、芍药。为防止君药、臣药耗损肺气，温燥伤津，所以配用五味子收敛肺气，芍药养血益阴。

（3）反佐药：指在病重邪甚，拒药或有可能拒药时，配用与君药性味相反，在治疗上能起到相成作用的药。例如，白通加猪胆汁汤中的猪胆汁、人尿。在阴盛戴阳证服热药发生格拒时，加入咸寒苦降的猪胆汁、人尿以引阳入阴。

（4）笔者早年提出中药"相反相畏，可以治癌"的观点，与本文相悖，读者可以得失互参。

（夏斌/撰文）

六、毒性中药应用知要

中药是在中医基本理论指导下，用以防病治病的药物，与西药相对而言。近年来，随着中医药事业的蓬勃发展，中医药在防治疾病方面发挥了巨大作用。毒性中药是中药的重要组成部分，古今医家极为重视。为了弘扬中医药文化，传承中医药国粹，本文就毒性中药的发展及临床应用择其要点综述如下。

（一）毒性中药的定义及历史沿革

在中国古代，中药被称作"毒药"，药、毒不分，认为凡治病之药皆为毒。中医的"毒药"有广义和狭义之分。广义的毒药，是中医对一切中药的总称，包括有毒药和无毒药。《周礼·天官冢宰》记载："医师掌医之政令，聚毒药以供医事。"此处的"毒药"，即指一切中药。明代张景岳《本草正》有言："药以治病，因毒为能，所谓毒者，因气味之偏也。"此处的"毒者"，亦指一切中药。正因药物具有气味的偏性，才能预防疾病、治疗疾病，在疾病的防治过程中发挥救死扶伤的作用。

　　狭义的毒药，指气味偏性突出，具有不良反应的中药。《神农本草经》提出中药有毒无毒的概念，并按照有毒无毒、毒性大小，把中药分为三品。上品无毒，主养命以应天，如人参、甘草、大枣、地黄等；中品无毒或有毒，主养性以应人，如百合、当归、麻黄、黄芩等；下品大多有毒，主治病以应地，如大黄、乌头、甘遂、巴豆等。

　　关于毒性中药的使用原则，《素问·五常政大论》记载："大毒治病，十去其六；常毒治病，十去其七；小毒治病，十去其八；无毒治病，十去其九；谷肉果菜，食养尽之。"该篇把中药分为大毒、常毒、小毒、无毒四类。夏斌主任中医师呼吁，临床辨证论治要遵循《内经》教诲，病情缓解要及时停药，长期大剂量使用中药会出现不良反应。即使应用无毒性中药，待病情好转至十分之九时，也无须再用药物干预，而是要用饮食疗法，把剩余的十分之一疾病祛除干净。毒性饮片皆是偏性较强的药物，临床使用更需谨慎。

　　《伤寒论》记载方剂113首，中药89味，毒性中药占三分之一，多数经炮制后入药。如附子（炮、去皮、破），芫花（熬），半夏（洗），水蛭（熬），虻虫（去翅足，熬）。其中甘草附子汤还注明"恐一升多者，宜服六七合为妙"。由此可见，炮制对于降低中药毒性至关重要。

　　《中国药典》2020年版共收录毒性中药83种，包括大毒品种10个，有毒品种42个，小毒品种31个。大毒品种有川乌、巴豆、马钱子、天仙子等；有毒品种有白果、仙茅、山豆根、天南星等；小毒品种有苦杏仁、吴茱萸、川楝子、蛇床子等。

(二) 毒性中药的现代应用

1. 用于治疗癌症

洪利琴研究证实，毒性中药在癌症治疗中具有显著作用，主要包括雄黄、斑蝥、蟾酥、全蝎等。癌症组织临床特点为代谢旺盛，细胞繁殖速度快，因此癌细胞对毒性饮片的吸收比正常细胞更快，从而发挥以毒攻毒的作用，促使癌细胞快速凋亡[1]。梁珊珊等研究表明，甲斑蝥素治疗原发性肝癌有较好效果，蝎毒抗癌因子可治疗肺癌[2]。彭德渌报道，用蟾酥注射液治疗肺、肝等多种晚期癌症 44 例，总有效率为 68.2%[3]。

2. 用于止痛

毒性中药在治疗疼痛方面均具有显著疗效，主要包括马钱子、生川乌、生草乌、生天仙子等。宋如珺等指出，压痛、腹痛、坐骨神经痛等多种疼痛，均可运用毒性中药饮片以缓解疼痛[4]。刘贵来等研究表明，川乌可与白芍配伍用于止痛，制川乌能有效缓解牙痛、头痛。与西药止痛剂相比，中药不会产生药物依赖性，有利于患者康复[5][6]。

3. 用于治疗疑难杂症

很多研究证实，虽然毒性中药在临床应用过程中有较大风险，但在治疗诸多疑难杂症方面具有显著疗效，已成为中医治疗的一大特色。陈卓君用生川乌、生草乌、生南星、生半夏配伍其他中药，加水煮沸 15 分钟后停止加热，随即熏蒸、淋洗、浸泡患处，治疗 25 例类风湿关节炎患者。结果显示：25 例中显效 11 例，好转 13 例，无效 1 例，总有效率为 90%[7]。杨晓君将雄黄 10g、白矾 10g、乳香 5g、没药 5g 混匀，共研成极细粉末，加入适量生石灰水和香油调制成膏状，外涂带状疱疹患处，无须包扎，每日 2～3 次。一般 1 次可止痛，2～3 次可痊愈[8]。

（三）毒性中药的安全使用

1. 规范炮制

中药炮制指运用传统方法，将中药材加工成中药饮片，是发挥中医药特色优势的必备工序。中药经过炮制后，可增加疗效、改变性能、扩大应用范围、降低不良反应、提高用药安全性。例如，赵腾斐指出，半夏是临床常用毒性中药，其不良反应主要是对口咽部、消化道黏膜有强烈的刺激性，严重的喉头水肿可致呼吸困难，甚至窒息危及生命。倘若以生姜炮制半夏则为姜半夏，以白矾等辅料炮制则为法半夏，以鲜竹沥拌制则为竹沥半夏，将半夏粉与姜汁、白矾汤制饼则为半夏曲。经规范炮制后，既可减毒增效，又能拓展主治范畴[9]。又如吴宇坤研究表明，雄黄中的剧毒成分三氧化二砷易溶于水，有效成分二硫化二砷不溶于水，通过水飞法将雄黄反复制成极细粉，逐渐去除溶于水的毒性成分，则既保证了用药安全，又未对有效成分产生较大影响[10]。

2. 规范用法用量

中药的毒性和使用剂量呈正相关，使用剂量越大，毒性越大；使用剂量越小，毒性越小。在使用毒性中药饮片时，一般不超过《中国药典》规定的剂量。有大毒的品种毒性剧烈，应严格控制用量，称量务必精确；有毒的品种毒性较强，应从小剂量开始使用，根据患者病情变化循序渐进，随证增减；有小毒的品种虽然毒性不大，也不宜长期使用或超剂量使用，以免蓄积中毒。《医院中药饮片管理规范》规定，开具含有毒性中药饮片的处方，每张处方剂量不得超过两日极量[11]。对处方未注明"生用"的药物，应给予炮制后的药品。

3. 注意配伍

中药配伍是中药合理使用的必要条件，"相须"和"相使"可协同增效，"相畏"和"相杀"可降低毒性。例如，生半夏毒性较大，使用生姜炮制后毒性明显减少。陈仁寿在《中药毒性的本质与合理使用原则》一文中说，方剂配伍中常用的"药引"甘草、大枣等，主要用以调和诸药，减轻组方中其他中药的毒性[12]。由此可见，中药配伍既是降低或控制中药毒性的重要手段，也是中药在运用过程中的重大发明。处方药物通过合理配伍，就能实现减毒增效的治疗作用。

要充分认识到中药的毒副反应，熟练掌握毒性中药的使用原则。若病情确需使用毒性中药，必须妥善处理安全性与有效性的关系，在中医药理论指导下，循序渐进地使用毒性中药，保证患者生命安全。

【参考文献】

［1］洪利琴. 2013—2017 年我院有毒中药饮片使用分析［J］. 内蒙古中医药，2018，37（10）：92 - 94.

［2］梁珊珊，黄江红，丁珊昌. 我院 2013—2017 年 1000 张中药饮片处方点评及用药合理性分析［J］. 中国现代药物应用，2020，14（7）：217 - 219.

［3］彭德渌. 蟾酥制剂治疗晚期肿瘤［J］. 上海中医药杂志，1980（2）：33.

［4］宋如珺，张夏兰，黄玉宇，等. 含毒性中药饮片的儿科门诊处方分析［J］. 中国中医药信息杂志，2019，26（10）：130 - 133.

［5］刘贵来，王菲，姜立根，等. 2018 年我院有毒中药饮片的使

用情况分析［J］．医学信息，2020，33（14）：165－166.

［6］邹冰姿．1175 张处方有毒中药饮片超剂量使用分析［J］．中国医药导报，2019，16（32）：177－180.

［7］陈卓君．类风湿性关节炎的中药外治及护理［J］．上海中医药杂志，1996（6）：24.

［8］杨晓君．治疗带状疱疹验方［J］．中国民间疗法，2016，24（12）：18.

［9］赵腾斐．半夏毒性作用机制及生姜解半夏毒的研究［D］．南京：南京中医药大学，2013.

［10］吴宇坤．浅谈有毒中药的加工炮制［J］．陕西中医，2008，29（8）：1065－1066.

［11］国家中医药管理局，卫生部．医院中药饮片管理规范［S］．2007.

［12］陈仁寿．中药毒性的本质与合理使用原则［J］．中国合理用药探索，2022，2（19）：1－5.

（吴定慧/撰文）

七、中药煎煮方法

汤剂指药物配齐以后用水煎煮，去渣取汁的中药剂型。金代医家李杲曾说："汤者，荡也，去大病用之。"汤剂吸收快，不仅能够迅速发挥作用，还便于随证加减，全面顾及各种病证的特殊性，所以汤剂在中医临床运用最为广泛。

历代医家十分关注中药的煎煮方法，其中用水、火候、煎煮时间，可谓关注重点。北宋科学家沈括在《良方》自序中谈起过煎药方法："古之饮药者，煮炼有节……药有可以久煮者，有不可以久

297

煮者；有宜炽火，有宜温火者，此煮炼之节也……操药之人有勤惰，如此而责药之不效者，非药之罪也。"沈氏认为中药疗效的好坏，除了与医生辨病辨证是否准确、处方用药是否恰当以外，还与煎药火候、煎煮时间，以及煎药人的合理操作密切相关。

清代医家程钟龄在《医学心悟·医中百误歌》中的煎药误歌曰："煎药误，水不洁，油汤入药即呕哕。呕哕之时病转增，任是名医审不决。"程氏认为，煎药用水须力求清洁卫生，水质纯净。倘若用水不洁，杂有油腻，煎出的药汤患者服后多会引起呕吐，尤其是胃肠病、肝胆病、外感病患者。该篇还接着歌曰："煎药误，水频添，药炉沸起又加些。气轻力减何能效，枉怪医家主见偏。"程氏认为，医生用药视病给量，一般无太过与不及，总以药病相当为原则。倘若煎药时不明火候，一直使用大火猛煎，看到药汤多次外溢，即频加用水冲淡药汤，这就相当于煎药人减少了药物的数量和剂量，导致药物性味不足，降低了药方应有的疗效。

以上所述，表明中药煎煮方法确实不容小觑。现结合夏斌老师经验，介绍中药煎煮方法的重点内容如下：

1. 煎药器具：全国高等中医药院校教材《中药学》指出，煎药最好用陶瓷器皿中的砂锅、砂罐，其次可用白色搪瓷器皿或不锈钢锅。

2. 煎药用水：人们日常生活的饮用水都可以煎煮中药。煎药用水应含矿物质，必须杂质少，清洁卫生，无异味，无污染。

3. 煎前浸泡：一般药物可用冷水浸泡 15 ~ 20 分钟，以种子、果实为主的药物，可浸泡 1 小时。夏天气温过高，浸泡时间不宜过长，以免药物腐败变质。

4. 用水情况：第一煎即第一次煎煮中药，用水量以漫过饮片药物 2~3 厘米，相当于 2~3 横指为宜。质地坚硬、需要久煎的药，加水量略多。质地疏松、有效成分容易挥发、煎煮时间较短的药，加水量略少。第二至三煎，用水量漫过饮片药物 1~1.5 厘米即可。

5. 煎煮火候及时间：煎药一般先用武火，即大火煎煮，待药水沸后，改用文火，即小火保持微沸状态，以免药汤溢出或过快熬干药汤。解表药及其他芳香性药物，用大火迅速煮沸后，改用小火再煎煮 10~15 分钟即可。矿物类、骨角类、贝壳类、甲壳类及补益药，宜用小火久煎，以利有效成分充分溶出。

6. 先煎：指某种药要先入煎 30 分钟左右，再纳入其他药物同煎。包括有效成分不易熬出的药，如矿物类石膏、骨角类水牛角、贝壳类牡蛎等。还包括必须久煎才能去除毒性的药，如附子、川乌等有毒药物。

7. 后下：指不耐久煎的药，需要缩短熬药时间。包括有效成分因煎煮容易挥发的药，如薄荷、白豆蔻等，待药将煎成时，再放入煎沸数分钟即可。还包括久煎则泻下力量减缓的药，如大黄、番泻叶等，待药将煎成时，再放入煎沸数分钟即可，或者不必入煎，直接用白开水泡服。

夏斌老师经常告知患者及其家属，从药房取回配好的中药，因大多数处方不只是解表药，还有其他作用的药物，煎煮时间又较长，所以可煎前浸泡，也可煎前不浸泡。中药汤剂要以清洁饮用水煎煮，大火煎药至药汤沸起后，改用小火保持药汤于微沸状态。从药汤沸起开始计算，第一次煎药 40 分钟，第二次煎药 30 分钟，第三次煎药 30 分钟。总共连续煎煮中药 3 次，取药汤

600 毫升左右，折合十进位制称约 6 两，分早、中、晚 3 次温服。倘若所煎药汤过多，可倒掉药渣，把药汤再行煎煮，浓缩至 600 毫升左右。以上药汤是成人用量，小儿药汤用量酌减。

处方注明后下的药，如砂仁、白豆蔻等芳香药物，在第一次煎药到 35 分钟时，把后下药加入锅内，再煎煮 5 ~ 6 分钟即可滤出药汤。注明先煎的药，如石膏、牡蛎等无毒药，因煎药三次的时间已经达到 1 小时 40 分钟，所以不必先煎，同其他药物一起入锅煎煮即可。但对于久煎才能去除毒性的药物，如附子、川乌、草乌等有大毒的药物，务必按照《中药学》或《中国药典》所载要求，先煎煮 30 分钟至 1 小时，再纳入其他药物一同煎煮。

中药一般采取每日煎药 1 剂，每剂分 2 ~ 3 次服用。大多数药，尤其是补益药、胃肠病药，宜饭前服；消食健胃药、对胃肠有刺激的药，宜饭后服；泻下逐水药、攻积导滞药、驱虫药，宜空腹服；安神药，宜睡前 30 分钟至 1 小时服；缓下药，宜睡前服；涩精止遗药，宜临睡时服；病情危急，则不拘时服。

（潘明强、夏斌/撰文）

第二节　诊余医话

一、四诊重在望与问

四诊，即望、闻、问、切，是中医诊察和收集病情资料的四种方法。四诊古称诊法，正如《素问·脉要精微论》记载："诊法常以平旦……故乃可诊有过之脉。"

　　四诊以《内经》相关学说为基础，以中医学整体观念和恒动观念为原理，认为人体和其他事物一样，表里之间存在着相应的确定性联系：内脏的变化，必然表现于相应的外部组织；外部的变化，必定影响相应的内脏器官。《灵枢·外揣》记载："故远者，司外揣内；近者，司内揣外。"从远处观察外部的声音、气色，可以测知内脏变化；从近处观察内脏变化，可以测知声音、气色的外在表现。《灵枢·本脏》记载："视其外应，以知其内脏，则知所疾矣。"观察体表现象，可以测知内脏情况，进而了解内脏发生的病变。四诊成立的支撑理论，《丹溪心法·能合色脉可以万全》说得更为明白："欲知其内者，当以观乎外；诊于外者，斯以知其内。盖有诸内者，必形诸外。"

　　望诊是医生运用视觉，对患者及其排出物进行有针对性观察，从而了解患者的身体状况和病情变化。望诊居四诊之首，神与色是望诊的主要内容。神是人的精神意识活动，也是人体生命活动的外在表现。望神可以了解内脏精气的盛衰，精气盛则神旺，精气衰则神败。《素问·移精变气论》中"得神者昌，失神者亡"，就是强调神在生命中的重要性。神有得神、少神、失神之分。得神之人，意识清楚，目光明亮，动作自如，呼吸平稳，言语清晰。少神之人，精神萎靡，倦怠乏力，动作迟缓，呼吸不畅，懒言声低。失神之人，表情淡漠，目光呆滞，反应迟钝，呼吸微弱，言语断续。

　　色即颜色，乃脏腑气血之外荣。色是神的外在标志，神是色的内在基础，色与神同在，望其色即知其神。正如喻嘉言《医门法律·明望色之法》所说："人之五官百骸，赅而存者，神居之耳。色者神之旗也，神旺则色旺；神衰则色衰；神藏则色藏；神露则色露。"

望色的要领在于掌握常色与病色。望之滋润光泽，含蓄隐现者，为有胃气、有神气，是五脏之气正常的反应，属于常色。望之晦暗枯槁，色泽暴露者，为无胃气、无神气，是五脏之气衰败的外露，属于病色。

病色中的五色善恶顺逆，应该有所了解。五色即青、赤、黄、白、黑五种颜色，分别与五行、五脏相对应。善恶即善色与恶色。善恶颜色讲起来很抽象，大抵有色泽神采的是善色，无色泽神采的是恶色。例如辨别五色善恶，《素问·五脏生成》记载"白如豕膏"，就是善色；"白如枯骨"，就是恶色。

五色顺逆，是运用疾病与颜色的相生相克关系，进而判断疾病预后的一种诊察方法。所谓顺逆，即顺证与逆证。本病见本色，叫病色相应。本病不见本色，叫病色交错。病色相生为顺证，病色相克为逆证。一切疾病，见相生之脏的颜色，就是顺证。例如肝病见黑色，黑为生我之色，所以是顺证，叫吉中之顺证；肝病见我生之色"赤"，虽然也是顺证，但毕竟不如吉中之顺证好，所以叫吉中之逆证。一切疾病，见相克之脏的颜色，就是逆证。例如肝病见白色，白为克我之色，所以是逆证，叫凶中之逆证；肝病见我克之色"黄"，虽然也是逆证，但毕竟比凶中之逆证好，所以叫凶中之顺证。运用五色顺逆判断疾病的预后，《金匮要略·脏腑经络先后脉证治第一》记载："寸口脉动者，因其旺时而动，假令肝旺色青，四时各随其色，肝色青而反色白，非其时色脉，皆当病。"

望色重点在三个部位：第一，望面目。《灵枢·邪气脏腑病形》说："十二经脉，三百六十五络，其气血皆上于面而走空窍。"《素问·五脏生成》说："诸脉者，皆属于目。"于是面目的神色尤其值得细望。《医门法律·明望色之法》说："《内经》举面目为望色之要，谓面黄目青、面黄目赤、面黄目白、面黄目黑者，皆不死；面青目赤、面赤目白、面青目黑、面黑目白、面赤目青，皆死。"这种从面目颜色推断病证吉凶的理由，《医门法律·明望色之法》解释道："盖以黄为中土之色，病人面目显黄色，而不受他色所侵则吉；面目无黄色，而唯受他色所侵则凶。"前者是脾气不败，故主吉利；后者是脾气败坏，故主凶险。

第二，望颜面五脏分部。颜面左颊属肝，右颊属肺，额属心，鼻属脾，颏属肾。根据五色顺逆关系，便可推断病证性质及其预后。例如，颏属肾，本病当见黑色，出现白色、青色是顺证，预后较好；出现黄色、赤色是逆证，预后不良。

第三，望明堂。明堂指整个鼻部，如《灵枢·五色》说："五色独决于明堂……明堂者鼻也。"亦有称目之下、鼻之上为明堂者。鼻准为面王，内应于脾，脾为后天之本，五脏六腑、四肢百骸皆禀气于脾胃，五色是五脏精气的外荣，往往变化于明堂之间。根据明堂上下左右五脏分部，再结合五色润泽枯槁情况，按照五色顺逆关系推理，即可预测疾病的病性与善恶。例如明堂属脾，本病当见黄色，出现赤色、白色是顺证，预后较好；出现青色、黑色是逆证，预后不良。正如《金匮要略·脏腑经络先后病脉证第一》原文第 3 条所说："鼻头色青，腹中痛，苦冷者死。鼻头色微黑者，有水气。"在用鼻部结合面部望诊时，该条经文说："色黄者，胸上有寒；色白者，亡血也；设微赤非时者死。"该条经文还对目和面的望诊作出补充："其目正圆者痉，不治。又色青为痛，色黑为劳，色赤为风，色黄者便难，色鲜明者，有留饮。"

《金匮要略·脏腑经络先后病脉证第一》原文第 3 条，谈到了很多五色主病内容。五色主病可用如下歌诀概括："黄主虚湿热见红，青痛寒瘀肝惊风。面白失血虚与寒，黑饮寒瘀肾虚逢。"

如上所述，望面部神色必须注意细望面目、明堂、五脏分部数处，离开了这几处的观察就难以查找疾病的本质，抓不住疾病的本质，论治之时就会或寒或热，或补或攻，莫衷一是。所以《医门法律·明望色之法》说："凡诊病不知察色之要，如舟子不识风汛，动罹复溺，卤莽粗疏，医之过也。"

清代汪宏《望诊遵经》是专门研究望诊的一部著作，书中望色十法记载："大凡望诊，先分部位，后观气色，欲识五色之精微，当知十法之纲领。浮沉分表里，清浊分阴阳，微甚分虚实，散抟分久近，泽夭分成败。"在临床诊疗中，望色十法对表里、阴阳、虚实、新久、生死等证候的辨认，有提纲挈领的作用。

闻诊是医生运用听觉及嗅觉，对患者的声音与气味进行分析，以此了解患者的身体状况和病情变化。以《金匮要略·脏腑经络先后病脉证第一》为例，在用闻诊进行辨证时，该篇原文第 4 条说："病人语声寂然，喜惊呼者，骨节间病；语声喑喑然不彻者，心膈间病；语声啾啾然细而长者，头中病。"由于痛在关节，动则疼痛加剧而突叫，故知喜惊呼者，其病在骨节间；倘若气道阻塞，声音便会低微而不清晰，故声音低微又不清晰的患者，其病即在心膈间；痛在头中时，声音高大则头脑震动，故知不敢高声讲话，声音细小而长者，其病在头中。

问诊是医生通过询问患者或陪伴者，获取疾病发生发展、治疗经过、当前症状及与疾病有关的其他情况，从而了解患者的身体状况和病情变化。在用问诊进行辨证时，《金匮要略·脏腑经络先后病脉证第一》原文第 15 条说：“夫病痼疾加以卒病，当先治其卒病，后乃治其痼疾也。”病有新久，治分缓急。通过问诊，得知患者之病是新久同病，久病势缓属本，新病势急属标。标本缓急既明，则治疗先后有序。

　　问诊在辨证中的重要性，不亚于望诊和闻诊。问诊在辨证中的地位和作用，《素问·征四失论》曾说：“诊病不问其始，忧患饮食之失节，起居之过度，或伤于毒，不先言此，卒持寸口，何病能中？”问诊一般按照“十问歌”内容及其先后次序进行。十问歌见于明代张景岳的《景岳全书·传忠录·十问篇》，清代陈修园的《医学实在易·问证诗》在十问歌基础上加以改编，其歌曰：“一问寒热二问汗，三问头身四问便，五问饮食六问胸，七聋八渴俱当辨，九问旧病十问因，再兼服药参机变，妇人尤必问经期，迟速闭崩皆可见，再添片语告儿科，天花麻疹全占验。”陈氏十问歌内容颇全，影响较大，临床医生相沿成习，运用至今。新中国成立后，《中医病案书写格式与要求》也对十问歌进行过改编，其歌曰：“问诊首当问一般，一般问清问有关，一问寒热二问汗，三问头身四问便，五问饮食六问胸，七聋八渴俱当辨，九问旧病十问因，再将诊疗经过参，个人家族当问遍，妇女经带病胎产，小儿传染接种史，痧痘惊疳嗜食偏。”

　　切诊是医生通过切按患者脉搏，按压患者身体一定部位，以此了解患者的身体状况和病情变化。在用切诊进行辨证时，《金匮要略·脏腑经络先后病脉证第一》原文第 9 条说：“病人脉浮者在前，其病在表；浮者在后，其病在里。腰痛背强不能行，必短气而极也。”两手寸部属阳主表，浮脉见寸部，自然病在表外；两手尺部属阴主里，浮脉见尺部，即知病变在里。肾主骨，主纳气；肺之后为背，肺司呼吸。故尺部脉浮，更见腰痛背强不能行走、呼吸急促浅表等症，就应当是肺肾两虚之重候。

　　总之，四诊在辨证论治中的作用十分重要，应该熟练掌握，精益求精。《难经·六十一难》记载："望而知之谓之神，闻而知之谓之圣，问而知之谓之工，切而知之谓之巧。""神"，即神仙一样的医生；"圣"，即圣人一样的医生；"工"，即医术好的医生；"巧"，即技巧高超的医生。神、圣、工、巧既肯定了望、闻、问、切四种诊法的运用难度，又指出了医生应该具备的诊断技能，并且还隐喻从医之人，只要博学多识，搜集临床资料客观、准确、系统、全面，在辨病辨证时，四诊合参，把握重点，就一定能力挽狂澜，救人于垂危之际。

（夏斌/撰文）

二、初识夏斌老师

　　学习和执业中医十余载，我对中医理论总算有了比较系统的认识与理解。但在日常工作中，有时还是不能将理论与实践很好地结合，常常为此感到遗憾。幸运的是，中医终于又迎来了她的春天。第六批全国老中医药专家学术经验继承工作的开展，让我有幸师从夏斌老师，得到了夏斌老师的谆谆教导。

　　2018 年初识夏斌老师，我便感受到前辈对中医事业的热爱与执着。第一次与夏斌老师坐诊，他对中医理论掌握的深度与广度让我惊讶不已。中药、方剂如数家珍，经典原文信手拈来，中医理论功底可见一斑。对疾病的病因、病机分析得清楚透彻，对处方用药反复斟酌，力求完美。夏斌老师这种认真、仔细的态度让我油然而生敬佩之心。让我惊讶的还有夏斌老师对西医知识的精确把握。常人说，中医医生，尤其是老中医，西医理论上不了台面，但夏斌老师在与患者沟通时，却能从中医、西医两个方面为患者准确解释疾病，西医诊断也书写得标准规范。夏斌老师治病虽只用中药，但不排斥西医，也应用西医诊断方法对患者进行体格检查，对各项检验、检查的目的和意义一清二楚。对于高血压、糖尿病等患者，也建议规律服用西药调控，大家风范悄然外露。

　　中医是我国医学领域的一大瑰宝，经过几千年历史的沉淀，在我国古代乃至今天都占据着重要地位。学习四大经典能较好地了解中医的发展、成就，以及传承中医在治疗疾病方面的方药与成效。在闲暇之余，夏斌老师叮嘱我要多看书，如《黄帝内经》《伤寒杂病论》《温病条辨》《神农本草经》等著名经典，要多背诵、多记忆。在中医的学习过程中，记忆是基础，更重要的是要在记忆的过程中体会书中的旨意。在临床工作中，要仔细询问病史，辨别舌苔、脉象，规范书写病历，根据四诊所得概括病因病机，拟定治法方药。在选方用药时，尽量多用经方、时方中的验方。每一个典型的临床病例，夏斌老师都会从病因、病机、治则、方药等方面给予指导，不厌其烦地用中医基本知识、中医经典条文予以分析，在循循善诱中培养我的辨证思维。夏斌老师还告诉我，中药处方药味不宜太多，也不能过少，一般病证九至十一味药足矣。药味太多会因药物的相互作用导致不良反应过大，药味过少则不能体现君臣佐使配伍而发挥团队优势。在实际处方时，夏斌老师还讲求使用药物的有效药量，能不多用绝不多用，以免加重患者经济负担。他高尚的医德医风让我再生敬意。

　　一个月的门诊跟师学习，让我这颗在中医大门徘徊许久的心有了前进的方向和动力，也让我明白了理论与临床的距离，以及扎实的理论功底在临床实践中的重要意义。更让我在千丝万缕中理出了下一步该如何努力的清晰头绪。

韩愈曾说："人非生而知之者，孰能无惑？惑而不从师，其为惑也，终不解矣。"在漫漫从医路上能遇此良师，我感到无比高兴和幸运。在今后的日子里，我将虚心向夏斌老师学习，争取得到夏斌老师的倾囊相授，将自己的所学造福百姓，为中医事业的发展贡献自己的一份光和热。

（秦莉/撰文）

三、热心传承教学的夏斌老师

中医药学理论是前人防病治病的经验总结，是先辈留给后学的宝贵财富，是历代医家对中医知识的传授和答疑。然而，单纯的理论学习会使理论知识脱离临床实际，淡化和阻碍理论知识在大脑中的记忆，最终导致无法扎实掌握和灵活运用理论知识。

就我而言，在医疗工作中，尤其缺乏理论联系实际的能力。我能够成为第六批全国老中医药专家学术经验继承工作的继承人，师从夏斌老师，可谓幸运之至。

2018年初，我在门诊跟师学习仅1个月，就不知不觉地被夏斌老师深厚的理论知识、严谨的科研态度、精湛的医疗技术、高尚的医德医风所折服。夏斌老师年事已高，久负盛名，但毫无名医架子。在半个世纪的行医生涯中，除借调到重庆市合川县卫生学校教书一年外，始终坚持战斗在救死扶伤的第一线，是名副其实的中医临床专家。夏斌老师废寝忘食地工作，认真负责地接诊每一位患者，数十年如一日。我常常看到下班时间已经过去很久，夏斌老师仍在专心致志地为患者诊治。特别是对那些慕名远道而来的患者，夏斌老师宁肯牺牲自己的休息时间，也要为患者悉心诊治，鼓励患者与病魔抗争。

在跟师过程中，我得到了夏斌老师的谆谆教导，深刻体会到学好中医，必须首先熟读经典，要多背诵、多记忆。在中医的学习过程中，记忆是基础，而且是最重要的基础。即使一时不能完全理解书中内容，也要死记硬背。只有这样，在临床实践中，才能更充分地体会书中的旨意。在跟师过程中，我学到了很多课堂上学不到的知识，吸取了研读经典著作的好方法，纠正了理解偏差，使自己的浅层理解走向深层理解。

在我的人生轨迹中，跟师是一项重大的收获。不仅让我对中医学习有了更深的了解，也让我真正明白了理论与实践的距离，以及理论与实践相结合的重要性。韩愈有言："师者，所以传道受业解惑也。"在跟师学习过程中，我会虚心学习夏斌老师扎实的中医理论知识，深刻领会夏斌老师准确的辨证论治方法，认真总结夏斌老师丰富的临床诊疗经验，为提升自己的中医理论知识和临证诊疗水平而勇往直前。

夏斌老师常常感慨："中医尚未振兴，同志仍须努力。"我将以此为训，不辜负夏斌老师的殷切期望。

（蔡霞/撰文）

方剂目录

一画

一贯煎（《柳州医话》）　北沙参　麦冬　当归身　生地黄　枸杞子　川楝子

一甲复脉汤（《温病条辨》）　炙甘草　干地黄　生白芍　麦冬　阿胶　生牡蛎

二画

二陈汤（《太平惠民和剂局方》）　半夏　橘红　白茯苓　炙甘草

二母散（《急救仙方》）　知母　贝母

二妙散（《丹溪心法》）　黄柏　苍术

二至丸（《医方集解》）　女贞子　旱莲草

二甲复脉汤（《温病条辨》）　炙甘草　干地黄　生白芍　麦冬　生牡蛎　阿胶　火麻仁　生鳖甲

八珍汤（《正体类要》）　当归　川芎　白芍　熟地黄　人参　白术　茯苓　甘草

八正散（《太平惠民和剂局方》）　木通　车前子　扁蓄　瞿麦　滑石　大黄　甘草梢　山栀子　灯芯

九味羌活汤（《此事难知》）引张元素方　羌活　防风　苍术　细辛　川芎　白芷　生地黄　黄芩　甘草

十枣汤（《伤寒论》）　芫花　甘遂　大戟

十全大补汤（《太平惠民和剂局方》）　当归　川芎　白芍　熟地黄　人参　白术　茯苓　甘草　黄芪　肉桂

人参败毒散（《太平惠民和剂局方》）　柴胡　甘草　桔梗
人参　茯苓　川芎　枳壳　前胡　羌活　独活

人参汤（《金匮要略》）　人参　甘草　干姜　白术

人参养营汤（《太平惠民和剂局方》）　白术　当归　陈皮
黄芪　肉桂　人参　白术　甘草　熟地黄　五味子　茯苓　远志

人参泻心汤加白芍方（《温病条辨》）　人参　干姜　黄连
黄芩　枳壳　生白芍

人参蛤蚧散（《卫生宝鉴》）　人参　蛤蚧　杏仁　茯苓　知
母　贝母　桑白皮　炙甘草

人参胡桃汤（《济生方》）　新罗人参　胡桃

丁香柿蒂汤（《症因脉治》）　丁香　柿蒂　人参　生姜

三画

三子养亲汤（《韩氏医通》）　苏子　白芥子　莱菔子

三妙丸（《医学正传》）　黄柏　苍术　川牛膝

三仁汤（《温病条辨》）　杏仁　飞滑石　白通草　白蔻仁
竹叶　厚朴　薏苡仁　半夏

三拗汤（《太平惠民和剂局方》）　麻黄　杏仁　甘草

三甲复脉汤（《温病条辨》）　炙甘草　干地黄　生白芍　麦
冬　麻仁　生牡蛎　生鳖甲　生龟甲　阿胶

小柴胡汤（《伤寒论》）　柴胡　黄芩　半夏　人参　炙甘草
生姜　大枣

小承气汤（《伤寒论》）　大黄　厚朴　枳实

小陷胸汤（《伤寒论》）　黄连　半夏　瓜蒌实

小半夏加茯苓汤（《金匮要略》）　半夏　茯苓　生姜

小青龙汤（《伤寒论》）　麻黄　芍药　细辛　干姜　甘草　桂枝　半夏　五味子

小青龙加石膏汤（《金匮要略》）　麻黄　芍药　细辛　干姜　炙甘草　桂枝　半夏　五味子　石膏

小建中汤（《伤寒论》）　芍药　桂枝　炙甘草　生姜　大枣　饴糖

小蓟饮子（《济生方》）　生地黄　小蓟　滑石　木通　蒲黄　藕节　淡竹叶　当归　山栀子　炙甘草

大陷胸汤（《伤寒论》）　大黄　芒硝　甘遂

大青龙汤（《伤寒论》）　麻黄　桂枝　炙甘草　杏仁　石膏　生姜　大枣

大黄䗪虫丸（《金匮要略》）　大黄　黄芩　甘草　桃仁　杏仁　芍药　生地黄　干漆　虻虫　水蛭　蛴螬　䗪虫

大黄牡丹汤（《金匮要略》）　大黄　牡丹　桃仁　冬瓜子　芒硝

大承气汤（《伤寒论》）　大黄　厚朴　枳实　芒硝

大柴胡汤（《伤寒论》）　柴胡　黄芩　芍药　半夏　枳实　大黄　大枣　生姜

大补元煎（《景岳全书》）　人参　山药　熟地黄　杜仲　当归　山茱萸　枸杞子　炙甘草

大补阴丸（《丹溪心法》）　黄柏　知母　熟地黄　龟甲　猪脊髓

大定风珠（《温病条辨》）　生白芍　阿胶　生龟甲　干地黄　麻仁　五味子　麦冬　生牡蛎　炙甘草　生鸡子黄　生鳖甲

大羌活汤（《此事难知》）　羌活　独活　防风　细辛　防己

黄芩　黄连　苍术　白术　炙甘草　知母　川芎　生地黄

　　己椒苈黄丸（《金匮要略》）　防己　椒目　葶苈　大黄

　　干姜黄芩黄连人参汤（《伤寒论》）　干姜　黄芩　黄连
人参

　　《千金》麻黄醇酒汤（《备急千金要方》）　麻黄　美清酒

　　《千金》苇茎汤（《备急千金要方》）　苇茎　薏苡仁　冬
瓜子　桃仁

　　川芎茶调散（《太平惠民和剂局方》）　川芎　荆芥　白芷
羌活　甘草　细辛　防风　薄荷（清茶调下）

　　下乳涌泉散（《清太医院配方》）　当归　川芎　花粉　白芍
生地黄　柴胡　青皮　漏芦　桔梗　通草　白芷　穿山甲　甘草
王不留行

四画

　　天王补心丹（《摄生秘剖》）　人参　玄参　丹参　茯苓　五
味子　远志　桔梗　当归　天冬　麦冬　柏子仁　酸枣仁　生地
黄　辰砂

　　天麻钩藤饮（《杂病证治新义》）　天麻　钩藤　石决明　山
栀　黄芩　川牛膝　杜仲　益母草　桑寄生　夜交藤　朱茯神

　　丹栀逍遥散（《古今医统大全》）　当归　白芍　白术　柴胡
茯苓　甘草　煨姜　薄荷　丹皮　山栀

　　丹参饮（《时方歌括》）　檀香　丹参　砂仁

　　止嗽散（《医学心悟》）　荆芥　桔梗　甘草　白前　陈皮
百部　紫菀

　　止痉散（《方剂学》上海中医学院编）　全蝎　蜈蚣

止带方（《世补斋·不谢方》）　茯苓　猪苓　泽泻　赤芍　丹皮　茵陈　黄柏　栀子　牛膝　车前子

五味异功散（《小儿药证直诀》）　人参　白术　茯苓　甘草　陈皮

五苓散（《伤寒论》）　泽泻　猪苓　茯苓　白术　桂枝

五皮散（《华氏中藏经》）　生姜皮　桑白皮　陈橘皮　大腹皮　茯苓皮

五仁丸（《世医得效方》）　桃仁　杏仁　柏子仁　郁李仁　松子仁　陈皮

五子衍宗丸（《摄生众妙方》）　枸杞子　覆盆子　五味子　车前子　菟丝子

五味消毒饮（《医宗金鉴》）　银花　野菊花　蒲公英　紫花地丁　紫背天葵子

五磨饮子（《医便》）　木香　乌药　槟榔　枳实　台乌药

六味地黄丸（《小儿药证直诀》）　熟地黄　山药　茯苓　丹皮　泽泻　山茱萸

六君子汤（《医学正传》）　陈皮　半夏　党参　茯苓　白术　炙甘草

六一散（《伤寒直格》）　滑石　甘草

六安煎（《景岳全书》）　茯苓　半夏　陈皮　炙甘草　杏仁　白芥子

六神通解散（《伤寒六书》）　麻黄　甘草　黄芩　石膏　滑石　苍术　川芎　羌活　细辛

木防己汤（《金匮要略》）　木防己　石膏　桂枝　人参

木防己去石膏加茯苓芒硝汤（《金匮要略》）　木防己　桂枝

人参　芒硝　茯苓

　　升麻鳖甲汤（《金匮要略》）　升麻　当归　蜀椒　甘草　鳖甲　雄黄

　　乌头汤（《金匮要略》）　麻黄　芍药　黄芪　甘草　川乌　蜜

　　乌头赤石脂丸（《金匮要略》）　蜀椒　乌头　附子　干姜　赤石脂

　　乌头桂枝汤（《金匮要略》）　乌头　桂枝　芍药　甘草　生姜　大枣　蜜

　　乌梅丸（《伤寒论》）　乌梅　黄连　黄柏　人参　当归　附子　桂枝　蜀椒　干姜　细辛

　　风引汤（《金匮要略》）　大黄　干姜　龙骨　桂枝　甘草　牡蛎　寒水石　滑石　赤石脂　白石脂　紫石英　石膏

　　王不留行散（《金匮要略》）　王不留行　蒴藋细叶　桑东南根白皮　甘草　川椒　黄芩　干姜　厚朴　芍药

　　少腹逐瘀汤（《医林改错》）　小茴香　干姜　元胡　没药　当归　川芎　官桂　赤芍　蒲黄　灵脂

　　巴戟丸（《医学发明》）　巴戟　白术　五味子　熟地黄　肉苁蓉　人参　覆盆子　菟丝子　牡蛎　骨碎补　龙骨　茴香　益智仁

　　化肝煎（《景岳全书》）　青皮　陈皮　芍药　丹皮　栀子　泽泻　贝母

━━━━（　五画　）━━━━

　　四君子汤（《太平惠民和剂局方》）　党参　白术　茯苓　炙甘草

四物汤（《太平惠民和剂局方》） 当归 川芎 白芍 熟地黄

四物消风散（《外科真铨》） 生地黄 当归 白芍 川芎 防风 荆芥 白鲜皮 蝉蜕 薄荷 甘草

四神丸（《证治准绳》） 补骨脂 肉豆蔻 吴茱萸 五味子 生姜 大枣

四逆汤（《伤寒论》） 附子 干姜 炙甘草

四逆散（《伤寒论》） 柴胡 枳实 芍药 炙甘草

四妙丸（《成方便读》） 川黄柏 薏苡仁 苍术 怀牛膝

四生丸（《妇人良方》） 生荷叶 生艾叶 生柏叶 生地黄

玉女煎（《景岳全书》） 石膏 熟地黄 麦冬 知母 牛膝

玉屏风散（《丹溪心法》） 黄芪 白术 防风

加味玉屏风散（《新编药物学》） 黄芪 白术 防风 麦冬

加味逍遥散（《内科摘要》） 柴胡 当归 白芍 白术 茯苓 甘草 生姜 薄荷 丹皮 栀子

加减蛇床子苦参汤（《金匮要略讲稿》） 黄柏 苦参 蛇床子

加味归脾汤（《杂病源流犀烛》） 白术 党参 黄芪 茯神 酸枣仁 龙眼 木香 炙甘草 当归 远志 生姜 大枣 肉桂 菖蒲

加减复脉汤（《温病条辨》） 炙甘草 干地黄 生白芍 麦冬 阿胶 火麻仁

加减一阴煎（《景岳全书》） 生地黄 熟地黄 芍药 麦冬 知母 地骨皮 甘草

归脾汤（《济生方》） 白术 茯神 黄芪 龙眼肉 酸枣仁 人参 木香 炙甘草 当归 远志 生姜 大枣

归肾丸（《景岳全书》） 熟地黄 山药 山茱萸 茯苓 当

归　枸杞　杜仲　菟丝子

归芍地黄汤（《北京市中药成方选集》）　当归　白芍　生地黄　山药　山茱萸　茯苓　丹皮　泽泻

归芍六君子汤（《笔花医镜》）　人参　半夏　白术　茯苓陈皮　炙甘草　当归　白芍

半夏泻心汤（《伤寒论》）　半夏　黄芩　干姜　人参　甘草黄连　大枣

半夏麻黄丸（《金匮要略》）　半夏　麻黄

半夏白术天麻汤（《医学心悟》）　半夏　天麻　白术　茯苓橘红　甘草

半夏厚朴汤（《金匮要略》）　半夏　厚朴　茯苓　生姜　苏叶

瓜蒌薤白白酒汤（《金匮要略》）　瓜蒌　薤白　白酒

瓜蒌薤白半夏汤（《金匮要略》）　瓜蒌　薤白　半夏　白酒

瓜蒌牛蒡汤（《医宗金鉴》）　瓜蒌仁　牛蒡子　黄芩　金银花　连翘　天花粉　陈皮　青皮　皂角刺　柴胡　生栀子　生甘草

白通汤（《伤寒论》）　葱白　干姜　附子

白通加猪胆汁汤（《伤寒论》）　葱白　干姜　附子　人尿猪胆汁

白虎汤（《伤寒论》）　知母　石膏　甘草　粳米

白虎加人参汤（《伤寒论》）　知母　石膏　甘草　粳米　人参

白虎加桂枝汤（《金匮要略》）　知母　石膏　甘草　粳米桂枝

白术附子汤（《金匮要略》）　白术　附子　甘草　生姜　大枣

白术散（《金匮要略》）　白术　川芎　蜀椒　牡蛎

白头翁汤（《伤寒论》） 白头翁 黄连 黄柏 秦皮

龙胆泻肝汤（《兰室秘藏》） 龙胆草 栀子 泽泻 木通 车前子 当归 生地黄 柴胡 生甘草

生脉散（《备急千金要方》） 人参 麦冬 五味子

生脉保元汤（《医宗金鉴》） 人参 麦冬 五味子 黄芪 甘草

生姜泻心汤（《伤寒论》） 半夏 黄芩 干姜 生姜 人参 甘草 黄连 大枣

右归丸（《景岳全书》） 熟地黄 山药 山茱萸 枸杞 鹿角胶 菟丝子 杜仲 当归 肉桂 制附子

左归饮（《景岳全书》） 熟地黄 山药 枸杞 炙甘草 茯苓 山茱萸

左归丸（《景岳全书》） 熟地黄 山药 枸杞 山茱萸 川牛膝 菟丝子 鹿角胶 龟胶

左金丸（《丹溪心法》） 黄连 吴茱萸

戊己丸（《太平惠民和剂局方》） 黄连 吴茱萸 白芍

甘草泻心汤（《伤寒论》） 半夏 黄芩 干姜 人参 甘草 黄连 大枣

甘草附子汤（《金匮要略》） 甘草 白术 附子 桂枝

甘姜苓术汤（《金匮要略》） 茯苓 干姜 白术 甘草

甘遂半夏汤（《金匮要略》） 甘遂 半夏 芍药 甘草 蜜

甘麦大枣汤（《金匮要略》） 甘草 小麦 大枣

甘露消毒丹（《温热经纬》） 滑石 茵陈 黄芩 石菖蒲 川贝母 木通 藿香 射干 连翘 薄荷 白蔻仁

失笑散（《太平惠民和剂局方》） 五灵脂 蒲黄

《外台》牡蛎汤（《金匮要略》附《外台秘要》方） 牡蛎 麻黄 甘草 蜀漆

《外台》柴胡桂姜汤（《金匮要略》附《外台秘要》方） 柴胡 桂枝 干姜 瓜蒌根 黄芩 牡蛎 甘草

《外台》柴胡去半夏加瓜蒌根汤（《金匮要略》附《外台秘要》方） 柴胡 人参 黄芩 甘草 瓜蒌根（同上） 生姜 大枣

《外台》茯苓饮（《金匮要略》附《外台秘要》方） 茯苓 人参 白术 枳实 橘皮 生姜

达原饮（《温疫论》） 槟榔 草果 厚朴 知母 芍药 黄芩 甘草

平胃散（《太平惠民和剂局方》） 苍术 陈皮 厚朴 甘草 生姜 大枣

平喘固本汤（南京中医学院附院验方） 党参 五味子 冬虫夏草 胡桃肉 沉香 灵磁石 坎脐 苏子 款冬花 法半夏 橘红

圣愈汤（《医宗金鉴》） 熟地黄 白芍 川芎 当归 人参 黄芪

六画

百合地黄汤（《金匮要略》） 百合 生地黄

百合知母汤（《金匮要略》） 百合 知母

百合鸡子汤（《金匮要略》） 百合 鸡子黄

百合滑石散（《金匮要略》） 百合 滑石

百合洗方（《金匮要略》） 百合

百合固金汤（《医方集解》引赵蕺庵方）　生地黄　熟地黄　麦冬　贝母　百合　当归　炒芍药　甘草　玄参　桔梗

阳旦汤（《伤寒论》）　即桂枝汤

血府逐瘀汤（《医林改错》）　桃仁　红花　当归　生地黄　川芎　赤芍　牛膝　桔梗　柴胡　枳壳　甘草

会厌逐瘀汤（《医林改错》）　桃仁　红花　甘草　桔梗　生地黄　当归　玄参　柴胡　枳壳　赤芍

至宝丹（《太平惠民和剂局方》）　生乌犀角　朱砂　雄黄　生玳瑁屑　琥珀　麝香　龙脑　金箔　银箔　牛黄　安息香

朱砂安神丸（《医学发明》）　朱砂　黄连　炙甘草　生地黄　当归

安神定志丸（《医学心悟》）　茯苓　茯神　人参　远志　石菖蒲　龙骨　白蜜　辰砂

防己茯苓汤（《金匮要略》）　防己　黄芪　桂枝　茯苓　甘草

防己黄芪汤（《金匮要略》）　防己　甘草　白术　黄芪

防风汤（《症因脉治》）　防风　荆芥　葛根

当归补血汤（《内外伤辨惑论》）　黄芪　当归

当归生姜羊肉汤（《金匮要略》）　当归　生姜　羊肉

当归芍药散（《金匮要略》）　当归　芍药　川芎　茯苓　白术　泽泻

当归四逆汤（《伤寒论》）　当归　桂枝　芍药　细辛　甘草　通草　大枣

当归六黄汤（《兰室秘藏》）　当归　生地黄　熟地黄　黄连　黄芩　黄柏　黄芪

竹叶石膏汤（《伤寒论》）　竹叶　石膏　半夏　麦冬　人参

甘草　粳米

耳聋左慈丸（《全国中药成药处方集》武汉、南京方）　柴胡　磁石　熟地黄　山药　山茱萸　茯苓　丹皮　泽泻

七画

附子汤（《伤寒论》）　附子　茯苓　人参　白术　芍药

附子泻心汤（《伤寒论》）　大黄　黄连　黄芩　附子

附子粳米汤（《金匮要略》）　炮附子　粳米　半夏　甘草　大枣

附子理中丸（《阎氏小儿方论》）　人参　白术　干姜　炙甘草　黑附子

赤小豆当归散（《金匮要略》）　赤小豆　当归

身痛逐瘀汤（《医林改错》）　秦艽　川芎　桃仁　红花　甘草　羌活　没药　当归　五灵脂　香附　牛膝　地龙

助阳止痒汤（《医林改错》）　黄芪　桃仁　红花　皂角刺　赤芍　穿山甲

苍耳子散（《重订严氏济生方》）　辛夷　苍耳子　香白芷　薄荷叶

皂荚丸（《金匮要略》）　皂荚

补肾丸（高校教材《方剂学》）　远志　砂仁　川芎　菟丝子　五味子　陈皮　龙眼肉　熟地黄　甘草　白芍　黄芪　黄精　杞子　丹参　蛤蚧　白术　麦冬　百合　党参　芡实　红枣

补中益气汤（《脾胃论》）　黄芪　人参　白术　当归　升麻　柴胡　橘皮　炙甘草

补阳还五汤（《医林改错》）　黄芪　当归　赤芍　地龙　川

芎　桃仁　红花

补肺汤（《永类钤方》）　人参　黄芪　熟地黄　五味子　紫菀　桑白皮

牡蛎散（《太平惠民和剂局方》）　牡蛎　黄芪　麻黄根　浮小麦

牡蛎泽泻散（《伤寒论》）　牡蛎　泽泻　蜀漆　葶苈子　商陆根　瓜蒌根　海藻

麦门冬汤（《金匮要略》）　麦冬　半夏　人参　甘草　粳米　大枣

吴茱萸汤（《伤寒论》）　吴茱萸　人参　大枣　生姜

良附丸（《良方集腋》）　高良姜　香附子

杞菊地黄丸（《医级》）　熟地黄　山茱萸　干山药　泽泻　茯苓　丹皮　枸杞子　菊花

杏苏散（《温病条辨》）　苏叶　半夏　茯苓　前胡　苦桔梗　枳壳　杏仁　橘皮　甘草　生姜　大枣

沙参麦冬汤（《温病条辨》）　沙参　玉竹　生甘草　冬桑叶　生扁豆　花粉　麦冬

完带汤（《傅青主女科》）　人参　白术　山药　白芍　车前子　苍术　陈皮　黑芥穗　柴胡　甘草

连朴饮（《霍乱论》）　制厚朴　川连（姜汁炒）　石菖蒲　制半夏　香豉　焦栀　芦根

八画

金匮肾气丸（《金匮要略》）　干地黄　山茱萸　薯蓣（即山药）　泽泻　茯苓　牡丹皮　桂枝　附子

金沸草散（《南阳活人书》） 金沸草 前胡 荆芥 细辛 半夏 茯苓 甘草 生姜 大枣

金铃子散（《素问病机气宜保命集》） 金铃子 玄胡

金锁固精丸（《医方集解》） 沙苑蒺藜 芡实 莲须 龙骨 牡蛎 莲子

金水六君煎（《景岳全书》） 茯苓 半夏 陈皮 炙甘草 熟地黄 当归

实脾饮（《重订严氏济生方》） 厚朴 白术 木瓜 木香 草果仁 槟榔 白茯苓 干姜 甘草

参薏萆薢分清饮（《雅俗医学》） 人参 薏苡仁 川萆薢 黄柏 石菖蒲 茯苓 白术 莲子心 丹参 车前子

参苓白术散（《太平惠民和剂局方》） 炒扁豆 党参 白术 茯苓 陈皮 淮山药 莲子肉 薏苡仁 砂仁 桔梗 炙甘草

参芪地黄汤（《沈氏尊生书》） 党参 黄芪 熟地黄 山茱萸 干山药 泽泻 茯苓 丹皮

参蛤散（《济生方》） 人参 蛤蚧

知柏地黄丸（《医宗金鉴》） 知母 黄柏 熟地黄 山茱萸 干山药 泽泻 茯苓 丹皮

定经汤（《傅青主女科》） 柴胡 炒荆芥 当归 白芍 山药 茯苓 菟丝子 熟地黄

定痫丸（《医学心悟》） 明天麻 川贝母 半夏 茯苓 茯神 胆南星 石菖蒲 全蝎 甘草 僵蚕 真琥珀 灯草 陈皮 远志 丹参 麦冬 辰砂 竹沥 姜汁

定喘汤（《摄生众妙方》） 白果 麻黄 款冬花 半夏 桑白皮 紫苏子 杏仁 黄芩 甘草

河车丸（《医学心悟》）　紫河车　茯苓　茯神　远志　人参　丹参　白蜜

炙甘草汤（《伤寒论》）　炙甘草　人参　桂枝　生姜　阿胶　生地黄　麦冬　火麻仁　大枣

苓甘五味姜辛汤（《金匮要略》）　茯苓　甘草　五味子　干姜　细辛

苓桂术甘汤（《金匮要略》）　茯苓　桂枝　白术　甘草

泻白散（《小儿药证直诀》）　桑白皮　地骨皮　甘草　粳米

泻心汤（《金匮要略》）　大黄　黄连　黄芩

泻黄散（《小儿药证直诀》）　藿香叶　山栀子　石膏　防风　甘草

肾气丸（《金匮要略》）　桂枝　附片　干地黄　山茱萸　山药　茯苓　丹皮　泽泻

抵当汤（《伤寒论》）　水蛭　虻虫　桃仁　大黄

泽泻汤（《金匮要略》）　泽泻　白术

青蒿鳖甲汤（《温病条辨》）　青蒿　鳖甲　细生地黄　知母　丹皮

奔豚汤（《金匮要略》）　甘草　川芎　当归　半夏　黄芩　生姜　芍药　甘李根白皮

九画

珍珠母丸（《普济本事方》）　珍珠母　熟地黄　人参　酸枣仁　柏子仁　犀角　茯神　沉香　龙齿

荆防败毒散（《摄生众妙方》）　羌活　独活　柴胡　前胡　枳壳　茯苓　荆芥　防风　桔梗　川芎　甘草

栀子干姜汤（《伤寒论》）　栀子　干姜

栀子柏皮汤（《伤寒论》）　栀子　黄柏　甘草

枳术汤（《金匮要略》）　枳实　白术

枳实薤白桂枝汤（《金匮要略》）　枳实　薤白　厚朴　桂枝　瓜蒌

茯苓桂枝甘草大枣汤（《金匮要略》）　茯苓　桂枝　甘草　大枣

茯苓杏仁甘草汤（《金匮要略》）　茯苓　杏仁　甘草

厚朴七物汤（《金匮要略》）　厚朴　枳实　桂枝　大黄　甘草　大枣　生姜

厚朴三物汤（《金匮要略》）　厚朴　大黄　枳实

厚朴麻黄汤（《金匮要略》）　厚朴　麻黄　石膏　杏仁　半夏　干姜　细辛　小麦　五味子

厚朴大黄汤（《金匮要略》）　厚朴　大黄　枳实

厚朴温中汤（《内外伤辨惑论》）　厚朴　陈皮　甘草　茯苓　草豆蔻　木香　干姜

保和丸（《丹溪心法》）　山楂　六曲　半夏　茯苓　陈皮　连翘　莱菔子　麦芽

保阴煎（《景岳全书》）　生地黄　熟地黄　芍药　山药　黄芩　黄柏　川续断　生甘草

胃苓汤（《丹溪心法》）　猪苓　泽泻　白术　茯苓　桂枝　苍术　厚朴　陈皮

香味人参蛤蚧散（《雅俗医学》）　沉香　五味子　人参　蛤蚧　桑白皮　茯苓　知母　川贝　杏仁　炙甘草　海螵蛸

香附旋覆花汤（《温病条辨》）　生香附　旋覆花　苏子霜

薏苡仁　半夏　茯苓　橘皮

香砂六君子汤（《医方集解》）　人参　白术　茯苓　炙甘草
陈皮　半夏　木香　砂仁

香薷散（《太平惠民和剂局方》）　香薷　白扁豆　厚朴

香贝养营汤（《医宗金鉴》）　人参　茯苓　陈皮　熟地黄
川芎　当归　贝母　香附　白芍　桔梗　甘草　生姜　大枣

活络效灵丹（《医学衷中参西录》）　丹参　乳香　没药　当归

独活寄生汤（《备急千金要方》）　独活　桑寄生　杜仲　牛
膝　细辛　秦艽　茯苓　肉桂心　防风　川芎　人参　当归　芍
药　干地黄　甘草

济生肾气丸（《医便》）　地黄　山药　山茱萸　丹皮　茯苓
泽泻　炮附子　桂枝　车前子　牛膝

茵陈蒿汤（《伤寒论》）　茵陈　山栀　大黄

茵陈四苓散（《医学传灯》）　茵陈　茯苓　白术　泽泻

茵陈五苓散（《金匮要略》）　茵陈　白术　猪苓　泽泻　茯
苓　桂枝

茵陈术附汤（《医学心悟》）　茵陈　白术　附子　干姜　炙
甘草　肉桂

复元活血汤（《医学发明》）　柴胡　瓜蒌根　当归　桃仁
红花　穿山甲　大黄　甘草

举元煎（《景岳全书》）　人参　黄芪　升麻　白术　炙甘草

牵正散（《杨氏家藏方》）　白附子　僵蚕　全蝎

十画

桂枝汤（《伤寒论》）　桂枝　芍药　甘草　生姜　大枣

桂枝加葛根汤（《伤寒论》）　桂枝　芍药　甘草　生姜　大枣　葛根

桂枝加厚朴杏子汤（《伤寒论》）　桂枝　芍药　甘草　生姜　大枣　厚朴　杏仁

桂枝附子汤（《金匮要略》）　桂枝　生姜　附子　甘草　大枣

桂枝茯苓丸（《金匮要略》）　桂枝　茯苓　牡丹皮　芍药　桃仁

桂枝人参汤（《伤寒论》）　桂枝　白术　人参　干姜　甘草

桂枝龙骨牡蛎汤（《金匮要略》）　桂枝　芍药　生姜　甘草　龙骨　牡蛎

桂枝芍药知母汤（《金匮要略》）　桂枝　芍药　甘草　麻黄　生姜　白术　知母　防风　附子

桂枝生姜枳实汤（《金匮要略》）　桂枝　生姜　枳实

栝蒌薤白白酒汤（《金匮要略》）　栝蒌实　薤白　白酒

栝蒌薤白半夏汤（《金匮要略》）　栝蒌实　薤白　半夏　白酒

栝蒌牡蛎散（《金匮要略》）　栝蒌根　牡蛎

栝蒌桂枝汤（《金匮要略》）　栝蒌根　桂枝　芍药　甘草　生姜　大枣

桑菊饮（《温病条辨》）　桑叶　菊花　杏仁　连翘　薄荷　桔梗　甘草　苇根

桑杏汤（《温病条辨》）　桑叶　杏仁　沙参　贝母　豆豉　山栀　梨皮

桑螵蛸散（《本草衍义》）　桑螵蛸　远志　菖蒲　龙骨　人参　茯神　当归　龟甲

桑白皮汤（《景岳全书》）　桑白皮　半夏　杏仁　苏子　贝

327

母　黄芩　黄连　山栀

　　调肝汤（《傅青主女科》）　山药　阿胶　当归　白芍　山茱萸　巴戟天　甘草

　　柴胡桂枝汤（《伤寒论》）　柴胡　桂枝　白芍　黄芩　人参　甘草　半夏　大枣　生姜

　　柴胡桂枝干姜汤（《伤寒论》）　柴胡　桂枝　干姜　黄芩　栝蒌根　牡蛎　炙甘草

　　柴胡去半夏加栝蒌汤（《金匮要略》）　柴胡　人参　黄芩　甘草　栝蒌根　生姜　大枣

　　柴胡加龙骨牡蛎汤（《伤寒论》）　柴胡　龙骨　牡蛎　黄芩　生姜　铅丹　人参　桂枝　茯苓　半夏　大黄　大枣

　　柴葛解肌汤（《伤寒六书》）　柴胡　干葛　甘草　羌活　白芷　芍药　桔梗　生姜　大枣

　　柴葛解肌汤（《雅俗医学》）　柴胡　葛根　黄芩　板蓝根　藿香　佩兰　石膏　白芷　羌活　桔梗　薏苡仁　甘草

　　柴胡疏肝散（《统旨方》）　柴胡　香附　枳壳　白芍　川芎　甘草　炒山栀　陈皮　煨姜

　　柴胡疏肝散（《景岳全书》）　柴胡　香附　枳壳　白芍　川芎　陈皮　甘草

　　柴胡清肝散（《保婴撮要》）　柴胡　黄芩　人参　川芎　山栀　连翘　桔梗　甘草

　　柴枳半夏汤（《医学入门》）　柴胡　半夏　黄芩　瓜蒌仁　枳壳　桔梗　杏仁　甘草

　　柴胡陷胸汤（《重订通俗伤寒论》）　柴胡　姜半夏　小川连　苦桔梗　黄芩　瓜蒌仁　小枳实　生姜汁

铃子左金疏肝散（《雅俗医学》）　柴胡　枳实　川芎　香附
白芍　黄连　吴茱萸　川楝子　郁金　丹参　延胡　甘草

射干麻黄汤（《金匮要略》）　射干　麻黄　细辛　紫菀　款
冬花　半夏　五味子　生姜　大枣

逍遥散（《太平惠民和剂局方》）　柴胡　当归　芍药　茯苓
甘草　煨姜　薄荷　白术

通窍活血汤（《医林改错》）　赤芍　川芎　桃仁　红花　老
葱　红枣　麝香　黄酒

通脉四逆汤（《伤寒论》）　甘草　附子　干姜

通乳丹（《傅青主女科》）　人参　黄芪　当归　麦冬　木通
桔梗　猪蹄

调胃承气汤（《伤寒论》）　大黄　甘草　芒硝

真武汤（《伤寒论》）　茯苓　芍药　白术　附子　生姜

消风散（《外科正宗》）　当归　生地黄　防风　蝉蜕　知母
石膏　苦参　胡麻　荆芥　苍术　牛蒡子　木通　甘草

桃红四物汤（《医宗金鉴》）　熟地黄　当归　白芍　川芎
桃仁　红花

涤痰汤（《医便》）　半夏　胆星　橘红　枳实　茯苓　人参
菖蒲　竹茹　甘草　生姜　大枣

秦艽鳖甲散（《卫生宝鉴》）　地骨皮　柴胡　鳖甲　秦艽
知母　当归　青蒿　乌梅

透脓散（《外科正宗》）　黄芪　穿山甲　川芎　当归　皂角针

烧裈散（《伤寒论》）　妇人中裈，近隐处，取烧作灰。

十一画

麻黄汤（《伤寒论》） 麻黄 桂枝 杏仁 甘草

麻黄加术汤（《金匮要略》） 麻黄 桂枝 杏仁 甘草 白术

麻黄杏仁薏苡甘草汤（《金匮要略》） 麻黄 杏仁 薏苡仁 甘草

麻黄细辛附子汤（《伤寒论》） 麻黄 附子 细辛

麻黄附子汤（《金匮要略》） 麻黄 附子 甘草

麻黄杏仁甘草石膏汤（《伤寒论》） 麻黄 杏仁 石膏 甘草

麻黄连轺赤小豆汤（《伤寒论》） 麻黄 连轺 杏仁 赤小豆 大枣 生梓白皮 生姜 甘草

麻子仁丸（《伤寒论》） 麻子仁 芍药 枳实 厚朴 大黄 杏仁

黄芪建中汤（《金匮要略》） 桂枝 甘草 大枣 芍药 胶饴 黄芪

黄芪桂枝五物汤（《金匮要略》） 黄芪 芍药 桂枝 生姜 大枣

黄芪桂枝苦酒汤（《金匮要略》） 黄芪 芍药 桂枝 苦酒

黄芪赤风汤（《医林改错》） 黄芪 赤芍 防风

黄芪桃红汤（《医林改错》） 黄芪 桃仁 红花

黄连温胆汤（《千金方》） 半夏 陈皮 茯苓 甘草 枳实 竹茹 黄连 大枣

黄连解毒汤（《外台秘要》）引崔氏方 黄连 黄芩 黄柏 栀子

黄连黄芩汤（《温病条辨》） 黄连 黄芩 郁金 香豆豉

黄连阿胶汤（《伤寒论》） 黄连 黄芩 芍药 鸡子黄 阿胶

黄芩泻白散（《症因脉治》） 黄芩 桑白皮 地骨皮 甘草

猪苓汤（《伤寒论》） 猪苓 茯苓 阿胶 滑石 泽泻

猪苓散（《金匮要略》） 猪苓 茯苓 白术

旋覆花汤（《金匮要略》） 旋覆花 新绛 葱

银翘散（《温病条辨》） 连翘 银花 苦桔梗 薄荷 竹叶 生甘草 荆芥穗 淡豆豉 牛蒡子

菊花茶调散（《医方集解》） 菊花 僵蚕 川芎 荆芥 白芷 羌活 甘草 细辛 防风 薄荷 清茶

萆薢分清饮（《医学心悟》） 川萆薢 黄柏 石菖蒲 茯苓 白术 莲子心 丹参 车前子

萆薢渗湿汤（《疡科心得集》） 萆薢 薏苡仁 黄柏 赤茯苓 牡丹皮 泽泻 滑石 通草

理中丸（《伤寒论》） 人参 白术 干姜 炙甘草

理中化痰丸（《明医杂著》） 人参 干姜 甘草 白术 半夏 茯苓

清金化痰汤（《统旨方》） 黄芩 山栀 桔梗 麦冬 桑白皮 贝母 知母 栝蒌仁 橘红 茯苓 甘草

清气化痰丸（《医方考》） 瓜蒌仁 陈皮 黄芩 杏仁 枳实 茯苓 胆南星 制半夏 姜汁

清瘟败毒饮（《疫疹一得》） 生石膏 小生地黄 乌犀角 真川连 栀子 桔梗 黄芩 知母 赤芍 玄参 连翘 甘草 牡丹皮 鲜竹叶

清胃散（《兰室秘藏》） 生地黄 当归身 牡丹皮 黄连 升麻

清中汤（《医宗金鉴》）　半夏　陈皮　茯苓　甘草　黄连　栀子　白豆蔻

清骨散（《证治准绳》）　银柴胡　胡黄连　秦艽　鳖甲　地骨皮　青蒿　知母　甘草

清空膏（《兰室秘藏》）　川芎　柴胡　羌活　防风　黄连　黄芩　炙甘草

控涎丹（《三因极一病证方论》）　甘遂　大戟　白芥子

十二画

景岳归脾汤（《景岳全书》）　人参　黄芪　白术　茯苓　酸枣仁　当归　木香　炙甘草　龙眼肉

温经汤（《金匮要略》）　吴茱萸　当归　芍药　川芎　人参　桂枝　阿胶　牡丹皮　生姜　甘草　半夏　麦冬

温胆汤（《备急千金要方》）　半夏　陈皮　炙甘草　竹茹　枳实　生姜　茯苓

滑石代赭汤（《金匮要略》）　百合　滑石　代赭石

越婢汤（《金匮要略》）　麻黄　石膏　生姜　大枣　甘草

越婢加半夏汤（《金匮要略》）　麻黄　石膏　生姜　大枣　甘草　半夏

越婢加术汤（《金匮要略》）　麻黄　石膏　生姜　大枣　甘草　白术

越鞠丸（《丹溪心法》）　香附　苍术　川芎　神曲　栀子

犀角地黄汤（《备急千金要方》）　犀角　生地黄　牡丹皮　芍药

犀角散（《备急千金要方》）　犀角　黄连　升麻　山栀　茵陈

犀角升麻汤（《普济本事方》）　犀角　升麻　防风　羌活
白芷　黄芩　白附子　甘草

滋乳汤（《医学衷中参西录》）　生黄芪　当归　知母　玄参
穿山甲　路路通　王不留行　丝瓜瓤　猪前蹄

滋水清肝饮（《医宗己任篇》）　生地黄　山茱萸　山药　茯
苓　丹皮　泽泻　柴胡　山栀　归身　白芍　酸枣仁

葶苈大枣泻肺汤（《金匮要略》）　葶苈子　大枣

椒目瓜蒌汤（《校注医醇剩义》）　椒目　瓜蒌果　桑皮　葶
苈子　橘红　半夏　茯苓　苏子　蒺藜　姜

痛泻要方（《景岳全书》引刘草窗方）　白术　白芍　防风
炒陈皮

普济消毒饮（《东垣十书》）　黄芩　黄连　连翘　玄参　板
蓝根　马勃　牛蒡子　桔梗　薄荷　僵蚕　柴胡　升麻　陈皮
甘草

葛根芩连汤（《伤寒论》）　葛根　黄芩　黄连　炙甘草

葛根加半夏汤（《伤寒论》）　葛根　麻黄　甘草　芍药　桂
枝　生姜　半夏　大枣

葛根汤（《伤寒论》）　葛根　麻黄　桂枝　芍药　甘草　生
姜　大枣

十三画

蜀漆散（《金匮要略》）　蜀漆　云母　龙骨

新加香薷饮（《温病条辨》）　香薷　鲜扁豆花　厚朴　金银
花　连翘

<h3>十四画</h3>

磁朱丸（《备急千金要方》）　磁石　朱砂　神曲

酸枣仁汤（《金匮要略》）　酸枣仁　知母　茯苓　川芎　甘草

缩泉丸（《妇人良方》）　乌药　山药　益智仁

槐角丸（《太平惠民和剂局方》）　槐角　地榆　黄芩　当归　炒枳壳　防风

膈下逐瘀汤（《医林改错》）　灵脂　当归　川芎　桃仁　丹皮　赤芍　乌药　元胡　甘草　香附　红花　枳壳

<h3>十五画及以上</h3>

薯蓣丸（《金匮要略》）　薯蓣　当归　桂枝　干地黄　豆黄卷　甘草　人参　川芎　芍药　白术　麦冬　杏仁　柴胡　桔梗　茯苓　阿胶　干姜　白蔹　防风　大枣

鳖甲煎丸（《金匮要略》）　鳖甲　乌扇　黄芩　鼠妇　干姜　大黄　桂枝　石韦　厚朴　瞿麦　紫葳　阿胶　柴胡　蜣螂　芍药　牡丹　䗪虫　蜂窠　赤硝　桃仁　人参　半夏　葶苈

赞育丹（《景岳全书》）　熟地黄　当归　杜仲　巴戟肉　肉苁蓉　淫羊藿　蛇床子　肉桂　白术　枸杞子　仙茅　山茱萸　韭子　附子　人参　鹿茸

橘枳姜汤（《金匮要略》）　橘皮　枳实　生姜

橘皮竹茹汤（《金匮要略》）　人参　橘皮　竹茹　甘草　生姜　大枣

薏苡附子散（《金匮要略》）　薏苡仁　大附子

橘半桂苓枳姜汤（《温病条辨》）　桂枝　茯苓　制半夏　炒

枳壳　生姜

薏苡仁汤（《类证治裁》）　薏苡仁　川芎　当归　麻黄　桂枝　羌活　独活　防风　川乌　苍术　甘草　生姜

藿香正气散（《太平惠民和剂局方》）　藿香　紫苏　白芷　桔梗　白术　厚朴　半夏曲　大腹皮　茯苓　橘皮　甘草　大枣

镇肝熄风汤（《医学衷中参西录》）　怀牛膝　生赭石　生龙骨　生牡蛎　生龟甲　生杭芍　玄参　天冬　川楝子　生麦芽　茵陈　甘草

增液汤（《温病条辨》）　玄参　麦冬　细生地黄

蠲痹汤（《医学心悟》）　羌活　独活　桂心　秦艽　当归　川芎　炙甘草　海风藤　桑枝　乳香　木香

黛蛤散（《中国药典》）　青黛　煅海蛤粉